图解

# 黄帝内经

# 二十四节气养生法

◎编著 陈伟伟

中医古籍出版社

图书在版编目（CIP）数据

图解《黄帝内经》二十四节气养生法/陈伟伟编著. -- 北京：中医古籍出版社, 2017.1

ISBN 978-7-5152-1347-7

Ⅰ. ①图… Ⅱ. ①陈… Ⅲ. ①《内经》—养生(中医)—图解

Ⅳ. ①R221-64

中国版本图书馆CIP数据核字(2016)第236792号

## 图解《黄帝内经》二十四节气养生法

编　　著：陈伟伟
责任编辑：朱定华
出版发行：中医古籍出版社
社　　址：北京市东直门内南小街16号（100700）
印　　刷：北京彩虹伟业印刷有限公司
发　　行：全国新华书店发行
开　　本：710mm×1000mm　1/16
印　　张：14
字　　数：290千字
版　　次：2016年12月第1版　2017年1月第1次印刷
书　　号：ISBN 978-7-5152-1347-7
定　　价：39.00元

# 前言

我们都知道，古人将一年分成二十四段，每段约半个月，分别有二十四个名字，这就是我们平时所说的“节气”。这二十四个节气的名称和顺序是:立春、雨水、惊蛰、春分、清明、谷雨、立夏、小满、芒种、夏至、小暑、大暑、立秋、处暑、白露、秋分、寒露、霜降、立冬、小雪、大雪、冬至、小寒和大寒。

古人是按照这些节气来安排每年的生产、劳作的，务农、换衣都离不开节气的指导。其实，“节气”存在的意义并不止这些，古代的名医们还认为，节气与养生也有着莫大的关系。所谓养生要顺应天时就是从这个角度出发的。

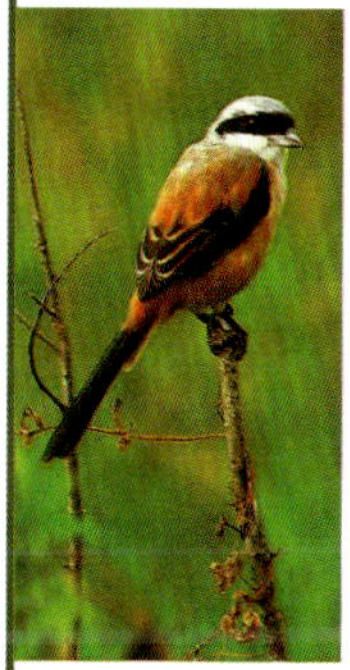

中医理论认为，人体是顺着天地自然的变化而变化的。自然界存在着气候的循环往复运动，运动的变化形成周期，小的比如一天，其中有早午晚夜的周期变化。再大一点儿，就是按照节气的变化，大约每半个月一个周期。再大还有一年的变化。春夏秋冬，往复不止。再大，还有六十年、六百年、六千年、六万年等等以六为单位的气候循环运动。比如我们人类的寿命，应该是两个六十年的循环，即两个甲子。但事实上，我们很难做到，因为我们的生活没有完全遵守自然的规律，没有与自然天地的气候变化相符合。

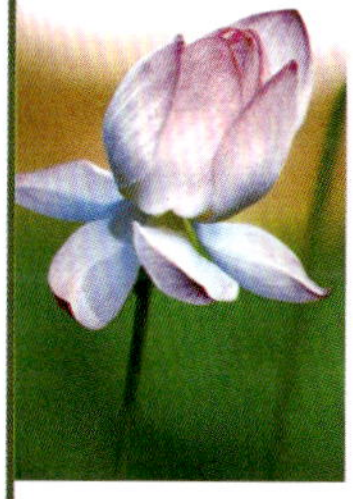

民国时期的名医彭子益这样解释节气与养生的关系:“二十四节气，简言之，就是夏季太阳射到地面的热，经秋降入土下，经冬藏于土下的水中，经春由土下的水中，升出地面，经夏浮于地面之天空，再同夏季太阳射到地面的热，降入土下。秋收冬藏，秋降冬沉，春生夏长，春升夏浮。升者阳热升也。浮者，阳热浮也。降者，阳热降也。沉者，阳热沉也。藏者，藏阳热也。收

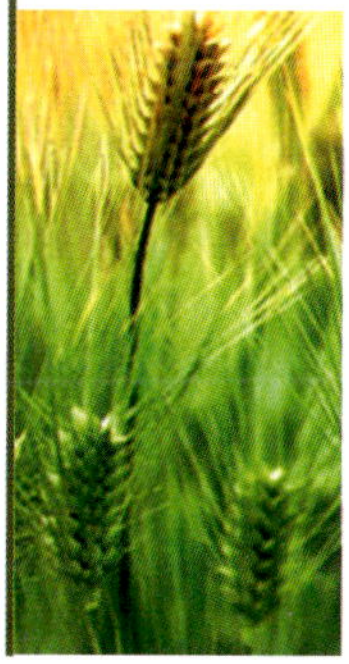

者，收阳热也。长者，长阳热也。生者，生阳热也。”由此可见，如果我们能顺着阳气的变化规律而养生，就可以取得良好的效果。

二十四节气的日子里，自然界的阳气变动非常剧烈，人亦应之。如果身体虚弱，元气不足，就很容易在这个时候生病，或者病情加重。临床所见，凡是在节气前后病情变化的，大多是元气亏虚之人。其治疗也非常简单，先扶足元气，然后根据各个节气时阳气的不同状态稍作升降调整，即可很快取得效果。

在节气的日子里，人体的元气变化比较大，最需要好好地休息，并适当地减少运动，不可房事。建议需保健的人在节气的那一天里吃吃素食，或者只吃点水果，喝点水，不吃饭。因为肉食需要调动人体的不少元气来消化它，而少吃可以让元气更好地休息，以保证身体平静地度过。

二十四节气养生，其实就是借天之力，利用季节转换的特殊时机以将养人体的阳气，它的意义在于提前预防自己的身体在未来将要产生的危机。在接下来的内容中，将为读者介绍人体脏腑在不同节气时令中的保养方法，帮助读者打开健康的大门。做到真正的“脏腑合，则健康至”。

本书正是从以上理论出发，按照春夏秋冬四季，对每个节气进行了分析和养生注意事项的介绍，同时还配以时辰养生知识，每个节气对应病症的调养等方面知识的讲解，旨在帮助读者更好地顺应时节来调养生息，养成健康体魄。

本书分为春生阳、夏养阴、秋滋阴、冬补阳四部分，重点介绍了季节变换、节气交替中的养生方法，收录了最行之有效、最有价值的养生食谱，为读者在不同季节时令里安排日常饮食起居提供了有益的指导，帮助读者轻松掌握延缓衰老、永葆青春及祛病延年的秘诀。

本书讲解简单明了，好懂好记。同时配以大量的图片，每段文字简短精练，以便让读者很好地理解。顺应时节养生，是从根本上保养身体，保持健康，远离疾病。

# 目◎录

## 第一章 春季养生 护肝防春困

## 第三章 秋季养生 调和精气神

## 第四章 冬季养生 敛阳又护阴

## 第五章 时辰养生

# 第一章

# 春季养生 护肝防春困

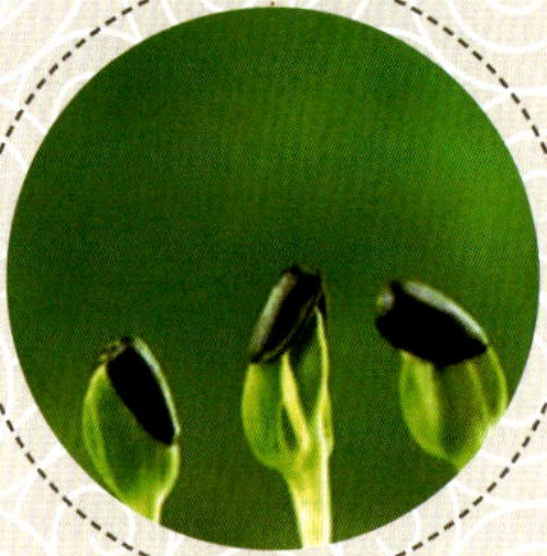

# 壹

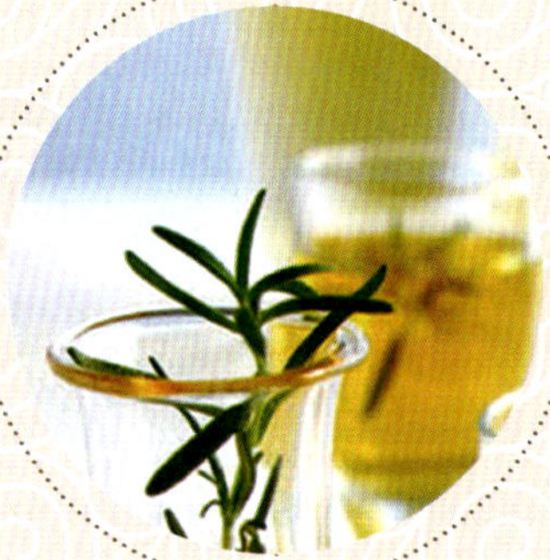

# 第一节
# 立春（2月3日～5日）

## 黄帝内经立春养生法

立春是二十四节气中的第一个节气，在每年公历的2月4日前后。《月令七十二候集解》说："立春，正月节。立，建始也。"立春意味着从这一天起，春季开始了。

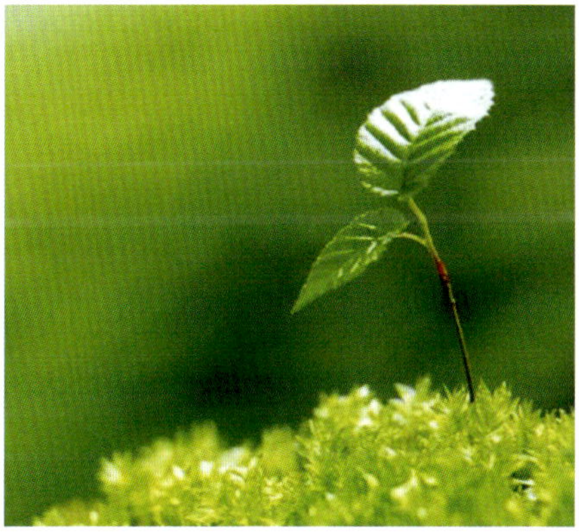

《黄帝内经》讲："春夏养阳，秋冬养阴。"春季是人体阳气生发的季节，应顺应天地阴阳之气的变化，给予适当的调养，使得阳气得以宣达。饮食上要多吃生发食物，像葱、姜、蒜、芽菜、萝卜、韭菜等。中医认为，立春养生，生发食物不能少。

立春是冬春之交的季节，春季气候变化较大，天气乍寒乍暖，由于人体腠理开始变得疏松，对寒邪的抵抗能力有所减弱，所以，初春时节特别是生活在北方地区的人不宜马上去掉棉服，年老体弱者换装尤宜谨慎，不可骤减。

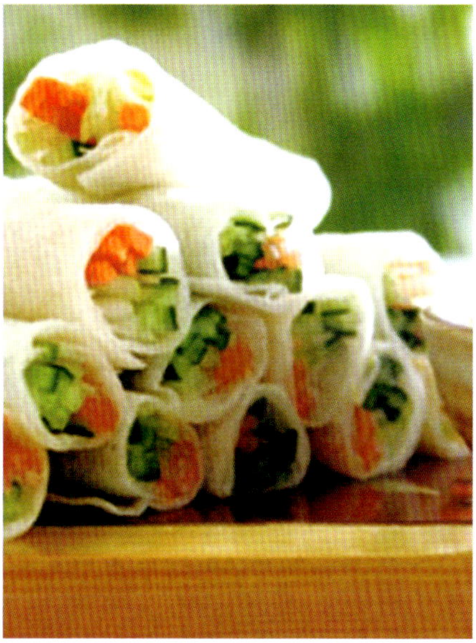

立春时寒温变化反复无常，大风常至，因风气通于肝，外风引动内风，促使肝气亢盏，血压经常呈现大波动，容易引起血压升高。因此很多患高血压的老人应避免过分紧张、焦虑、抑郁，注意不要忘记吃降压药，大风天不宜外出，要避风寒，同时要注意调养精神，少生气，忌暴怒，不应过度疲劳。

春季乃万物复苏之时，也是各种病毒、细菌活跃的时期，尤其是流感、过敏性疾病等最易在此季节发生。另外，立春季节因风大，风邪入体侵袭肠胃（中医叫肝木克脾土），肠胃素虚的人，易肠鸣腹泻，就会拉肚子，所以腹部一定要注意保暖。

## 立春物语

立春节气的十五天分为三候，“初候东风解冻，二候蛰虫始振，三候鱼陟负冰”。由这三候的名称我们就可以非常清楚地看到立春的季节变化特征——刚刚告别了寒冷的冬天。

## 立春的气候特征

关于初候，许多文人在其诗词中都有提及，唐朝诗人李白“春风吹破琉璃瓦”的诗句，更精彩、更夸张地形容了春风的力度，“二月春风似剪刀”也将春风的作用表现得淋漓尽致。春风吹绿了万物，吹醒了冬眠的动物，它们因感受到了春天的温暖，而蠢蠢欲动地向外界活动，因此产生了二候便是“蛰虫始振”的说法。三候说的是潜伏在深水中过冬动物的活动情况：水底的鱼儿迫不及待地要到水面上来感受一下春天的气息。

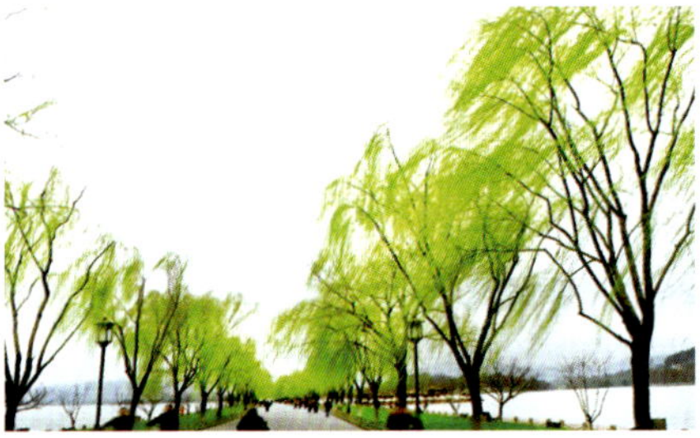

## 立春与春节

在有着悠久文化历史的中国，新年的来历自然也蕴涵丰富的文化底蕴，它是凝聚着中国各族人民的伦理情感、生命意识、审美情趣和信仰等的一些特殊的文化。春节一般都会赶在立春时节，这正是数九天中五九六九的时候，所以春节和立春的相对时间也不固定。

依据北斗星所指方位来讲，立春这天，北斗星的斗柄指东北方，这时对应的月份正好是正月。由于二十四节气是根据太阳公转来计算的，因此与农历闰月闰日的情况不好对应，所以，有的年份在春节前的腊月里就已经立春了，然后加上年初春节后的立春，这一年就有了两个立春节，叫作“两春夹一冬”。在腊月就进入立春，则腊月立春后的正月里就肯定没有立春节了，倘若赶上闰月或闰年，则立春就又推到了明年的正月。这样的年份就会全年都无立春节气。民间传说“全年无立春光景不好”，这样的说法是没有任何根据的，这只是公历计算方式与农历计算方式在排列上的差异而造成的现象。

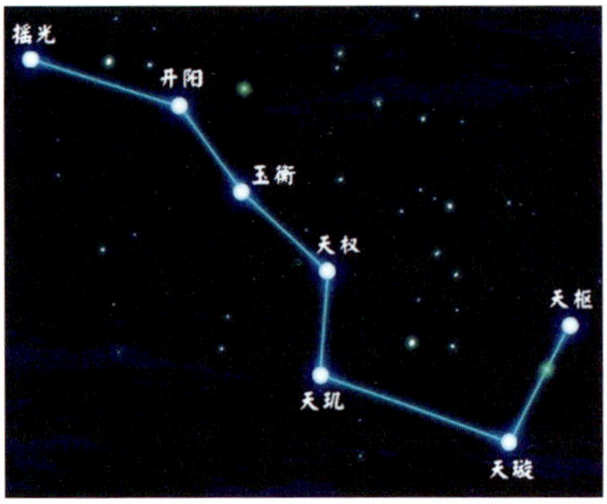

围绕一个春字引出了诸多的文化内涵，这是勤劳智慧的人们对美好生活的企盼和装点，于是，人们在平静的生活中增添了更多乐趣，同时也增加了文化色彩，使生活更加有滋有味。

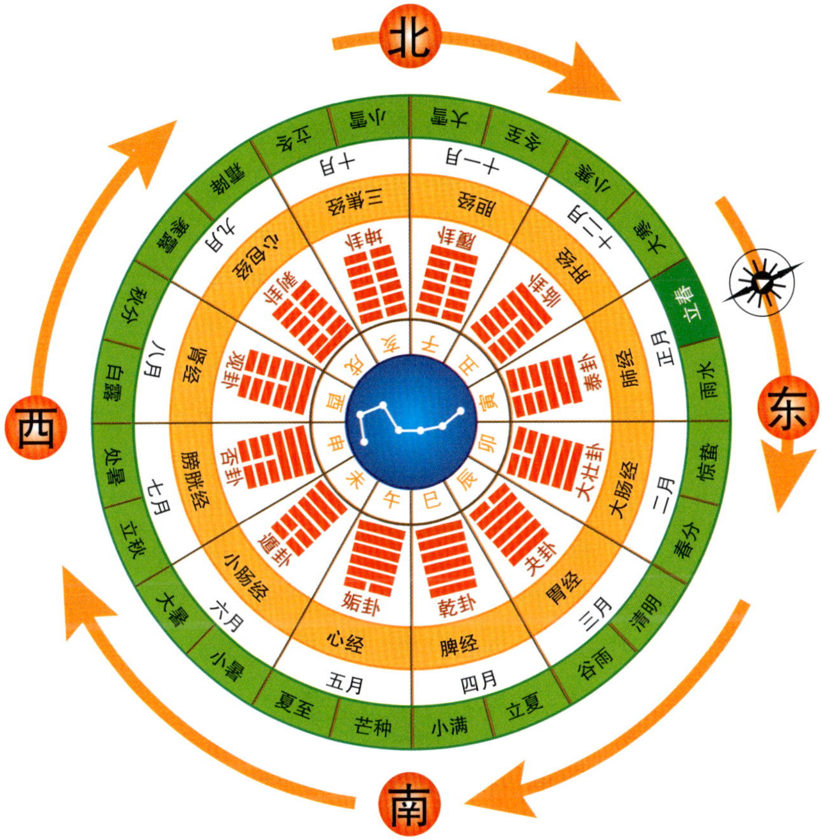


## 立春时节人体的生理反应

▶ **人体脉象为弦脉** 随着地气的升发，人的气血已经从内脏开始向外走，这时，人的毛孔正处于从闭合到逐步开放的过程。人与自然是相通相应的，观察自然界的变化会发现，春天，人的气血从内脏向外走，植物的营养也开始从根部向外走，但它并不是一出来就长树叶，而是先拱出一个尖尖的嫩芽。因为里面的气血已经向外走了，而外面依然寒冷，所以上升的阳气必然有个冲破的过程。初春的时候，中医号脉，大多是弦脉，就像按在琴弦上，有种绷紧向外张的感觉。

▶ **毛孔由闭合向开放的过渡** 冬天人的毛孔处于闭合状态，夏天完全开放，而春天正好是从闭合向开放的过渡阶段。在这个阶段，你只有多穿一些衣服，才有助于毛孔的逐步打开，以使气血畅通地向外发散。如果穿得少了，人体有自保功能，毛孔就自动闭合了。

▶ **春季肝气旺盛** 春天到了，万物复苏，是阳气生发的季节，人的肝气也开始旺盛，排浊气、畅气血，正是调养肝脏的大好时机。

## 养生原则

▶ **注意春捂防寒，防止感冒** 由于春天仍以风寒为主，所以最重要的就是春捂防寒。在乍暖还寒的初春，如果不注意保暖，就容易患上流感。

▶ **春季注意养肝护肝** 随着春天的来到，肝气起到了引导气血从里向外调动的作用。中医认为“肝喜调达而恶抑郁”，所谓调达就是指它像树一样喜欢不受约束地生长，不喜欢受压抑。所以春天到了，人也要保持愉快的心情，穿着宽松舒适的衣服，去户外散步，这样才能与大自然生发的春气相呼应。

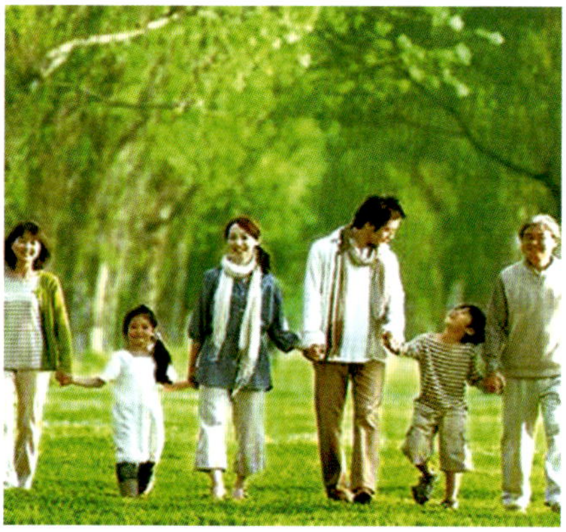

## 立春食补

### 宜辛甘发散，忌酸收之味

不宜吃酸味食物，饮食调养方面要考虑春季阳气初生，宜食辛甘发散之品，不宜食酸收之味。《素问·藏气法时论》说：“肝主春，肝苦急，急食甘以缓之，肝欲散，急食辛以散之，用辛补之，酸泻之。”在五脏与五味的关系中，酸味入肝，具收敛之性，不利于阳气的生发和肝气的疏泄，因此要忌食酸收之味。

▶ **适当多吃补肝养肝的食物** 平时应有目的地选择一些补肝养肝的食品，如动物肝脏、鸭血、乌梅、豆制品、鸡蛋等，灵活地进行配方选膳。

▶ **多吃青绿色蔬菜** 饮食调养应从进食清爽绿色蔬菜、提升阳气出发，进而达到调养身体的目的。可适当多吃辛甘的蔬菜，如大葱、香菜、韭菜、芹菜、豌豆等，胡萝卜、菜花、白菜及青椒等新鲜蔬菜，也有提升阳气之效，可多吃。

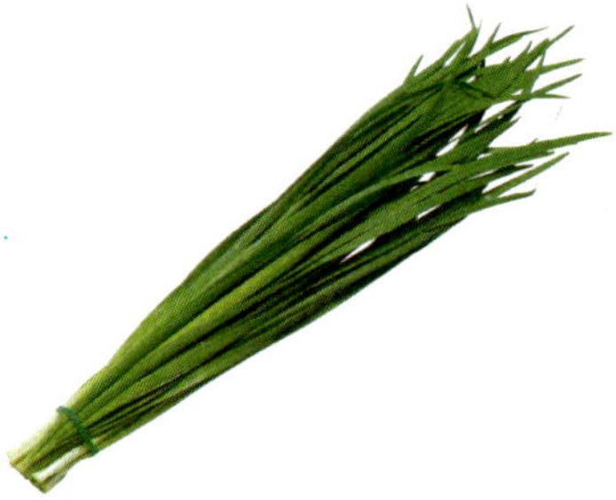

▶ **春季常吃芽菜** 春季最常见的生发性食物莫过于芽菜，芽菜在古代被称为“种生”，常见的有豆芽、香椿芽、姜芽等。立春吃芽菜有什么功效呢?《黄帝内经》中讲：“春三月，此为发陈。”发，是发散的意思；陈，就是陈旧的意思。《黄帝内经》把万物发芽的姿态不叫发新而叫做发陈，是因为这些植物的嫩芽具有将植物陈积物质发散掉的功效。所以如果人体的阳气发散不出来，可借助这些嫩芽的力量来帮助发散。

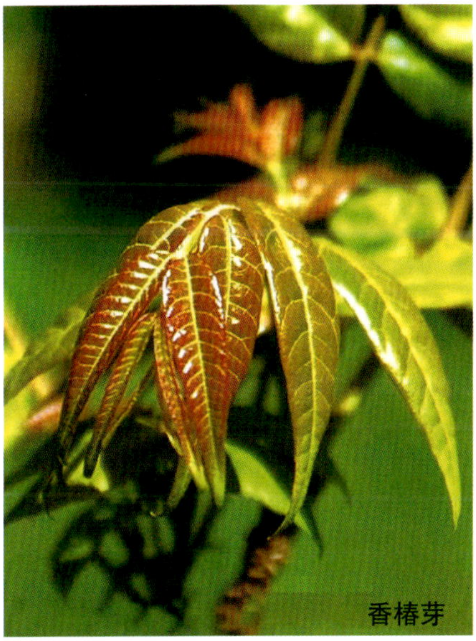

香椿芽

萝卜是常见的生发食物。萝卜古代称芦菔，有诗云：“芦菔根尚含晓露，秋来霜雪满东园，芦菔生儿芥有孙。”旧时药典认为，萝卜根叶皆可生、熟、当菜当饭而食，有很大的药用价值。常食萝卜不但可解春困，还有助于软化血管，降血脂、稳血压，可解酒、理气等，具有营养、健身、祛病之功。

## 推荐立春养生菜谱

### ◎虾仁韭菜◎

▶ **原料：**虾仁30克，韭菜250克，鸡蛋1个，酱油、淀粉、盐、植物油、香油各适量。

▶ **制作方法：**虾仁洗净用水胀发，约20分钟后捞出，沥干水分备用。韭菜择洗干净，切3厘米长段备用。鸡蛋打破盛入碗内，搅拌均匀加入淀粉、香油调成蛋糊，把虾仁倒入拌匀备用。炒锅烧热倒入植物油，待油热后下虾仁翻炒，蛋糊凝住虾仁后放入韭菜同炒，待韭菜炒熟，放盐，淋酱油，搅拌均匀起锅即可。

▶ **功效：**补肾阳，固肾气，通乳汁。韭菜含有大量粗纤维，能刺激肠壁，增强肠蠕动。

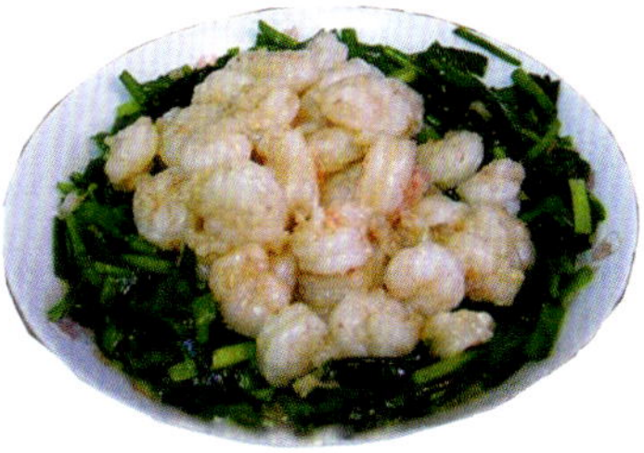

### ◎清蒸鲈鱼◎

▶ **原料：**鲜鲈鱼1条（约500克），葱、姜、料酒、酱油、盐、香菜各适量。

▶ **制作方法：**鲈鱼洗净。姜、葱、香菜洗净，姜切丝，葱切长段后剖开，香菜切成长段。将鱼放入盘内，在鱼上放姜丝、葱段、香菜段，淋上酱油、料酒，放适量盐，将盘入锅，加水，放在火上蒸8分钟左右。

▶ **功效：**益肝肾，补脾胃，养气血，消水肿。

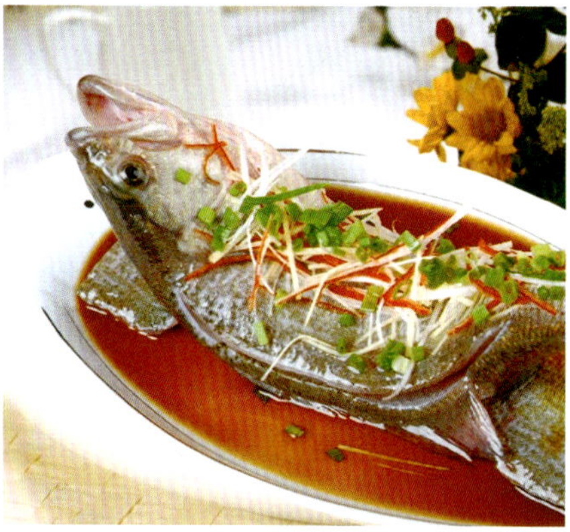

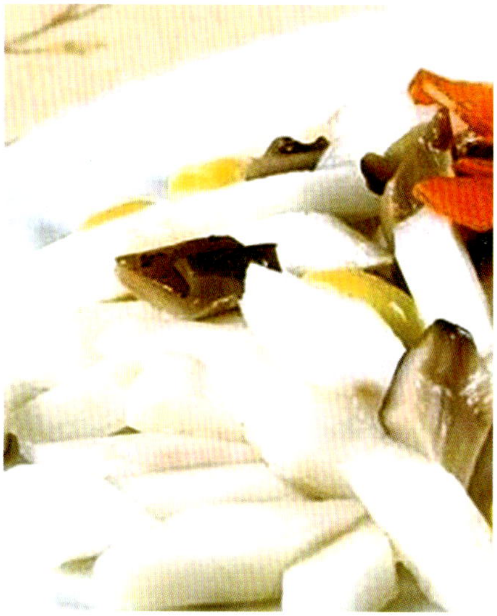

## ◎蘑菇炒山药◎

▶ **原料：**干蘑菇15克，新鲜山药300克，芹菜100克，植物油、水淀粉、酱油、味精、盐各适量。

▶ **制作方法：**先将蘑菇洗净，再用热水泡约10分钟至变软，泡菇水备用，同时将山药洗净去皮切小片，芹菜洗净，也切成相同大小的段。炒锅烧热放入油，油热后，依序加入蘑菇、山药、芹菜炒熟，接着倒入泡菇水，待汤汁略收干后，用适量水淀粉勾芡，再加入适量酱油、盐、味精调味即可。

▶ **功效：**健脾益气，可防止立春肝气旺伤脾。

## ◎佛手山药扁豆糕◎

▶ **原料：**佛手柑粉20克，鲜山药500克，糯米粉150克，白扁豆、荸荠粉各100克，白糖200克。

▶ **制作方法：**将山药洗净，上笼蒸熟，取出去皮，研成泥状备用；将白扁豆晒干后研粉；将糯米粉、荸荠粉、佛手柑粉加入适量的糖水(白糖加水)调匀。将山药泥、扁豆粉一起倒入刷过油的盘内，用大火蒸30分钟，取出，待稍凉后切成菱形即可。

▶ **功效：**有疏肝健脾的功效。

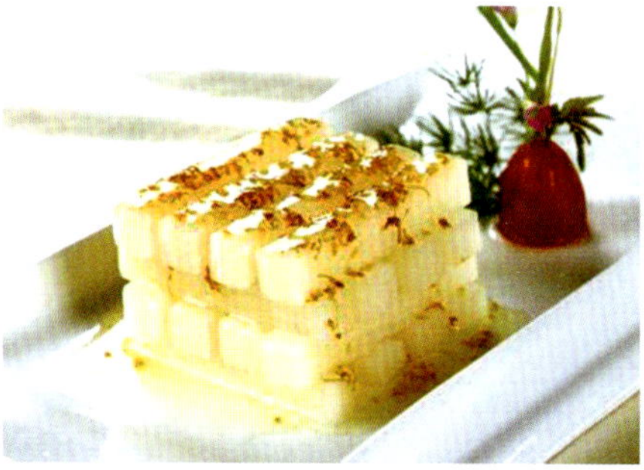

## 立春时令食物排行榜

| 食物排行榜 | 1 | 2 | 3 | 4 | 5 |
|---|---|---|---|---|---|
| 食物名称 | 韭菜 | 萝卜 | 黄豆芽 | 菠菜 | 蒜 |
| 食物的五色 | 绿色 | 白色 | 黄色 | 绿色 | 白色 |
| 食物的五味 | 味甘 | 味辛、甘 | 味甘 | 味甘辛 | 味辛辣 |
| 食物的性质 | 生温 | 生平 | 生微寒 | 性凉 | 生温 |
| 食物的功效 | 补肾温阳、益肝健胃 | 消积滞、化痰清热、下气宽中、解毒 | 清热利湿、消肿除痹 | 通血脉。开胸膈，下气调中，止渴润燥 | 解滞气、暖脾胃、解毒杀虫、痢疾、百日咳 |
| 营养食谱 | 韭菜炒鸡蛋 | 白萝卜煲羊腩汤 | 素炒黄豆芽 | 肉茸菠菜 | 蒜蓉娃娃菜 |
| 搭配禁忌 | 忌与白酒同食 | 忌与胡萝卜、橘子同食 | 不宜与猪叶同食 | 不宜与豆腐同食 | 忌与鸡肉同食 |
| 不适合人群 | 扁桃体炎和中耳炎者 | 脾胃虚寒者、慢性胃炎、胃溃疡患者 | 腹泻、脾胃虚寒者 | 脾虚便溏者 | 眼睛患有疾病者 |

## 起居养生指南

### 晚睡早起，春捂防寒，宜散步

▶ **春季养生提倡晚睡早起** 早春时节睡眠上应遵循“晚睡早起，与日俱兴”的原则。如何晚睡早起呢?即便晚睡，也要在晚上11时之前上床，到了早晨，可以比冬季起得早一些，到户外去散步，放松身体。

▶ **睡前睡后要按摩** 立春时节，睡前用热水洗脚，并用双手按摩双足涌泉穴，能使全身暖和、舒适，睡得更安稳。睡眠时头部应朝东方。早晨起来，先使头脑清醒，再睁开眼睛。然后闭眼将双手搓热，熨眼几十遍。接着将眼睛左右旋转九遍后，将双眼紧闭一会儿，然后猛睁开双眼。这样可以去除肝火过旺所致的眼中风火。

▶ **应注意春捂防寒** 立春时节养生主要就是防风邪，特别是乍暖还寒的时候，最好不要过早地减少衣物，仍应该注意保暖、防风。这就是古人说的“春捂秋冻”。在乍暖还寒的初春，如果不注意保暖，就容易患上流感。

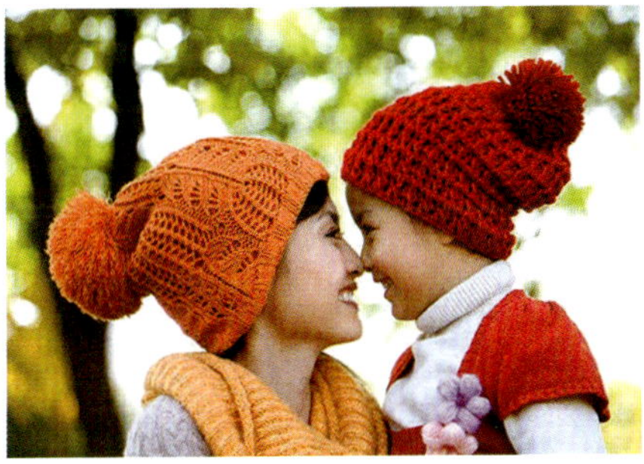

室内除尘通风。由于居室紧闭了一个冬天，会有不少灰尘积聚，同时室内空气污浊，在立春时节应打开门窗，对居室进行除尘通风，以减少和抑制病菌、病毒的繁殖，预防疾病。

散步是立春最适宜的运动，虽然春天是生发的季节，但是寒气仍在。所以，在中医养生里，立春时节不要进行高强度的剧烈运动，以避免过度活动而损耗能量，损伤阳气。运动应该以不出汗或微出汗为佳，散步就是立春最适合的运动。

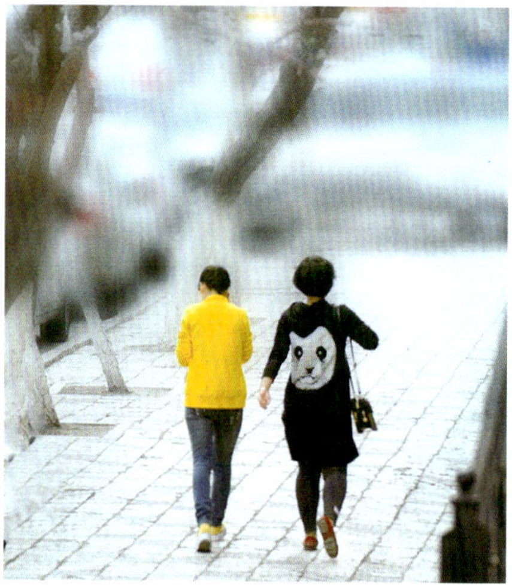

▶ **做做消除冬季积食操** 立春时节可以常按摩肝脏和脾胃，帮助身体排解冬季时体内的积食，是适合春季的养生运动。具体方法为：

❶ 双手平举，单脚站立，轻轻踮起脚跟，保持3～5秒后放下脚跟，一只脚做5次，再换另一只脚，如此循环3～5分钟，感觉头脑清醒了即可。

❷ 双腿跨开，与肩同宽，脚尖朝向前方，维持身体的重心，让身体处于放松的状态。掌心向内，举起右臂，尽量贴近耳后，指尖向上延伸。手臂带动身体向左侧下压拉伸，细心感受右侧肋部的肌肉舒展。上下弹压15秒后，换另一侧重复此动作。下压时不要勉强，有轻微紧绷感即可。

## 经络调养

### 按摩阳池穴、中渚穴和天井穴

按摩阳池穴缓解手脚冰冷。阳池即阳气的池子、阳气的聚集地，其穴位名其实已经很好地说明了它的功能。刺激阳池穴可以恢复三焦经的功能，激发人的阳气，将热能传达到全身。取穴时，先将手背往上翘，在手腕上会看到腕部背侧的横纹，在靠近手背那一侧的横纹上按压，在中心处会找到一个压痛点，此处就是阳池穴。按摩阳池穴，手法一定要慢，时间要长，力度要缓。让阳气缓缓释放到全身。最好是两手一起用，先以一只手的中指按压另一手的阳池穴，再换另一只手按压。

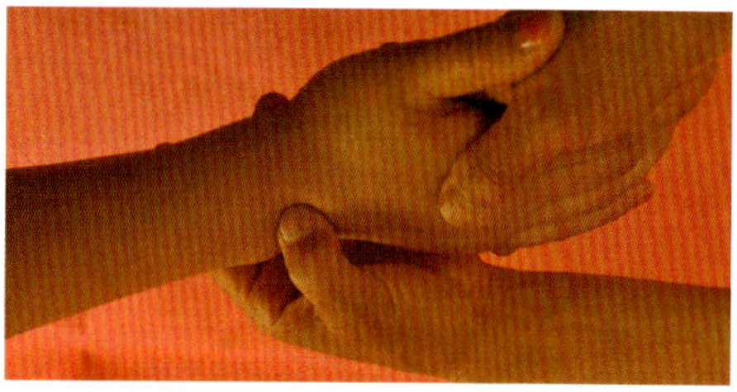

头晕目眩、打嗝就找中渚穴。中渚穴是手少阳三焦经上的经穴，为五输穴之一的输穴，五行属木，对诸多病症起着积极的治疗作用，且效果突出。很多人突然起身或转身时会感到头晕目眩，这时就可以按摩中渚穴：用大拇指和食指用力按揉中渚穴，深吸一口气，大约6秒后，缓慢吐气再按压，左右交替，各做5次。按压中渚穴还可以治疗打嗝。如病中的老人也会打嗝，这多半是老人病情加重的表现。或者吃了寒凉或辛辣的食物，受凉、精神受到了刺激引起的打嗝，都可通过按摩中渚穴进行有效的治疗。

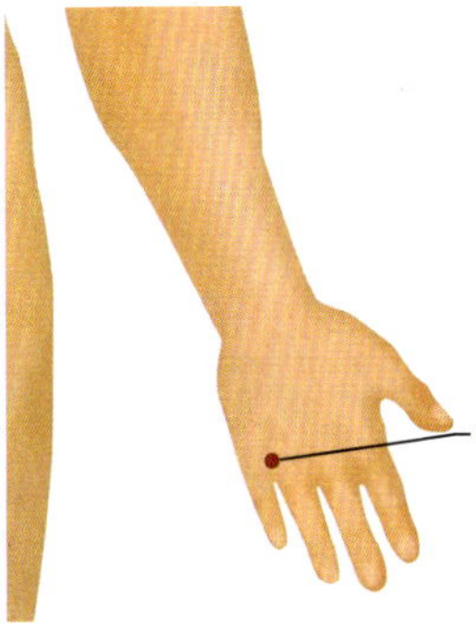


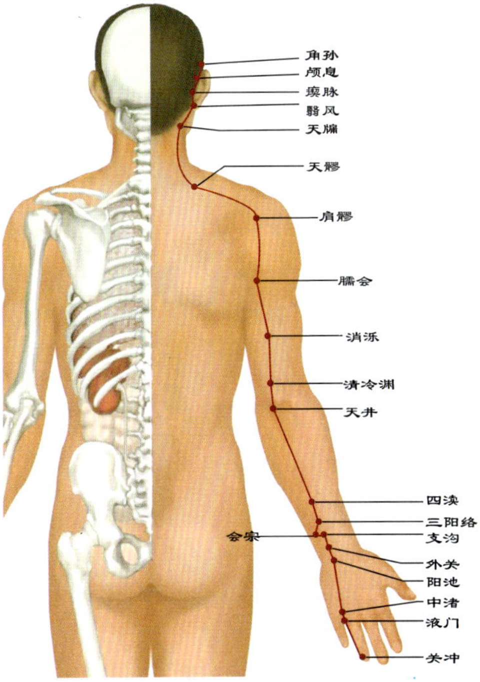


按摩天井穴可调节心情。天井穴是手臂上的消气穴，爱生气的人，可按揉天井穴来舒缓心情。同时，天井穴是治疗淋巴结核的首选要穴。有人在颈部皮肉间可摸到大小不等的核块，互相串联，其中小者称瘰，大者称疬，统称瘰疬，也就是西医所说的淋巴结核，主要与情志不畅、肝气郁结有关，这时就可按摩天井穴。

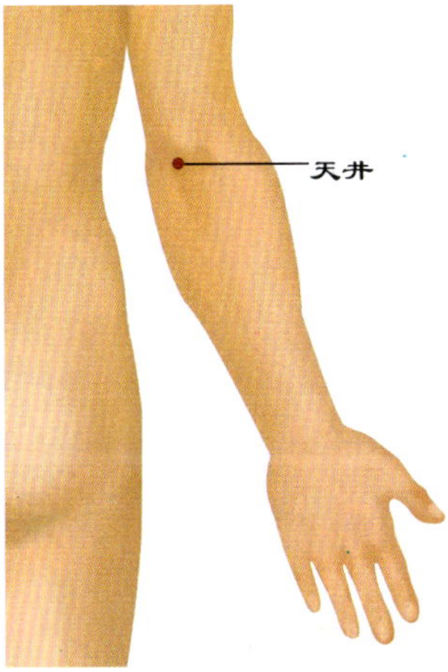


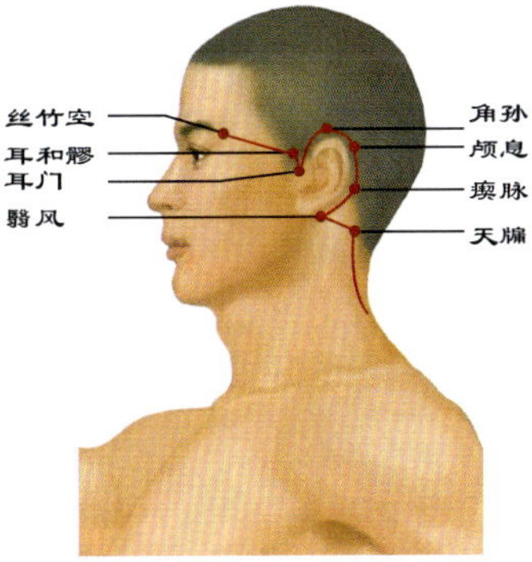

## 第二节

## 雨水（2月18日～20日）

### 黄帝内经雨水养生法

每年公历的2月19日前后就是雨水节气。“斗指壬为雨水，东风解冻，冰雪皆散而为水，化而为雨，故名雨水。”这个节气的到来表示降雨的开始，也表明雨量会逐渐增多。

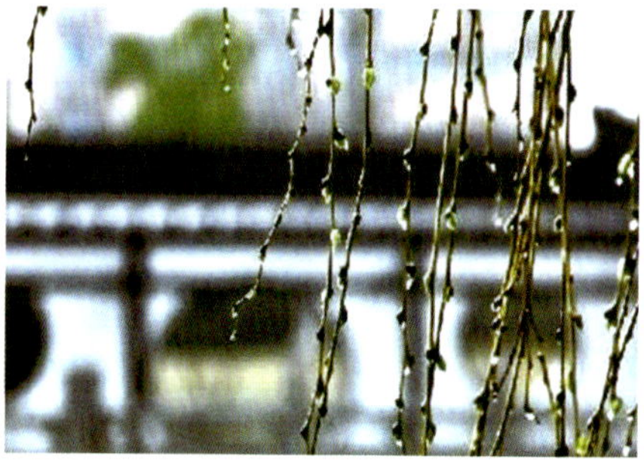

《黄帝内经》有“春主肝”，在春季，肝脏活动比较旺盛。但肝木易克脾土，稍有不慎容易导致脾胃受损。同时，因为降雨的增多，湿气加重，湿邪易困扰脾胃。所以，在这一时期，要防止身体受湿邪之侵，饮食上要多吃一些健脾利湿的食物，才会起到养护脾胃的作用。

“雨水落了雨，阴阴沉沉到谷雨”，雨水时节，倒春寒时常会不请自来，雨水的降临导致气温降低。另外，雨水时节昼夜温差变化大，所以不要过早地脱去棉衣，以防风寒侵袭。也要多锻炼身体，多到户外做深呼吸，多晒太阳，体弱易感冒的人可吃玉屏风散，这个药的主要成分就是防风、黄芪、白术。

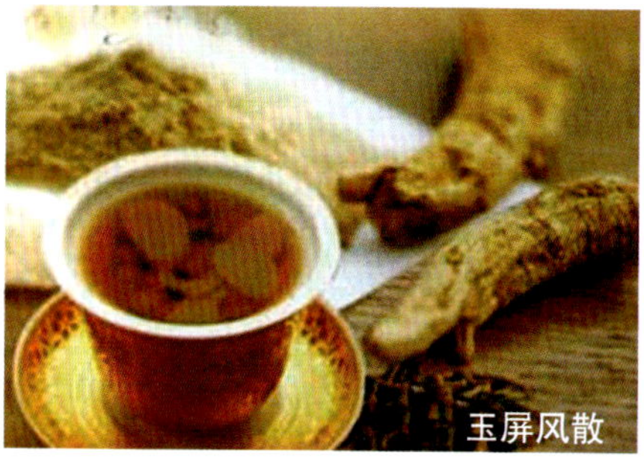

玉屏风散

雨水时节，初雨将下，易患关节痛，尤其是风湿性关节病，“反了春，冻断筋”说的就是这个意思。有这类顽疾的老年人尤其应注意保暖，特别是肩关节、腰关节等部位。

**雨水物语**

雨水节是立春后的第二个节气。公历每年2月18至20日，即正月的下旬为雨水节气。雨水，“斗指寅为雨水，东风解冻，冰雪皆散而为水，化而为雨。故名雨水”。

古时候人们将一年分为二十四节

气，是按照圭表测日影的方法计算出来的。这一天太阳的运行位置在黄经330度，影长为古尺九尺一寸六分，相当于今天的2.05米。夜晚观测，北斗星的斗柄指向东北方向，也就是寅的方位，农历叫正月、寅月、元月。十二消息卦为泰卦，卦象为上三阴下三阳，表示自冬至一阳生开始，现在已进入阴阳数量相等的时候了。

## 雨水季节特征

雨水节正是数九天“七九河开，八九雁来”的阶段，这时的冰河由南向北逐渐开化，我国大部分地区的气温回升到了0℃以上。河水解冻，河里的鱼浮出水面活动，于是相应产生了“初候獭祭鱼”的说法；冬天寒冷的北方没有适合大雁生长的温度，到了这个时候气温回升，“二候候雁北”，大雁因气候的变暖而成群结队飞回北方的栖息地了；“三候草木萌动”，春雨滋润大地，各种草木开始萌发新芽了，形成生机勃勃之势。这三候的说法将雨水节的各方面形象地表现了出来。雨水节期间地区不同各地的温度也就不一样，在北方有时还有降雪出现。同时伴随着雨水二十四番花信风中，菜花、杏花和望春花也相继开放，使春天更加美丽。

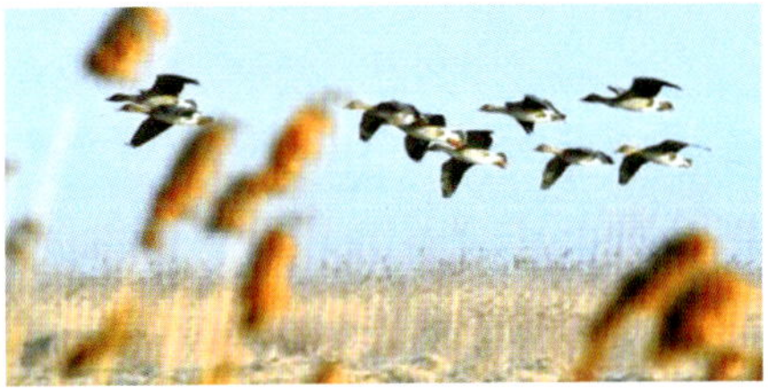

## 雨水时节春雨贵

我国是农业大国，尤其是在古代农耕文明的时代，人们的种植劳作只能靠天吃饭，“春雨贵如油”“肥不过春雨”的形容是再恰当不过了。此时是庄稼开始生长的时期，需要充足的雨水来滋润庄稼，于是春雨就显得尤为可贵。在我国流传下来的绘画艺术中就有这些活动的详细记载，真实地再现了那个时代人们祈求神灵庇佑或降雨的过程。这些记载是我们了解先人活动的最具意义的历史资料。现在科技进步了，人们不再只是信仰神灵，而是更多地付诸于实际行动，比如用开渠引水、修筑水库等一些方法来克服自然带来的灾难，使庄稼更好地生长。

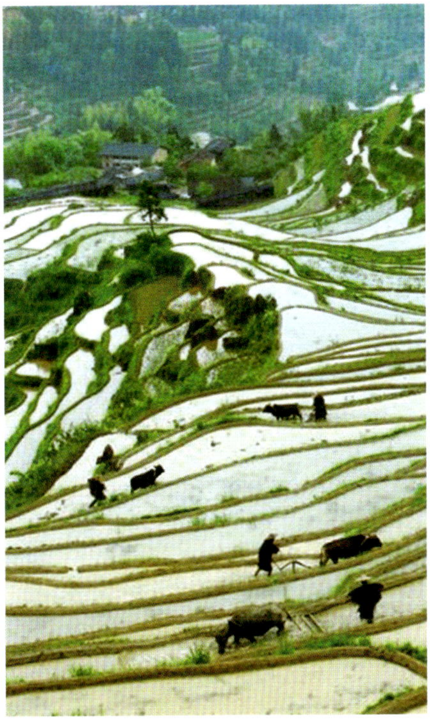

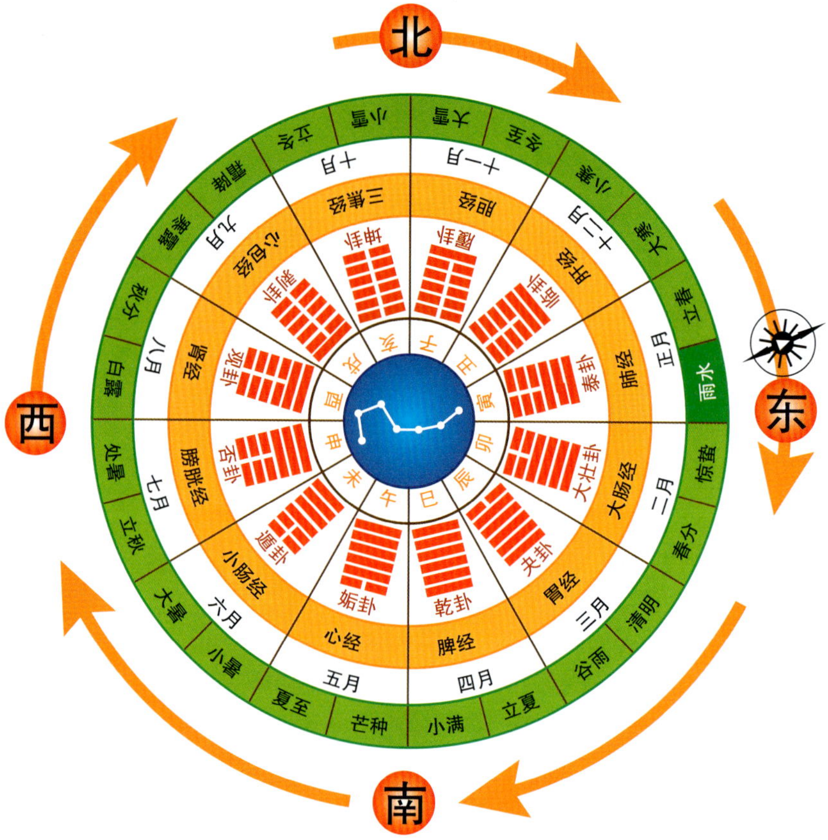


## 雨水时节人体生理反应

▶ **抵抗力有所减弱，易感冒**　雨水时气温冷暖不足，是全年寒潮出现最多的时节之一。初春的雨露会使室外温度骤降，老年人的血压会明显升高，容易诱发心脏病、心肌梗死等；而抵抗力弱的小孩易发生呼吸系统的疾病，比如咳嗽、感冒。

▶ **容易感觉疲劳**　在寒冷的冬天，人体的皮肤毛孔、汗腺会收缩，以减少体内热量的散发，从而保持恒定的体温。到了雨水，人们常常出现头昏脑涨、手脚无力、做什么都打不起精神、想睡觉的现象，那是因为气温回升，皮肤毛孔舒展，供血量增多了，而供给大脑的氧气则相应减少，影响了大脑的工作，生物钟不准了，所以就会感到疲劳。

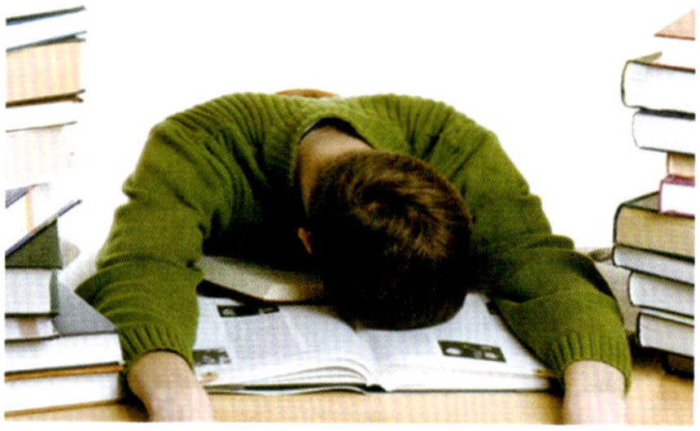

## 养生原则

▶ **慎脱衣，避风邪** 初春阳气长，阴气退，气候日趋暖和，人们便纷纷去棉穿单，把春天缤纷的色彩穿上身。但此时北方的阴气未尽，且冷空气不时流窜到南方，气温变化大。虽然雨水时节的温度不比寒冬腊月那样冰冷刺骨，但由于气温转暖，人体的毛孔开始放松，对风寒之邪的抵抗力会有所减弱，易感风邪而感冒生病。

▶ **多疏解郁结，养肝正当时** 春季是养肝的最好季节。《红楼梦》里的林黛玉，多愁善感，“黛玉每岁至春分秋分之后，必犯咳嗽”。这其实就是一个病机，终日愁念困于心中，肝气瘀滞不畅，引起全身气血紊乱，使其他脏器受到干扰而引发疾患。肝喜顺畅而恶抑郁，元代医家朱丹溪提出“司疏泄者，肝也”。可多吃绿色食物，如绿色蔬菜、绿豆等。

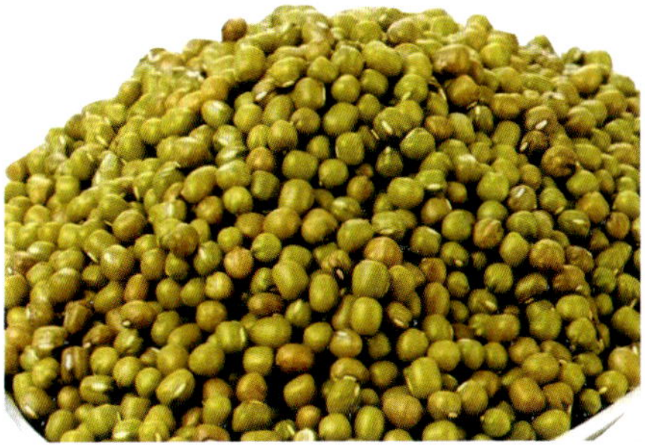

▶ **护脾胃，固本培元** 脾属土，土性敦厚，是万物生化的基础。在人体里，脾又掌握着消化津水、谷物，运送养料，滋养脏腑、四肢百骸的本领，是一切气血生化的源头，因此中医学里称脾胃为“水谷之海”。人体一天所需的物质能量、气血、津液、精髓等，都靠脾胃产生。脾胃强健，原动力十足，脏腑 的功能才会强盛。脾胃不仅生化能量，也是调节气机升降运动的枢纽。人身元气是健康之本，而脾胃则是元气之本。

## 雨水食补

### 以汤粥为主，补充水分

▶ **多吃蔬菜瓜果，补充水分** 春季气候逐渐转暖，早晚温差较大，风邪渐增，风多物燥，常会出现皮肤脱皮敏感、口舌干燥、嘴唇干裂等现象，应多吃新鲜蔬菜、多汁水果，以补充人体所需的水分。

▶ **少吃油腻** 万物当春乃发生，春季也是阳气渐旺的时候，应少吃油腻食物，可多食红枣，怀山、莲子、韭菜、菠菜、柑橘、蜂蜜、甘蔗等，补气壮阳，以免阳气过多外泄，无法蕴化于体内。若肝木生发过度，则会使脾胃受到损失，这也是为何春季肠胃多病的原因。

▶ **食疗以汤粥为主** 雨水时节，北方地区食疗以粥为好，如莲子粥、怀山粥、红枣粥等。唐代药王孙思邈说“春时宜食粥”，这提醒我们在春季应该多喝粥。粥以米为主，以水为辅，水米交融，不仅香甜可口，便于吸收，还能补脾养胃、去浊生清。加入一切材后，更是能治疗慢性病，对身体有很好的滋补作用。而南方特别是珠江三角洲一带的食疗多以汤为主，如猴头菇煲鲜鸡汤，云苓怀山煲猪瘦肉汤、菠菜滚牛肉片汤等。遇气温湿冷时也可以汤养脾胃，如冬虫夏草炖鸭、眉豆花生炖鸡脚、杞子怀山炖猪肉等。

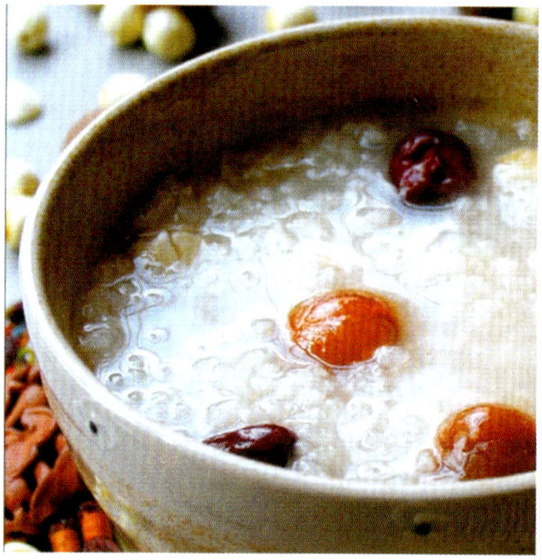

## 推荐雨水养生菜谱

### ◎猴头菇煲鲜鸡汤◎

▶ **原料：**鸡1只，猴头菇250克，黄芪50克，姜15克，盐4克，植物油适量。

▶ **制作方法：**鸡去毛、内脏、肥脂及尾部，洗净斩块。锅中放油，热后爆香姜片，下入鸡块爆炒片刻，取出。黄芪洗净，与鸡肉一同放入煲中，加适量清水，大火煲沸，改小火煲2个小时，汤成去黄芪。猴头菇洗净，切片，放入鸡汤内滚熟，加盐调味即可。

▶ **功效：**有补脾益气、助消化、抗肿瘤的功效，适用于脾胃虚弱、消化不良、食欲不振等症患者。

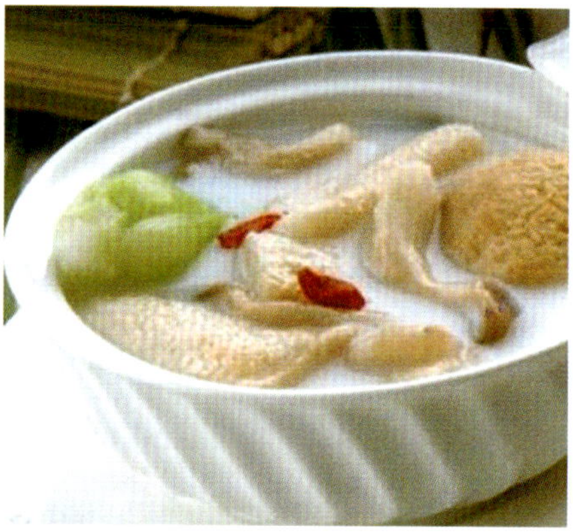

### ◎眉豆花生煲鸡脚◎

▶ **原料：**眉豆、花生、猪瘦肉各30克，红枣3颗，陈皮10克，生姜3片，鸡爪8个，冬菇5朵，盐适量。

▶ **制作方法：**红枣去核，陈皮、眉豆、花生洗净，并稍浸泡片刻。鸡爪去皮、甲，洗净切开，焯一下沸水。猪瘦肉洗净，不必切开。上述全部材料一起加入瓦煲内，加入清水2500毫升(大约10碗水)，大火煲沸后，改小火煲2个小时即可。

▶ **功效：**健脾胃而不油腻，具有益气、消肿的功效。

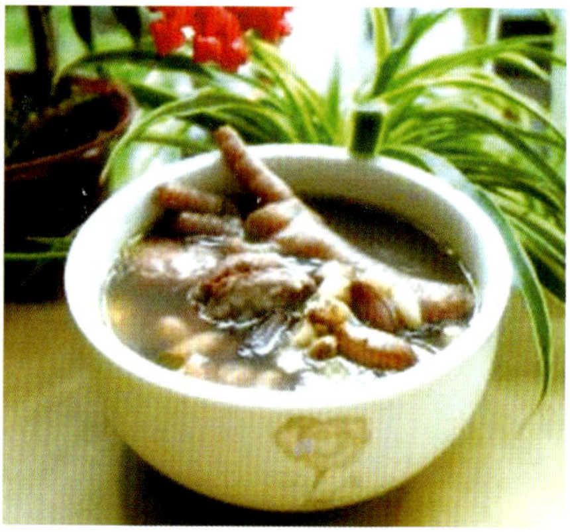

## 起居养生指南

### 保暖调神，平和心气

▶ **身体保暖不容忽视** 雨水之前的天气仍然比较寒冷。但雨水到来后，春天已经走出寒冷。雨水时节，天气变化不定，是全年寒潮过程出现最多的时节之一，这种变化无常的天气，很容易引起人的情绪波动，乃至心神不安，影响人的身心健康，对高血压、心脏病、哮喘患者更是不利。

▶ **精神调摄，维持积极心态** 在春季，肝旺而脾弱，脾弱又使得脾胃的运输、消化功能相对减弱，人体容易出现精神抑郁、腹胀腹痛等症状。由此，春季的养脾健脾很重要。养脾要静心，需以精神的调摄为主。心平气和，使肝气平稳不横冲乱撞，使脾胃得到安宁。静心则气血平稳，既不会扰乱心血，也不会损耗心气。心气充沛，方能滋养脾脏，养脾得以健胃。春天的天气多变，一定要保持心境的平和，只有情志相适，再加上饮食的调养，健脾的功效才会非常显著。

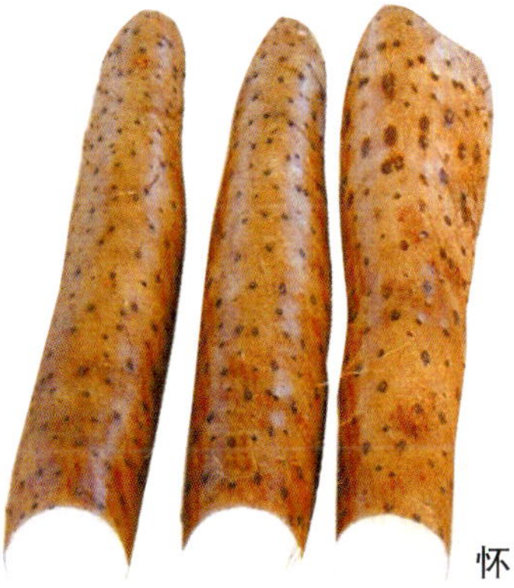

怀山

▶ **老人犯春困需重视** 这个季节人还易困乏。春天，气温升高，腠理疏松，脑血流量相对减少，所以常感疲劳乏困。如果老年人犯春困，要引起重视，因为中风前兆也往往有类似春困的现象。尤其是有心脑血管疾病者，出现白天犯困、哈欠连连，别误把中风当春困，应及时去医院检查，在医生指导下对高血压、高脂血症等积极进行治疗。此时，还应多到户外呼吸新鲜空气。

## 经络调养

### 按摩三焦经，刮拭头部

亥时睡眠养三焦，雨水对应人体的手少阳三焦经。在中医的经络理论中，手少阳三焦经亥时(21点到23点)旺。亥时百脉通，养身养娇容。三焦是六腑中最大的腑，具有主持诸气、疏通水道的作用。亥时三焦能通百脉。人如果在亥时睡眠，百脉可得到最好的休养生息，对身体对美容十分有益。百岁老人有个共同特点，即在亥时睡觉。如果不想此时睡觉，可听音乐、看书、看电视、练

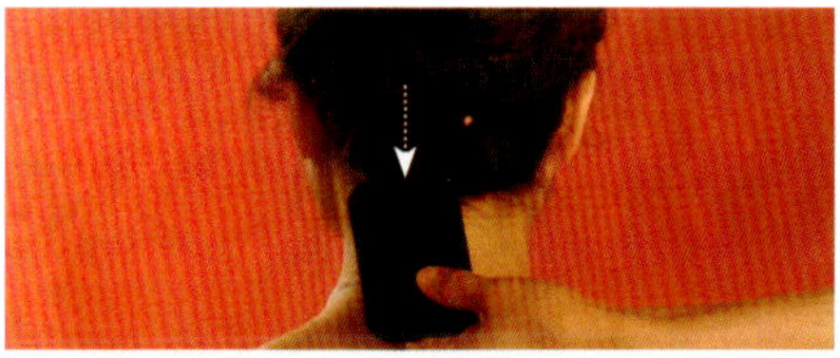

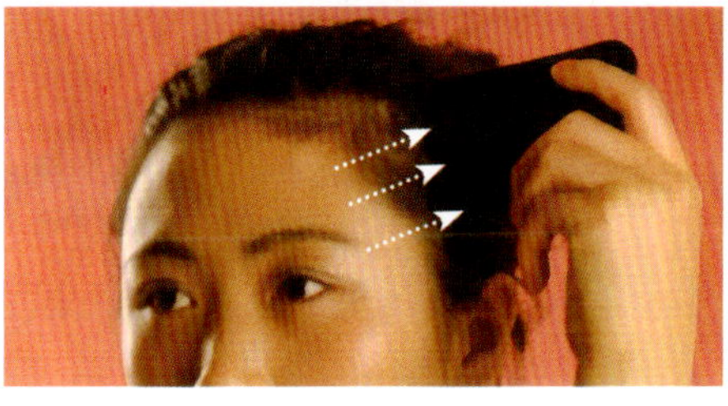

瑜伽，但最好不要超过亥时睡觉。此刻要保持心境平和，不生气，不狂喜，不大悲。如果此时生气后果很严重，第二天多会精神委靡不振。

刮拭头部可缓解疲劳。由于春季气温回升，人体毛孔舒张，需要更多的血液，人脑的血液供应就会相应减少，再加上现代人工作、生活紧张忙碌，就会导致头昏脑涨、注意力不集中、精神萎靡不振等问题。这时，对头部刮痧，就可起到缓解脑部疲劳的作用。具体方法是：用刮痧板的长边按顺序依次刮拭侧头部、头顶部、后头部。头部刮拭的最佳时间为每天早晨，或者感觉大脑疲劳时，不要在睡前刮，尤其是有失眠或神经衰弱的人，每次都要刮至头皮发热才能起到作用。刮拭时还要注意寻找疼痛点，做重点刮拭。

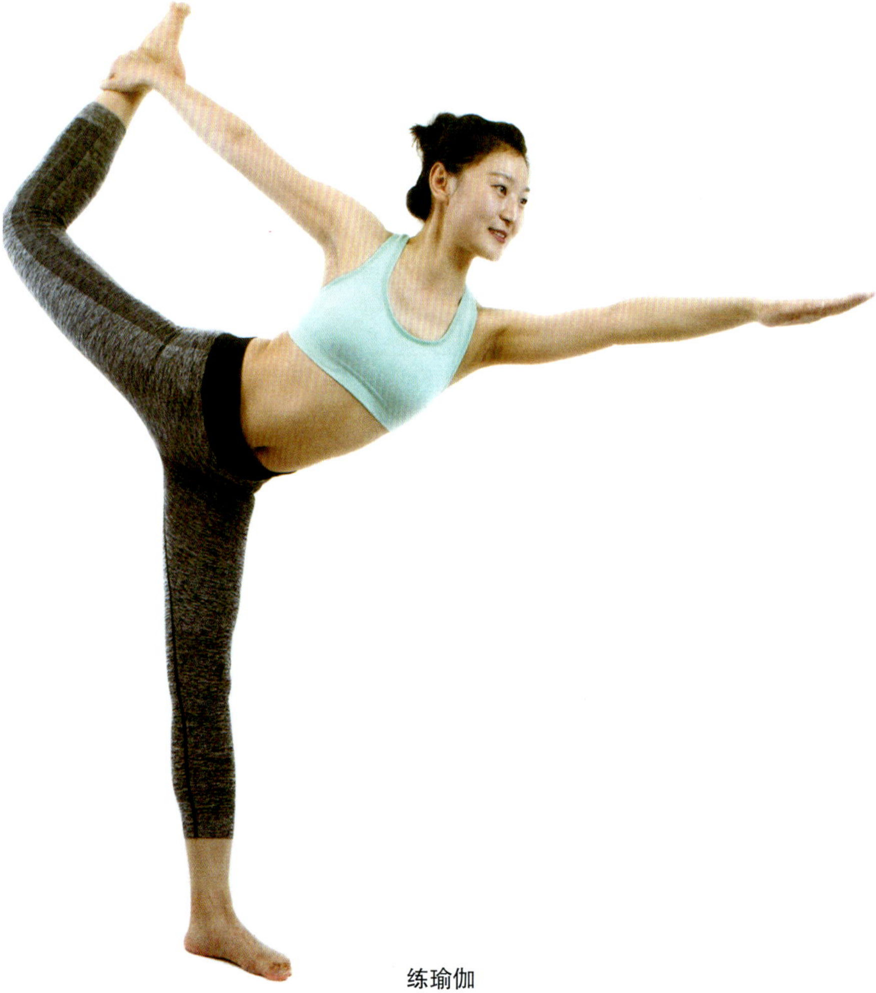

练瑜伽

# 第三节 惊蛰（3月5日～7日）

## 黄帝内经惊蛰养生法

惊蛰在每年公历的3月5～7日之间，这是一年中的第三个节气。七十二候中惊蛰三候为 “一候桃始华，二候仓庚(黄鹂)鸣，三候鹰化为鸠”，惊醒了蛰伏在泥土中冬眠的各种昆虫，此时过冬的虫卵也要开始孵化，由此可见惊蛰是反映自然物候现象的一个节气。

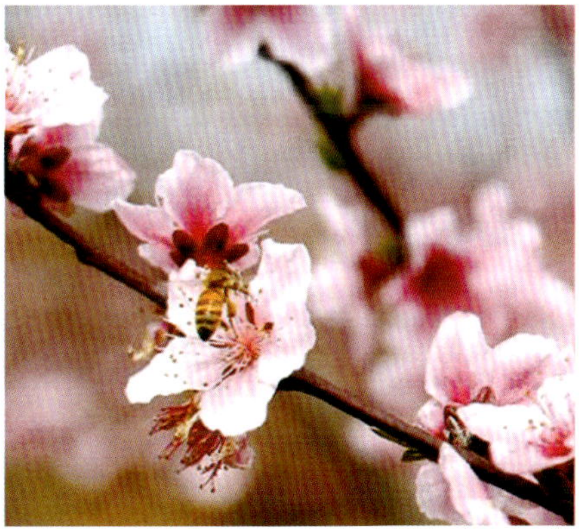

惊蛰是一个春暖花开的季节，同时也是一个疾病多发的季节。所以我们在这一节气中必须防感冒和流感、流脑、流行性出血热、病毒性肝炎等疾病。另外，这个季节最易传染上病毒性疱疹，如带状疱疹严重者会集中于腰部，俗称缠腰火丹，要赶快看医生；坐公交车、到公共场所回家要洗手。对于这类病毒性疾病，预防是关键，《黄帝内经》指出：“正气内存，邪不可干。”意思是说，在人体正气强盛的情况下，邪气不容易侵入机体，也就不会发生疾病，所以增强体质，提高人体的抗病能力十分重要。

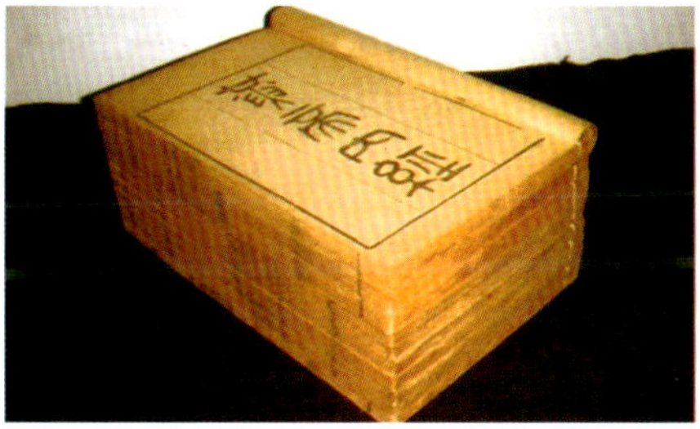

惊蛰时节还要防风痹。因为早春多风，天气乍暖还寒，忽冷忽热，受风后易发生关节肌肉酸痛，其特点是游走性的，可先后发生在肩、颈、腰等关节。养生方法是脱冬衣要晚，选择药物治疗时，可服舒筋活络丸或风湿骨痛丸等。

**惊蛰物语**

惊蛰，一年中的第三个节气，在每年公历3月5日至7日，即农历二月上旬。

农历书中记载：“斗指卯为惊蛰，

雷鸣动，蛰虫皆震起而出，故名惊蛰。”所谓斗即斗纲，也就是北斗七星中的魁、衡、勺三颗星。它们随着天体的运行，斗纲指向不同的方向和位置，其所指的位置就是所代表的月份。在阳历中，斗指卯时，太阳黄经为345度。影长为古尺八尺二寸，相当于今天的2.018米。夜晚观察星辰，北斗星斗柄正指卯的方位，也就是正东方。这个时段一般在农历的二月，又叫卯月、杏月、令月、如月。

## 惊蛰季节特征

惊蛰节分为三候。“初候桃始华，二候仓庚鸣，三候鹰化为鸠”，惊蛰的初候应满冈桃树开花，如霞似锦，让人沉浸在无尽的美景之中；二候是指黄鹂鸟（又叫仓庚）开满鲜花的树枝上跳来跳去，鸟儿啼叫好像美妙的歌声；三候时天空中已经看不到雄鹰的踪迹，我们只能看见斑鸠在鸣叫。惊蛰时相继开放的分别是二十四番花信风中的桃花和蔷薇花。

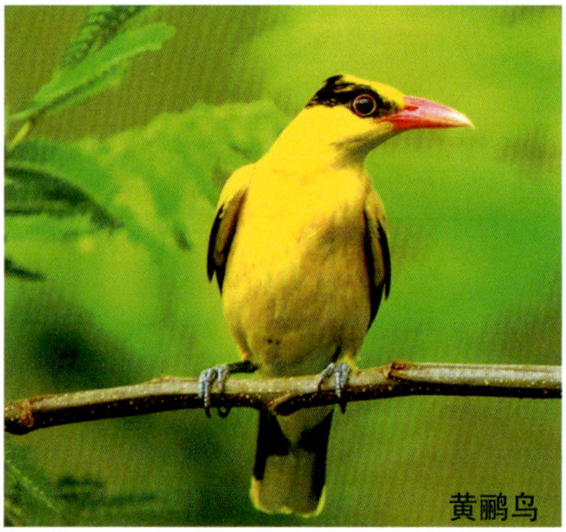

黄鹂鸟

## 惊蛰闻雷收成好

惊蛰是一个表述物候的节令，这时节春光明媚，万象更新，生机盎然；蛰是藏的意思，动物钻进土里冬眠叫入蛰。惊蛰时节，春雷乍响，于是人们就认为冬眠于地下的虫子受到了惊吓而从土中钻出，开始新的一年的活动。《月令七十二候集解》云：“二月节万物出于震，震为雷，故曰惊蛰，是蛰虫惊而出走矣。”但是事实上使冬眠动物苏醒出土的，并不是隆隆的雷声，而是气温回升到一定程度，使它们适宜活动，从而出来活动。

惊蛰时节，我国有些地区已是桃花红、李花白，黄莺鸣叫，燕飞来的时节，大部分地区都已进入春耕季节。有谚语云：“雷打惊蛰谷米贱，惊蛰闻雷米如泥”。这是说惊蛰日或惊蛰日后听到雷声是正常的，证明当年风调雨顺，会有一个好收成。

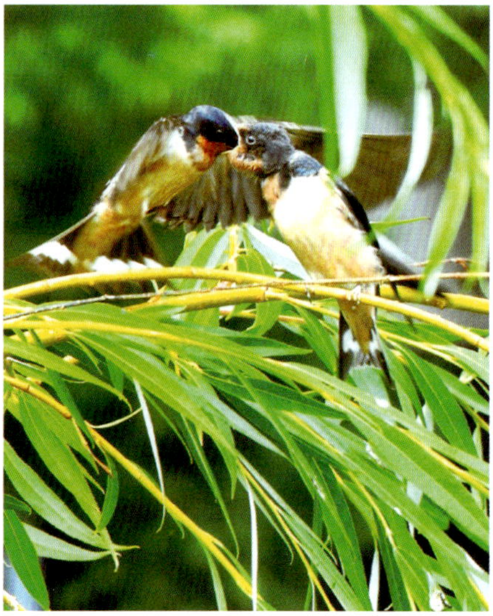

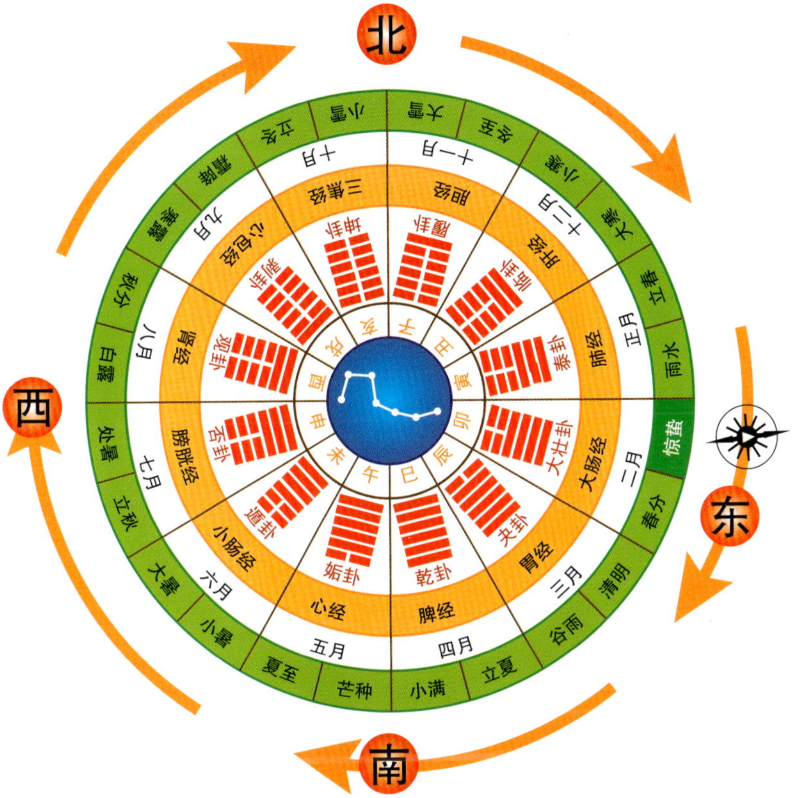


## 惊蛰时节人体生理反应

**▶ 肝火旺盛，易怒**　惊蛰时期，人体的肝阳之气渐升，阴血相对不足，尤其是老年人，易动怒，易患眩晕、中风等疾病。

**▶ 皮肤病的高发时期**　这个时期，风疹、麻疹、水痘和皮炎等皮肤病的发生概率增高。另外，花粉过敏症也易发生于春暖花开的季节，症状为鼻子奇痒难忍，接连不断地打喷嚏、流清涕，眼睛也经常流泪、发痒。有的人还会出现头痛、胸闷、哮喘等症状。

## 养生原则

**▶ 提升气血，阴阳调和**　惊蛰过后，各种病毒和细菌在度过了隆冬之后也异常活跃起来。到了这个时期，人体的肝阳之气渐升，阴血相对不足，因此养生应顺应阳气长盛、万物始生的特点，使自身的精神、情志、气血也如春日一样舒展畅达，生机盎然。

**▶ 平衡作息，调养饮食起居**　惊蛰时的养生，要根据自然物候现象及自身体质差异进行精神、饮食、起居的调养。《黄帝内经》曰：“春三月，此谓发陈。夜卧早起，广步于庭，披发缓行，以便志生。”这是说，春天早睡早起，慢步缓行，可以使精神愉悦、身体通达。

▶ **提高疾病预防意识** 惊蛰是个春暖花开的季节，但同时又是个疾病多发的季节。因而，这一节气中必须做好一些疾病的预防工作。由于春季与肝相呼应，养生不当则易伤肝，所以需要重点保护肝脏。

## 惊蛰食补

### 温热健脾，多甘少酸

▶ **宜清淡饮食** 惊蛰的饮食原则是培阴固阳，应多吃清淡的食物，再适当选用一些可以补正益气的食疗粥来增强体质，配以补品调养自身，有利于增强人体的免疫力。

▶ **应适当多吃温热食物** 虽然冬季已经过去，但仍有余寒未清，人体内的阳气已经苏醒，开始生发、壮盛，此时可以吃些温补的食物御寒助阳。例如韭菜、大蒜、洋葱、魔芋、香菜、生姜、葱，这些蔬菜性温，味辛，可以驱散风寒，还能抑制随着春暖而蠢蠢欲动的病菌。

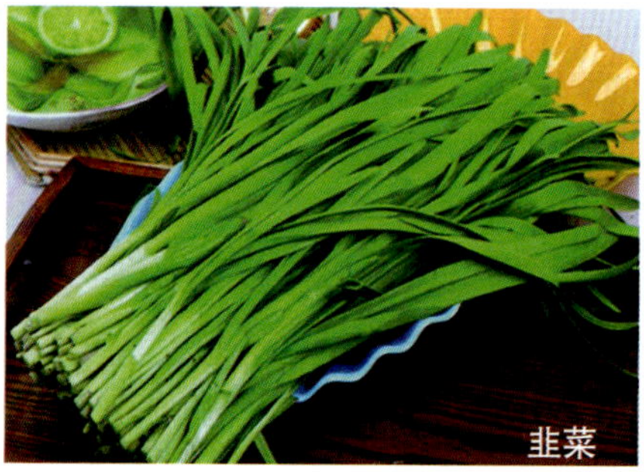
韭菜

▶ **应少吃酸味食物** 中医认为春天里，人体的肝气容易亢奋，名医孙思邈有“春日应该省酸”之说。虽然适量酸味对补养肝气有益，但如果本身已经亢奋的肝再摄入过多的酸味，会造成肝气过旺的现象，反而伤肝，肝受损了势必伤及脾胃，乌梅、酸梅之类的食物要少吃。

应适当多吃甘味食物。甘味对补脾气最有益，脾脏强健了，同样可以辅助肝气。甘味食物具有滋养、补脾、润燥、补气血、解毒及缓解肌肉紧张的作用，有助于脾的运化作用。性温味甘的食物有：谷类如糯米、黑米、高粱、燕麦；蔬果类如南瓜、扁豆、红枣、桂圆、核桃、栗子；肉类如牛肉、鲫鱼、鲈鱼、黄鳝。

## 推荐惊蛰养生菜谱

### ◎花生鹿筋猪骨汤◎

▶ **原料：**花生200克，鹿筋100克，猪骨500克，红枣6颗，生姜3片，盐、植物油、酱油各适量。

▶ **制作方法：**花生、红枣去核后，洗净，稍浸泡；鹿筋洗净，温水浸泡至软；猪骨洗净，用刀背敲裂。然后一起与生姜放进瓦煲内，加入清水3000毫升(约12碗水量)，大火煲沸后，改为小火煲约3个小时。最后调入适量盐和植物油即可，花生、鹿筋可捞起，拌入酱油佐餐食用。

▶ **功效：**补脾暖胃，强筋壮骨。

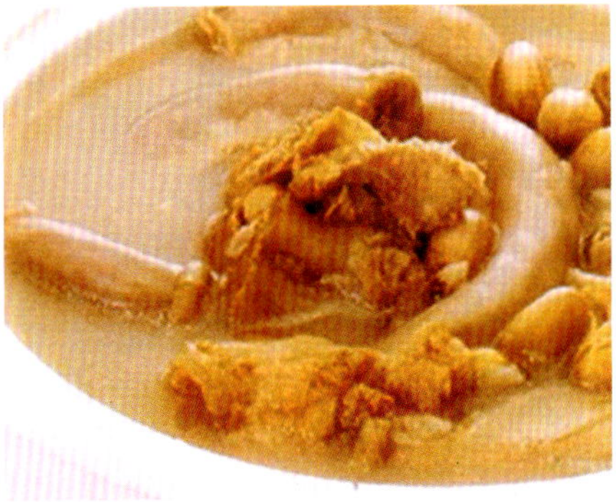

## ◎肉末蘑菇烧豆腐◎

▶ **原料：** 猪肉50克，蘑菇10克，豆腐200克，酱油10毫升，葱、姜、盐、料酒、植物油各适量。

▶ **制作方法：** 将猪肉剁成肉末；蘑菇洗净用温水泡，切成小方丁，泡蘑菇的水留用。再将豆腐切成小方块，沸水焯过备用。葱、姜洗净切末。炒锅烧热后放植物油加热，先把豆腐煎至两面黄，拨在一边，再下蘑菇、葱、姜、肉末，煸炒至透。然后将豆腐拨下，加入料酒、泡蘑菇水、盐、酱油同烧，烧至入味，出锅即可。

▶ **功效：** 补益气血，健脾醒胃。

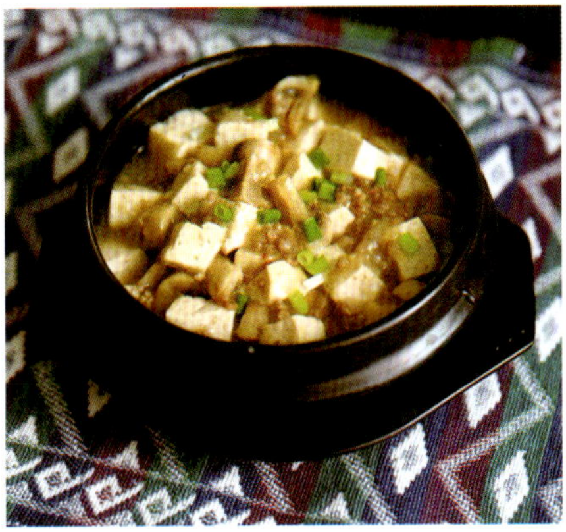

### 惊蛰时令食物排行榜

| 食物排行榜 | 1 | 2 | 3 | 4 | 5 |
|---|---|---|---|---|---|
| 食物名称 | 菠菜 | 芦荟 | 水萝卜 | 木耳菜 | 芹菜 |
| 食物的五色 | 绿色 | 红、黄 | 红色 | 绿色 | 绿色 |
| 食物的五味 | 味甘、辛 | 味涩 | 味辛、涩 | 味甘、酸 | 味辛、甘 |
| 食物的性质 | 性凉 | 性温 | 性寒 | 性寒 | 性凉 |
| 食物的功效 | 通血脉，开胸膈，下气调中，止渴润燥 | 杀菌、抗炎、美容 | 降低血脂、软化血管、稳定血压 | 清热、解毒、滑肠、润燥 | 镇惊安神、养血补虚、降压 |
| 营养食谱 | 菠菜拌藕片 | 盐水花生芦荟 | 腌制酱菜 | 蒜泥木耳菜 | 芹菜拌干丝 |
| 搭配禁忌 | 忌与豆腐同食 | 无 | 忌与人参、西洋参同食 | 无 | 忌与虾、醋、黄瓜同食 |
| 不适合人群 | 脾虚便溏者 | 小儿脾胃虚寒作泻及不思食者 | 阴盛偏寒体质者、脾胃虚寒者 | 孕妇 | 脾胃虚寒、肠滑不固者、血压偏低者 |

## 起居养生指南

### 养眠忌怒，多做和缓运动

▶ **养足睡眠** 人体的皮肤在寒冷的冬天里受到刺激，毛细血管收缩，汗腺和毛孔闭合。惊蛰过后，气温升高，身体的毛孔、汗腺、血管开始舒张，皮肤血液循环也旺盛起来。这样一来，供给大脑的血液就会相对减少。随着天气变暖，新陈代谢逐渐旺盛，耗氧量不断地加大，大脑的供氧量也就显得不足了。加上暖气温的良性刺激，使大脑受到某种抑制，因而人们就会感到困倦思睡，总觉得睡不够。因此惊蛰节气要保证充足的睡眠，为身体白天的活动提供足够的精力支持。

▶ **重在保暖** 时值公历3月上旬，天气逐渐回暖，春雷开始震响，蛰伏在泥土里冬眠的生物感受到丝丝暖意，震惊而出。本节气时逢“九九”到九尽，但冷空气活动比较频繁，有时还会出现倒春寒的天气。老年人尤其要注意，应随天气冷暖变化增减衣服。忌怒火，保持精神愉悦快乐的情绪会加快身体内的系统循环，增加肝血流量，活化肝细胞。而怒气伤肝，是古代养生家最忌讳的一种情绪：“怒气一发，则气逆而不顺。”否则肝气太盛，易患头晕、目眩、中风和精神疾患。我们要学会通过发泄和转移，使怒气消除，切忌妄动肝火。

▶ **惊蛰宜做和缓运动** 春季的时候，自然界呈复苏之势，人也与自然界的其他生物一样，此时，人体各脏器的功能都在比较低的状态，运动器官也不例外，如四肢关节、肌肉还处在“苏醒前期”，若运动幅度大，运动量大，对身体的伤害是非常巨大的。所以，应以柔和的运动为主，如走路、慢跑、登山、打太极拳等。

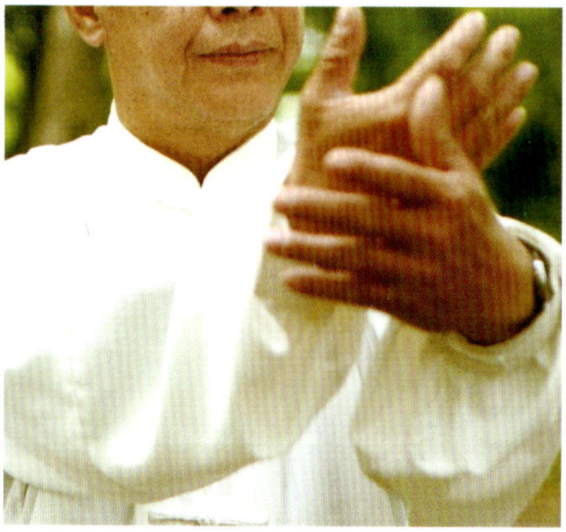

▶ **春季放风筝最适宜** 中医认为，惊蛰时节，阳气生发，人体气血便会产生往外透发的趋势。这时适合到户外放风筝，对身体很有好处。

放风筝可让身体融入明媚的阳光中，使血液循环加快，促进人体新陈代谢，顺应了阳气生发，气血外透。放风筝时不用做剧烈的运动，应适宜春天的运动原则。

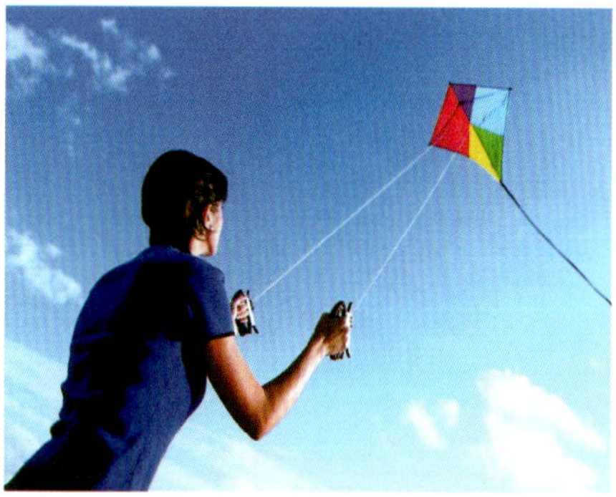

## 经络调养

### 按摩大肠经，拔合谷穴

按摩大肠经可治肩周炎。在二十四节气经络养生经中，惊蛰对应的是手阳明大肠经。早上5:00～7:00时气血流注于大肠，大肠经最旺，因此早起的人容易排便。此时有利于清热滑肠，有便秘的人可在此时吃些高纤维的蔬果。

按摩大肠经的方法：按摩大肠经时，全身放松，深呼吸，感受吸气中带来的清新空气聚积在手掌中，右手掌心从左手背食指的商阳穴向上沿大肠经走向按摩，最后向下沿胸骨至腹部脐下丹田处；然后换左手在右手上，循经依上述方法做一次；左右交替反复练习6～9次。此功可预防治疗臂肩酸痛、鼻炎，促进大肠排泄。

牙龈疼痛拔合谷穴，将拇指和食指张成45°时，位于骨头延长角的交点即是合谷穴。拔合谷穴有清泄明阳，祛风解毒，疏经通络，镇痛开窍的功效。拔罐方法：一般宜用小号罐，拔合谷穴，留罐10～15分钟。合谷穴属于手阳明大肠经的穴道，大肠经从手出发，沿手臂外侧，一直到头面部，是一个很重要又好用的穴位。经常拔罐可使牙齿健康，治疗时应将手握成拳状后再拔，效果会更好。另外，在合谷穴常拔罐还能保持大肠气血畅通，起到养颜、抗衰老的作用。

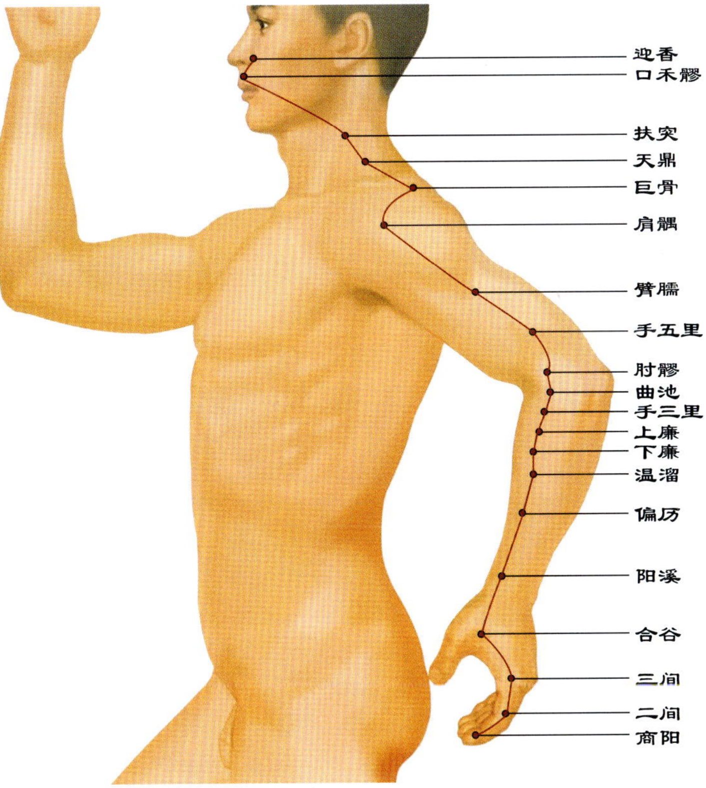

# 第四节 春分（3月20日～22日）

## 黄帝内经春分养生法

春分是春季的中分点，春分这个节气平分了春季的90天，在这一天，南北半球的昼夜时间相同。

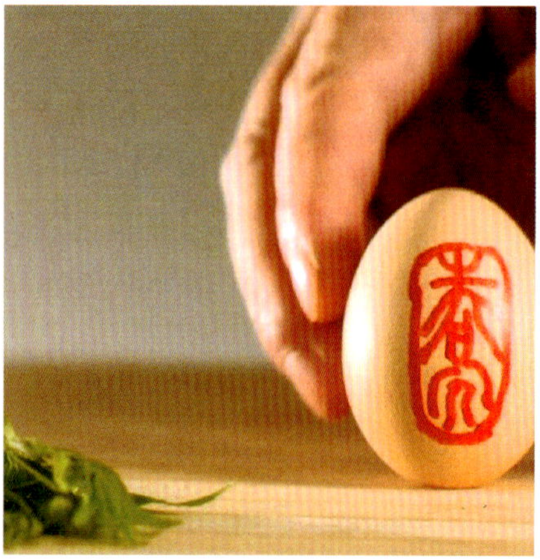

春分也是一年四季中阴阳平衡、昼夜均等、寒温各半的时节，所谓“春分者，阴阳相半也，故昼夜均而寒暑平”。在养生上，因为春分交节的这几天，天气变化频繁，温度与湿度往往相差很大，气候剧变时，如果人体不能适应，会导致人体的平衡失调，体弱者容易生病，像眩晕、失眠、月经失调、痔疮等症都是春分前后的多发病。

春分时节，旧病容易复发。这是因为春分时，人的气血一半在里面，一半在外面，人体随着气温升高，阳气越来越盛，当体内大量气血在从里向外走的过程中，最容易出现问题，从而引发故疾，如心脏病、关节炎等病症。

对肾阳不足的人，春分还易得五更泻。因为，春分本来应是阴阳平衡的时节，人体内阴阳随着节气开始“争斗”，对阳虚之体，阳弱不能与阴平衡，于是阳虚的本质更易显露出来，所以常发生五更泻，又叫鸡鸣泻，患者一般舌苔白，脉沉而弱，怕冷，发病特点一个是五更泻，另一个是餐后泄，就是完谷不化的腹泻。这类人平时可常用干姜炖鸡汤喝，对腰以下发凉者可吃附子理中丸或金匮肾气丸，以温中扶阳。

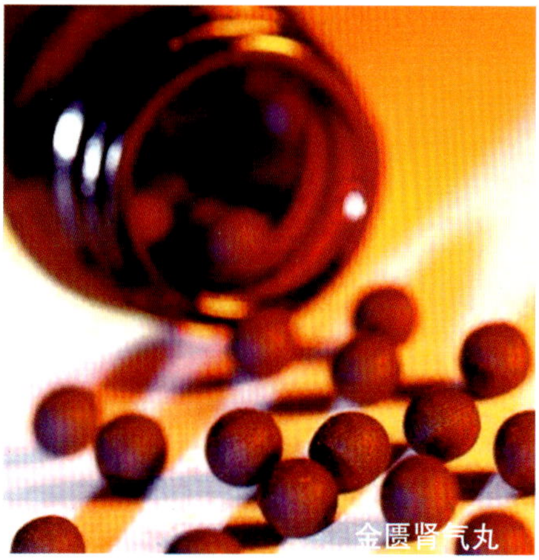
金匮肾气丸

## 春分物语

春分，古时又称为“日中”“日夜分”“仲春之月”，在每年公历的3月21日前后，农历二月下旬。“春分者，阴阳相半也。故昼夜均而寒暑平。”一个“分”字指出了昼夜寒暑的界限。农历书中记载：“斗指壬为春分，约行周天，南北两半球昼夜均分，又当春之半，故名为春分。”

春分还是春季九十天的中分点，这天太阳处在黄经0℃的位置。太阳直射赤道，南、北半球昼夜时间相等。《月令七十二候集解》载“分者半也，此当九十日之半，故谓之分”，从这一天开始，太阳直射的位置渐渐向北方移动，南北半球的昼夜长短也随之发生相应的变化，北半球昼长夜短，南半球夜长昼短。春分节一到，雨水明显的增多，气温相对来说比较稳定，是庄稼生长的好时节。

## 春分季节特征

根据古人的测定标准可以将春分分三候，“初候玄鸟至”，玄鸟就是燕子，属于季节性候鸟，春分时节北方天气变暖，在南方越冬的燕子又飞回北方，衔草含泥筑巢居住，又开始新一年的生活；“二候雷乃发生”，虽说惊蛰有雷声，可是真正多雨的时节是在春分，这个时候天气转暖，雨水增多，空气潮湿，于是有二候“雷乃发生”。“三候始电”，由于雨量渐多，伴随着的是雷声和闪电。这时人们经常可以看见从云间凌空劈下的闪电，并且古代的文人们将这些自然现象想象成有生命的神仙写进了作品中，于是在中国的文学上就出现了风师、雨伯、雷公、电母这些神仙的形象。

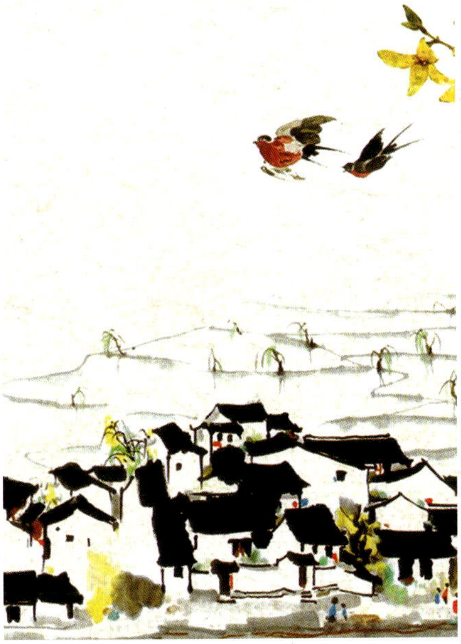

## 民俗中的传统节日

春分不仅是二十四节气中的一个节气，还是民间一个独立的传统节日。《礼记》中记载在周代春分这天还是祭日的日子，书中说：“春分时‘祭日于坛’，此俗历代相传。”这种风俗在清代还流行，据《帝京岁时纪胜》载：“春分祭日，秋分祭月，乃国之大典，士民不得擅祀。”

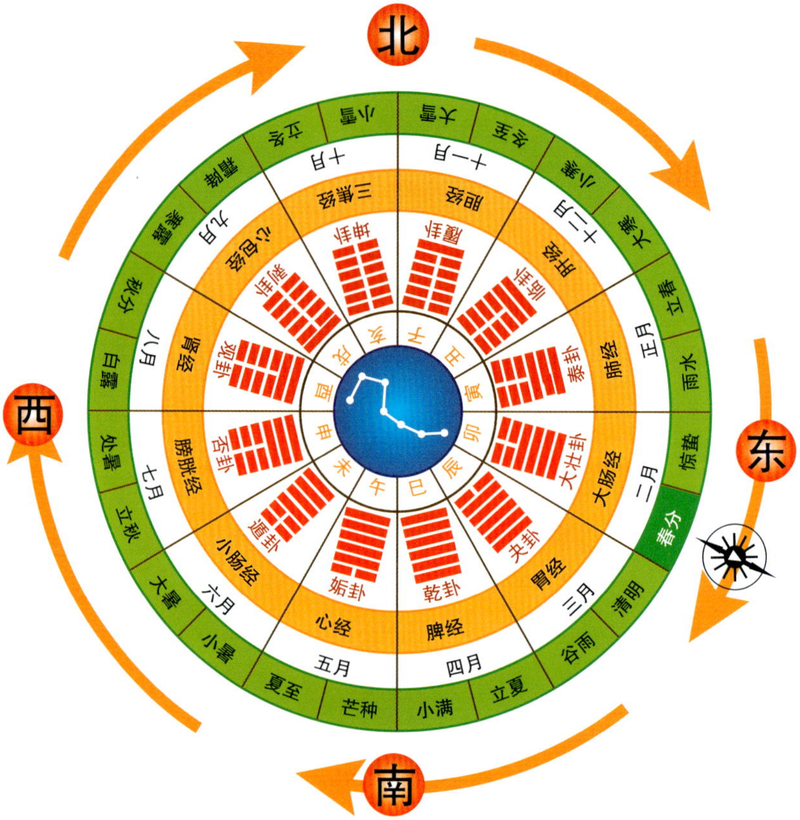


## 春分时节人体生理反应

气血活动加强，新陈代谢最活跃　在春季，人体血液正处于最旺盛的时期，激素水平也呈现一大高峰，此时易发常见的非感染性疾病，如高血压、月经失调、痔疮及过敏性疾病等。

▶ **肝气开始亢盛**　由于气候温和，人们开始喜欢到户外参加各种活动。因此，肝脏所藏之血流向四肢，人们的精神活动亦开始活跃起来。

## 养生原则

▶ **保持阴阳平衡**　人体养生应该因时而变，根据时节的变化改变养生方法，从生理和心理上，保持人体的阴阳平衡状态。有位哲人说过，“物体相对静止的可能性，暂时平衡的可能性，是物质分化的根本条件，因而也是生命的根本条件”。为了获得生命存在的根本条件，我们需要精心维系阴阳平衡，这是人们养生保健的关键。

| | | | |
|---|---|---|---|
| 阳虚 | 单纯阳虚 | | |
| | 阴盛导致 | 阳虚 | 阴盛阳虚 |
| 阴虚 | 单纯阴虚 | | |
| | 阳盛导致 | 阴虚 | 阳盛阴虚 |
| 阳盛 | 单纯阳盛 | | |
| | 阴虚导致 | 阳盛 | 阴虚阳盛 |
| 阴盛 | 单纯阴盛 | | |
| | 阳虚导致 | 阴盛 | 阳虚阴盛 |

▶ **保持心平气和**　我们在保持机体阴阳平衡的同时，应注意自己内心状态的一种平和。春分是一个调养精神状态的良好时机，应注重保持愉快的心情和乐观的情绪。在安神养气的时候注意切勿大喜大悲，情绪失控。怒伤肝，春季是保护肝脏的重要时节，应注意让肝气调畅。而情绪波动容易影响肝气的疏泄，加重肝脏负担。

▶ **加强运动**　《素问·至真要大论》中记载，“谨察阴阳所在而调之，以平为期”。是说人体应该根据不同时期的阴阳状况，除了保障脏腑、气血、精气等器官生理运动外，也要保持脑力、体力和体育运动的和谐一致，达到“供销”关系的平衡。而春分时节，春光明媚，百花盛开，是到郊外踏青运动的极好时候。可在这个时节与亲朋好友结伴出行，锻炼体魄。

## 春分食补

**健脾祛湿，温补阳气，寒热均衡**

▶ **健脾祛湿**　春分与惊蛰同属仲春，此时肝气旺，肾气弱，故在饮食方面要戒酸性食物，多吃辛味食品。同时，由于肝气旺，易克脾土，而且春季雨水多，湿气重，饮食时也要注意健运脾胃，健脾祛湿。饮食上可多吃姜、葱、怀山药、枸杞子、土豆、菜花、荞面、鸡肉、鲤鱼、鲫鱼等。

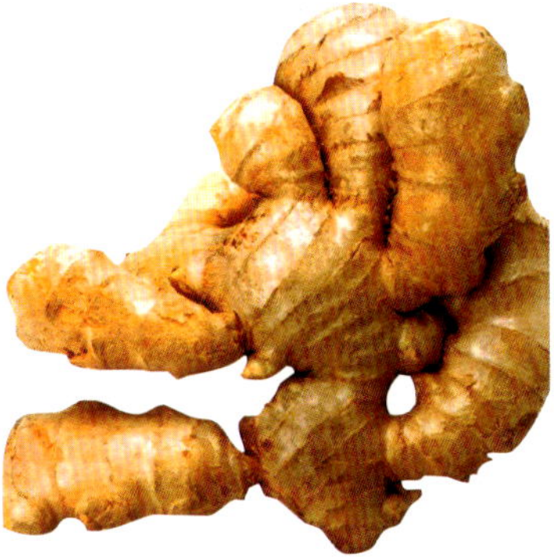

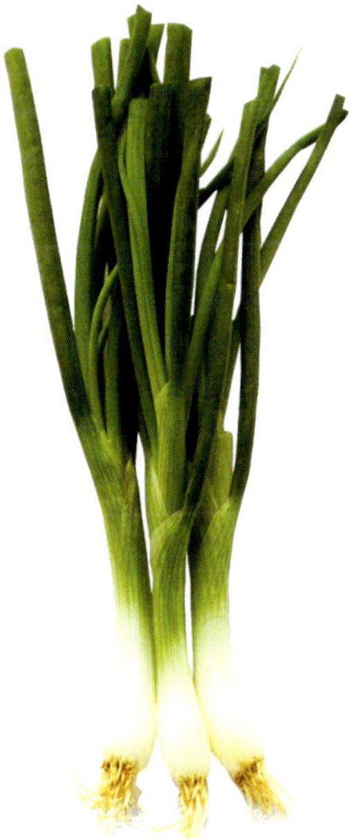

▶ **多食用温补阳气的食物** 春季饮食养生的要点以平肝息风、滋养肝阴为主。可选用扶助正气的补品，同时宜食清淡的食物；正确的补养之道以温补为佳，忌讳以热补助长阳气。像韭菜，《本草纲目》说："韭叶热根温，功用相同，生则辛而散血，熟则甘而补中，乃肝之菜也。"所谓肝之菜，是说吃韭菜对肝的功能有益。民间用韭菜治病的方法很多，如恶心呕吐时，在半杯奶中加入韭菜汁两匙、姜汁少许，温服即可；韭菜炒虾米，对健肾利尿助阳也有帮助；若是阳痿、早泄，可用新鲜生韭洗净绞汁饮用，连续饮用一星期。

保持寒热均衡可根据个人体质进行饮食搭配，如吃寒性食物鱼、虾，最好佐以温热散寒的葱、姜、酒等；食用韭菜、大蒜等助阳之物时，最好配以滋阴的蛋类。另外，春天肝气旺可伤脾，因此要注意多食甜味的食物，如红枣、菠菜、荠菜、鸡肉、鸡肝等；少吃酸味的食物以养脾，如番茄、柠檬、橘子等。

科学合理的膳食，有助于在春分时节调理机体阴阳平衡，助阳类菜肴配上滋阴食材一起食用，多吃甜少吃酸以养脾，都是为了达到阴阳互补之目的。

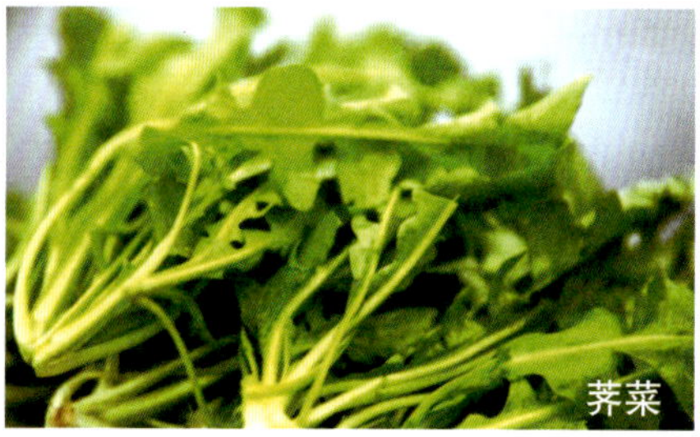

荠菜

## 推荐春分养生菜谱

### ◎黄芪炖牛腩◎

▶ **原料：** 牛肚1个，黄芪30克，葱、姜、蒜、小茴香、料酒、酱油、醋、花椒各适量。

▶ **制作方法：** 牛肚洗净，略煮片刻，取出去内衣，切成2厘米的条；葱、姜、蒜洗净，切末。将全部材料共炖至熟烂即可。

▶ **功效：** 补益脾胃。

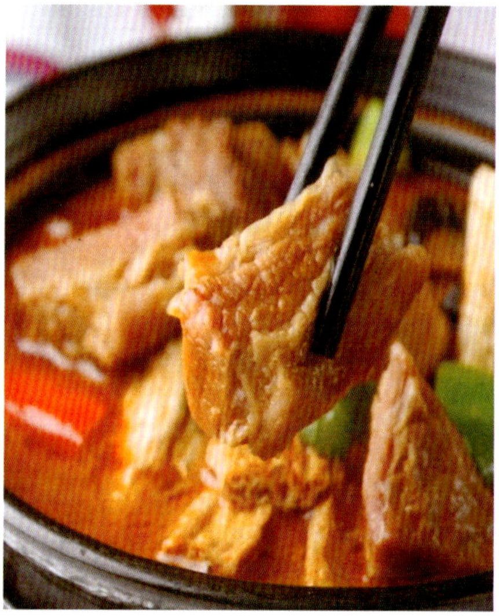

### ◎山药扁豆鲤鱼汤◎

▶ **原料：** 白扁豆30克，淮山药40克，干姜3克(或生姜15克)，鲤鱼1条(约500克)，盐、料酒各适量。

▶ **制作方法：** 先将鲤鱼剖腹，去鳞、鳃及内脏，洗净；白扁豆洗净；淮山药洗净切块。将鲤鱼入锅加水适量，与白扁豆、淮山药、干姜同煮1小时，加入盐、料酒适量调味即可。

▶ **功效：**有健脾祛湿的功效。

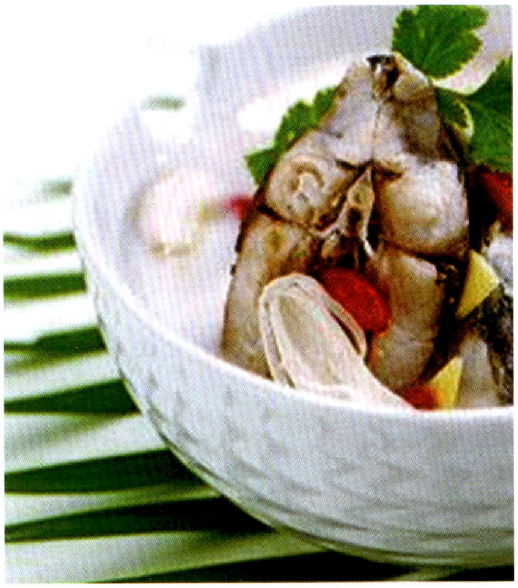

◎核桃仁炒韭菜◎

▶ **原料：**核桃仁100克，韭菜300克，植物油、盐、白糖各适量。

▶ **制作方法：**将韭菜切成3厘米的段，备用。锅内放油加热，放入核桃仁炒至金黄色，有香味时捞出，改用大火放入韭菜段煸炒至九成熟后，加盐，放入核桃仁，加白糖，煸炒几下即可。

▶ **功效：**健胃，补血，润肺，抗衰老。

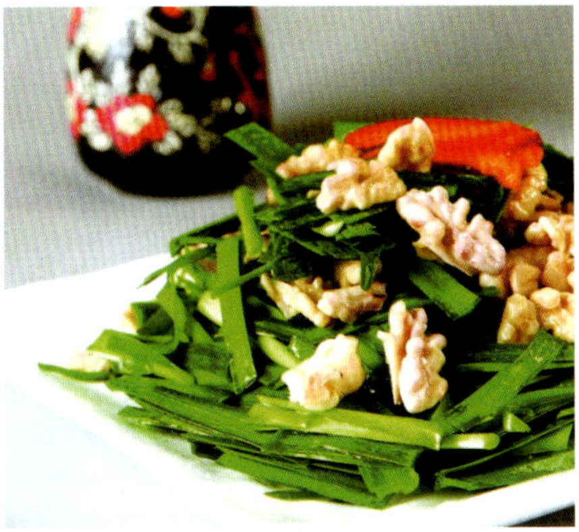

春分时令食物排行榜

| 食物排行榜 | 1 | 2 | 3 | 4 | 5 |
|---|---|---|---|---|---|
| 食物名称 | 豆芽 | 香椿 | 梅子 | 菠菜 | 草莓 |
| 食物的五色 | 黄、白 | 绿色 | 绿色 | 绿包 | 红色 |
| 食物的五味 | 味甘 | 味苦平 | 味甘、酸 | 味甘、辛 | 味酸、甘 |
| 食物的性质 | 性凉 | 性凉 | 性温 | 性凉 | 性凉 |
| 食物的功效 | 清热利湿、消肿除痹、减肥 | 清热解毒，健胃理气，润肤明目。杀虫 | 敛肺止咳、祛烦静心、止痛止血 | 通血脉，开胸膈，下气调中，止渴润燥 | 清暑解热，生津止渴，利尿止泻。利咽止咳 |
| 营养食谱 | 豆芽炒肉丝 | 香椿拌豆腐 | 梅子蒸排骨 | 菠菜猪血汤 | 草莓蜜蜂羹 |
| 搭配禁忌 | 不宜与猪肝同食 | 忌与动物肝脏同时食用 | 忌与鳗鱼同食 | 忌与豆腐同食 | 忌与钙剂同食 |
| 不适合人群 | 肾病患者 | 皮肤过敏、体内阴虚有热者 | 胃酸过多者、外感咳嗽、湿热泻痢者 | 脾虚便溏者 | 痰湿内盛、肠滑便泻者、尿路结石病人 |

## 起居养生指南

### 注意温差，消除不良情绪

注意温差，勿极寒或太热。春分时节，太阳直射赤道，北半球阳光逐渐增多，气候也开始转暖。不过昼夜温差依然很大，仍然时有寒流侵袭。这样多雨多湿的气候，在穿衣方面应当尤其注意腿部与脚部的保暖，可以上薄下厚，这样能有效驱散冬季的寒邪。尤其是免疫能力较弱的老人、小孩要特别留意添减衣物，勿极寒、勿太热，以免脱穿不当引起伤风感冒。

日常精神调摄。不良的情绪易导致肝气郁滞不畅，使神经内分泌系统功能紊乱，免疫功能下降，导致精神疾病、肝病、心脑血管病、感染性疾病发生。春天应注意调畅情志，保持乐观开朗的心态，以使肝气顺达，起到防病保健的作用。

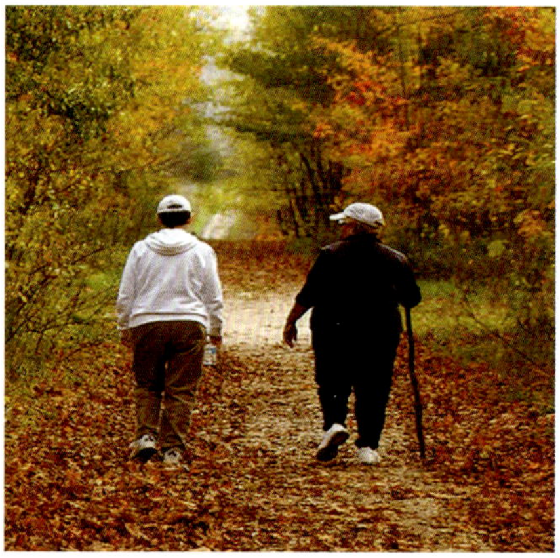

▶ **多跑步消除抑郁情绪** 跑步时，激素会增加，在活动筋骨的同时，也能加强内脏系统的循环功能，还可以有效地分散注意力。不过，要想让跑步的作用更好地发挥出来，不要等到产生了抑郁情绪再去跑步，而是要在平时就养成坚持锻炼的好习惯，这对及时疏导不良情绪非常有效。

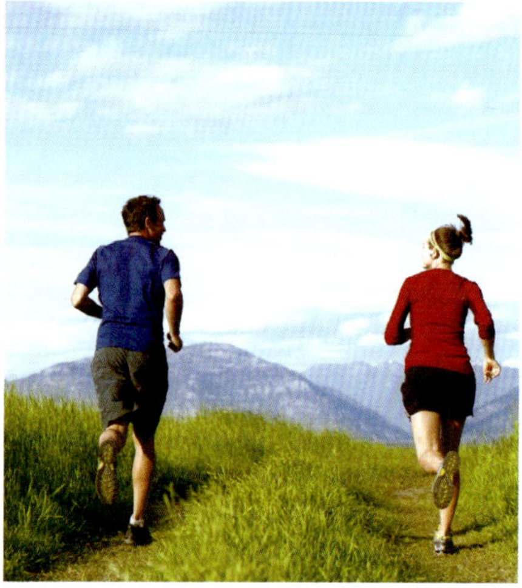

▶ **春分房事应有度** 在春天对房事来说，呈春情萌动之态。“春心荡漾”，性兴奋的激情产生性冲动，使春季房事明显多于冬寒。但恣情纵欲肯定有害于健康。那么，在春季怎样行房事才是顺应自然呢?一般来说，健康的年轻夫妇，每周1次性行为即可，中年夫妇保持2周1次，老年夫妇每三周1次为好。当然，还要根据自己的体质状况、生活习惯等酌情而定。要使性生活符合科学，符合养生之需。

## 经络调养

### 按摩大肠经，刮痧治失眠、多梦

▶ **按摩大肠经可快速缓解便秘** 春分对应的是手阳明大肠经，按摩大肠经可快速缓解便秘。中医认为，“大肠者，传导之官，变化出焉”，大肠为传导糟粕的器官，又主津液，调节体内水液代谢，大肠功能一旦异常则很容易导致便秘。敲打大肠经，可疏通经络，使气血宣通，从而有效缓解便秘症状。手阳明大肠经非常好找，双臂下垂，手臂外侧的桡侧即为手阳明大肠经。按摩时，让患者取正坐或直立位，先用右手敲左臂，由肩开始从上向下敲打手臂外侧，直至食指；再用同样的方法以左手敲右臂。每次10～15分钟，最好能坚持一个月以上。

▶ **刮痧治疗春季失眠、多梦** 刮拭时，让患者保持坐位，操作者取其全头部、颈背部、心包经及足三里、三阴交等穴位。选用刮痧活血剂，在所要刮拭的部位将其涂抹均匀，由上而下顺次刮拭，刮至这些部位出现红点或紫块，即痧痕为止。刮治后需3～7天待痧点消失再进行刮拭，按此治疗周期直至刮拭不再出痧痕，即病痊愈。

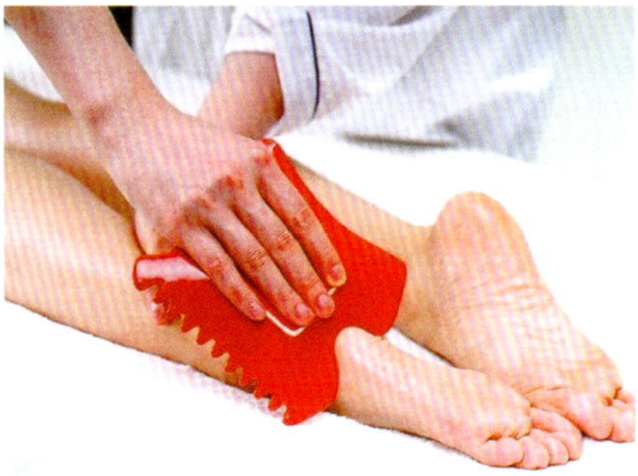

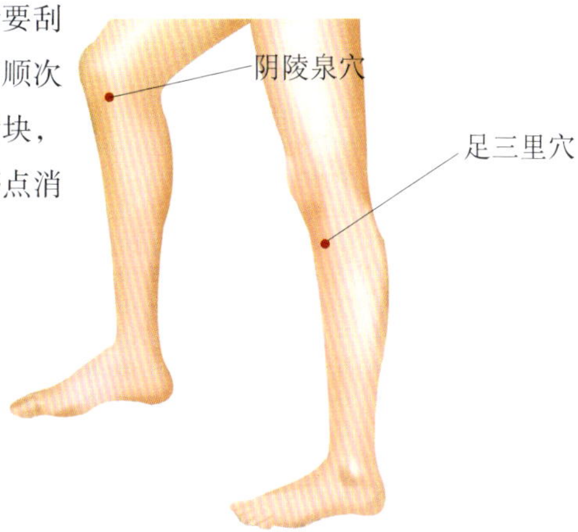


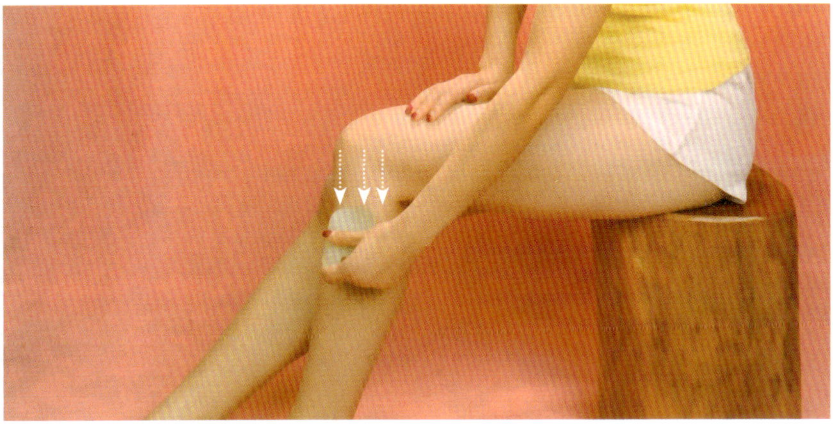

# 第五节 清明（4月4日～6日）

## 黄帝内经清明养生法

清明是在每年公历的4月4～6日之间。清明节又叫踏青节，正是春光明媚、草木吐绿的时节，也正是人们春游(古代叫踏青)的好时候，此时气温升高，又是春耕春种的大好时节，故有“清明前后，种瓜种豆”的说法。

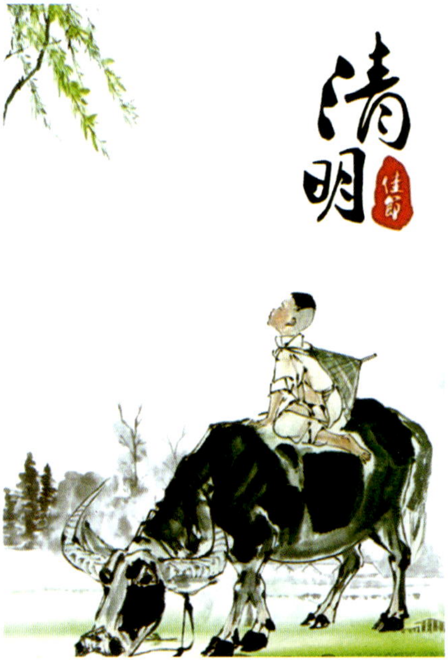


清明养生贵在与自然同气相求。从立春到清明整整两个月，其间经过雨水、惊蛰、春分，至清明时节大地渐暖，到了清气上升的时候，《黄帝内经·素问·阴阳应象大论》中写道：“寒气生浊，热气生清。”清明，含上清下明之意，即天空清而大地明，养生保健重在与自然同气相求。那么如何与自然同气相求？饮食是其中很重要的方面。人的许多病都是因为在饮食起居中逆于自然而生，其中，吃与年运、节气和气候相逆的食物，如同吃错了药，差之毫厘，失之千里。

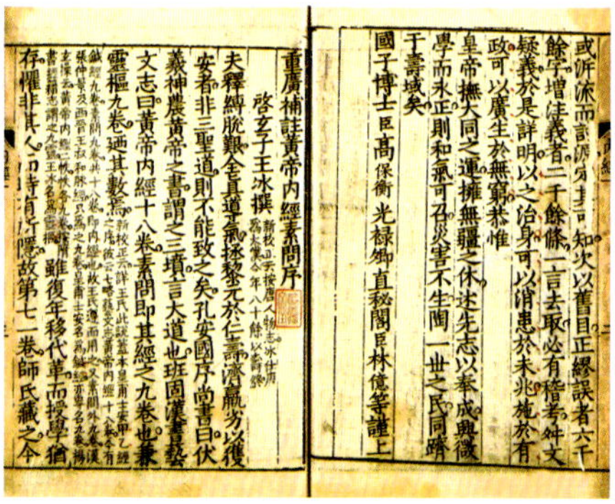

餘字增注義者二千餘條一言去取必有稽考舛文
疑義於是詳明以之治身可以消患於未兆施於有
政可以廣生於無窮恭惟
皇帝撫大同之運擁無疆之休述先志以奉成興微
學而永正則和氣可召災害不生陶一世之民同躋
于壽域矣
國子博士臣高保衡 光祿卿直秘閣臣林億等謹上

重廣補註黃帝內經素問序
啓玄子王冰撰
夫釋縛脫艱全真導氣拯黎元於仁壽濟羸劣以獲
安者非三聖道則不能致之矣孔安國序尚書曰伏
羲神農黃帝之書謂之三墳言大道也班固漢書藝
文志曰黃帝內經十八卷素問即其經之九卷也兼
靈樞九卷迺其數焉
雖復年移代革而授學猶
存懼非其人而時有所隱故第七一卷師氏藏之今

春属木，肝属木，在此节气中肝阳易亢，清明节气前后也是高血压的易发期，高血压患者要高度重视。现代医学也证实，春天的气候变化大，心脑血管病人适应性较差，容易出现血压增高、头痛、头晕、失眠的症状，还易于发作心绞痛。

在精神调养方面，人们应当减轻和消除异常的情志反应，移情易性，保持心情舒畅。经常到森林、河边散步，多呼吸新鲜空气，并进行适当的体育运动。

**清明物语**

清明是每年的4月4至6日，即农历三月上旬，在每年的此时万物复苏，春光明媚，一派绿油油的景象，这个时节也正是人们踏青的好时候。此时节的三候为：“一候桐始华；二候田鼠化为鹌；三候虹始见。”意思是说清明时先是白桐花开放，接着喜阴的田鼠不见了，全回到了地下的洞中，然后是雨后的天空可以见到彩虹的景象。清明一到，气温升高，是种植庄稼的最好时节，于是就有了“清明前后，点瓜种豆”“植树造林，莫过清明”的说法。可见，清明节对于农民来说是一个非常重要的日子，农民可以根据这个节气制订自己的种植计划。除此之外，清明节又是我国的传统节日——祭祀日，在这一天人们对已经去世的人进行祭拜，也就是祭祖和扫墓的日子。扫墓俗称上坟，这是对死者的一种怀念仪式。汉族和一些少数民族大多都是在清明节扫墓。

我们可以知道，清明节既是一种节气，又是一种节日，所以它还拥有节日应有的风俗，并有一定的纪念意义。清明节起源很早，大概在我国周朝就出现了，但是真正成为民俗节日是在唐宋之后，清明在唐宋后具有时令与节日的双重意义，并且其节俗意义日渐增强。

## 清明节习俗

清明节的习俗是丰富有趣的，除了讲究禁火、扫墓，还有放风筝、荡秋千、蹴鞠、植树等一系列风俗体育活动。

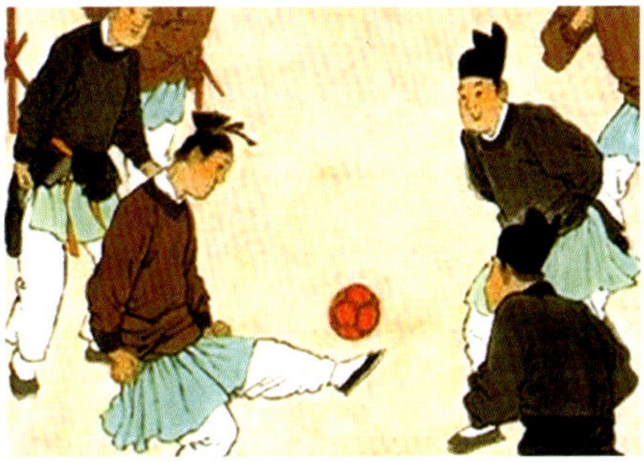

## 清明时节人体生理反应

▶ **过敏性疾病增多**　清明时期，百花吐蕊，万物抽芽，花香四溢，所以过敏性体质的人易皮肤过敏，出现红、痒、斑疹，俗称为荨麻疹。

▶ **情绪波动**　春天气温骤降，正处于“乍暖还寒”的时候，人会感到格外寒冷，情绪低落，工作效率低下，而且很容易感冒。

▶ **疾病多发**　阴雨天气压低，空气中氧气相对减少，使人感到沉闷，人们有时会感觉血压升高，呼吸不畅，还可能产生其他多种疾病。

## 养生原则

养生贵在与自然规律相依从。人的

许多病都是因为在饮食起居中逆于自然而生，其中，吃与年运、节气和气候相逆的食物，如同吃错了药，差之毫厘，谬以千里。

▶ **充足睡眠** 反常的睡眠时间是扼杀阳气的一大杀手。熬夜迟睡使阳气过度损耗，赖床不起也会使阳气受损。所以，一定要养成正确的饮食、睡眠习惯，才能顺应自然，达到身心健康。现在的年轻人长期熬夜，导致身体提前进入亚健康状态。老祖宗“日出而作，日落而息”的良好生活习惯，对健康的帮助不止一点点。

▶ **预防感冒** 俗话说，“二八月乱穿衣”，说的就是清明前后，人们更换衣服总是过于频繁。而这个时节，天气随时可能转变，特别是昼夜温差较大，应注重保暖，防止因受寒而引发感冒。

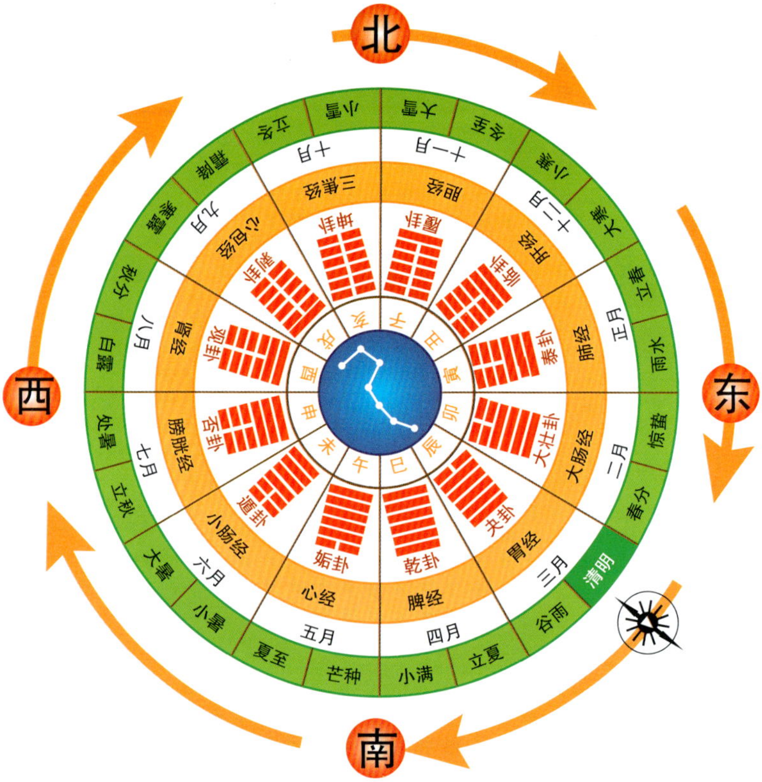


## 清明食补

### 多吃新鲜蔬果，清补养肝

▶ **多食新鲜蔬果** 清明时节的养生注重与自然同气相求，应多食用当时、当季、当地产出的水果。这类水果与当地、当时的季节相适应，能帮助人体自我调节。这时应多吃韭菜等时令蔬菜，还有红薯、白菜、萝卜、芋头等具有温胃祛湿作用的蔬果，也适宜多吃。

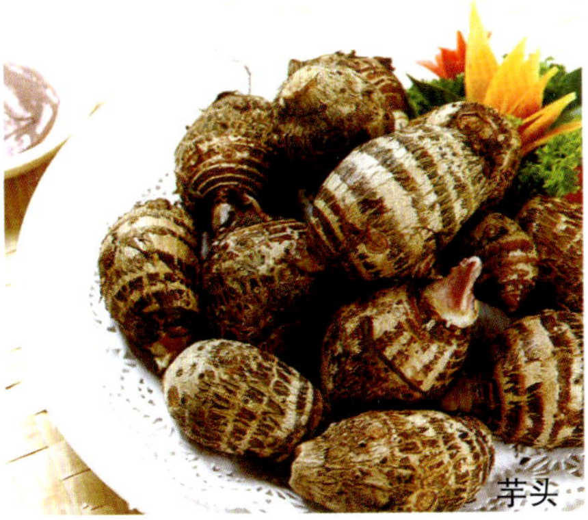

芋头

▶ **清明时宜清补** 清明正是冷空气与暖空气交替相遇之际，天气一会儿阳光灿烂，一会儿阴雨绵绵。人体往往因为湿气侵入而觉得四肢发麻，因此在饮食调理中，除了要利水排湿之外，还要适当养血舒筋。这里特别推荐桑葚薏米炖白鸽，此汤既利水渗湿，又养血舒筋，同时还有祛风止痛的功效，不燥不凉，是春天补益的良品，同时还能辅助治疗血虚风痹。像肩关节凝痛，伴有上肢麻痹、面色晦黄、头昏、耳鸣等都属于血虚风痹症。

▶ **清明时节重养肝** 春季是养肝的重要时机，如果肝的功能正常，人体的气机就会通畅，气血就会和谐，各个脏腑的功能也能维持正常工作。调养肝脏有养肝和清肝之分。清明时节也应该多食对肝脏有益的食物，滋补肝脏之不足或预防肝脏功能下降，这就是养肝。清明时，也可服一些滋补品，像银耳，甘平无毒，能润肺生津，益阴柔肝，常吃可以达到柔肝养肺的效果，这就是清肝。

## 推荐清明养生菜谱

### ◎荠菜冬笋◎

▶ **原料：** 净熟冬笋300克，荠菜100克，熟胡萝卜20克，盐、味精、植物油、水淀粉、鸡汤各适量。

▶ **制作方法：** 净熟冬笋切成劈柴状；荠菜择洗干净，用开水焯一下，捞出放进凉水里冲凉后，挤出水分，切成粗末；熟胡萝卜切成末备用。锅放油烧热，投入冬笋块略炒，加入鸡汤、盐、味精，烧沸后放入荠菜、水淀粉勾稀芡，开锅后放进胡萝卜末，装盘即可。

▶ **功效：** 有降压、清热、利尿的作用。

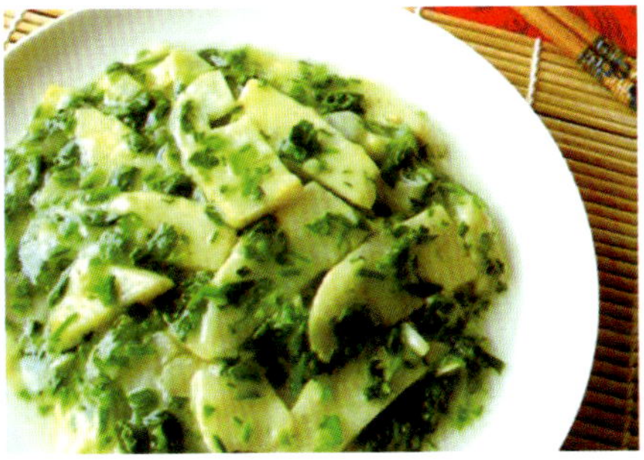

### ◎口蘑白菜◎

▶ **原料：** 白菜250克，干口蘑3克，酱油、白糖、盐、味精、植物油各适量。

▶ **制作方法：** 白菜洗净切成3厘米的段，口蘑温水泡发。油入锅内烧热后，将白菜段入锅炒至七成熟，再将口蘑、酱油、白糖、盐入锅，炒熟后，放入味精搅拌均匀即可。

▶ **功效**：清热除烦，还可益胃气、降血脂。

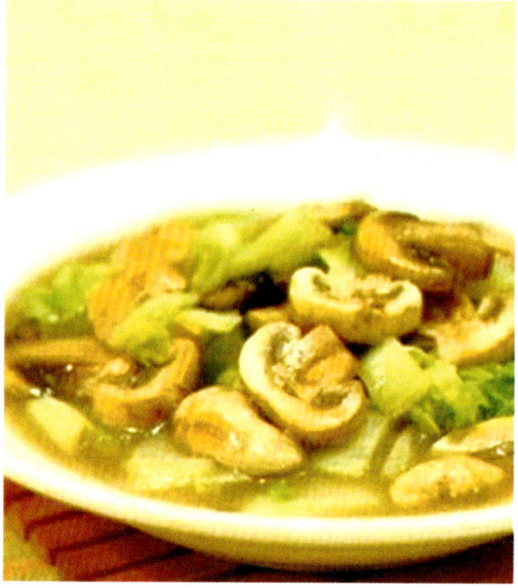

## 起居养生指南

### 睡眠足，多备衣，莫伤悲

▶ **睡眠充足** 反常的睡眠时间是扼杀阳气的一大杀手。熬夜迟睡使阳气过度损耗，赖床不起也会使阳气受损。所以，一定要养成正确的睡眠习惯，才能顺应自然，达到身心健康。这个节气养肝最好的方法就是保证充足的睡眠。中医认为，肝是藏血的器官，而凌晨1:00~3:00是肝胆经调养时间，可养肝血，若准时就寝，获得适当充足的睡眠，血就能归藏于肝，使人天天都精神奕奕、活力百倍；但如果你是“夜猫子”一族，肝血无法得到调养，肝火便容易上扬，容易产生口干舌燥等不适。春季应避免过度劳累，充分休息，增加肝血流量，提高肝脏细胞功能。

▶ **清明多备衣，保暖有方法** 清明时节多雨是这一季节的特点，会有寒暖交替的情况出现。这一节气中对呼吸系统疾病要予以高度重视，不要过早换单衣，遵循“春捂秋冻”的养生原则，谨防感冒。俗话说，“二八月乱穿衣”，说的就是清明前后人们更换衣服总是过于频繁。这个时节的天气随时可能转变，特别是昼夜温差较大，应该准备一件可以随时穿脱的外套。早上出门时穿一件外套，注意保暖，中午气温升高，感觉到热的时候，再脱掉外套，晚上下班回家再穿上，这样就能有效防止外寒入侵，预防感冒。如果寒邪伤于肌表，阻遏卫阳，称为“伤寒竹，一般会有发热、无汗、头项强痛、身痛、苔薄白、脉浮紧等症状。治疗时宜辛温解表，这时应多喝姜汤驱寒气防感冒。

## 经络调养

### 按摩小肠经，拔罐治肩周炎

保养手太阳小肠经正当时。清明节气对应人体十二条经脉中的手太阳小肠经。手太阳小肠经还有一个名字叫“肩脉”，共19个穴位，其中有近一半的穴位位于肩颈部，主要用于肩颈部疾病的治疗，所以小肠经对治疗颈肩综合征有显著效果。按揉小肠经，可放松上肢肌肉、疏通经气、缓解疲劳，对关节不利或周围软组织损伤大有疗效。

那么一天之中什么时候按摩小肠经

最好呢？手太阳小肠经经气旺于未时，也就是下午的13:00～15:00，这时阳气下降、阴气上升，为最佳按摩时间。

▶ **拔罐可治肩周炎** 让患者保持坐位。用单纯火罐法吸拔肩部肩井穴、天宗穴，留罐10～15分钟。或者让患者保持坐位或仰卧位，在其足底部斜方肌反射区进行足罐拔罐，反复20次左右；然后，在涌泉穴进行足罐拔罐，留罐15～20分钟。也可用单纯罐法，在患侧部位压痛点上拔罐，让患者保持坐位或者侧卧位，先按揉压痛点，再用闪火法吸拔痛处及肩部周围，留罐10～15分钟。每日1次，10次为1个疗程。

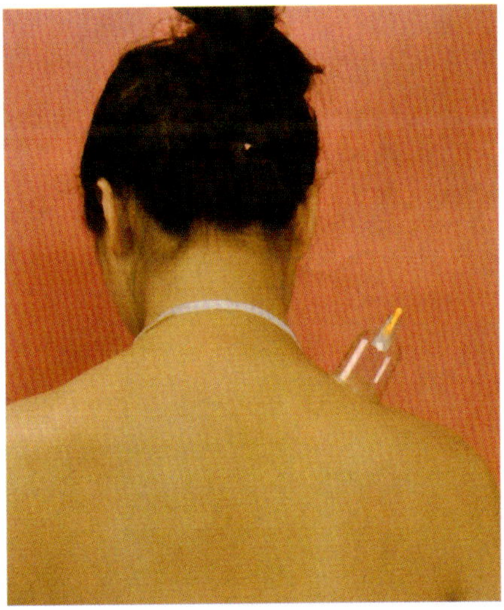

▶ **按摩老年人的专用穴** 小肠经上的养老穴，就是专门针对老年病治疗的穴位。按摩养老穴可以预防和治疗大多数老年人都会有的疾病，像失眠、健忘、老花眼、消化功能不好，还有肩背部酸痛，以及其他各种因气血不足引起的病症。只要每天用手指按揉养老穴就可以缓解老年病，一天1～2次，每次3～4分钟。找养老穴时，屈肘，掌心向胸，在尺骨小头的桡侧缘上，与尺骨小头最高点平齐的骨缝中就是养老穴。

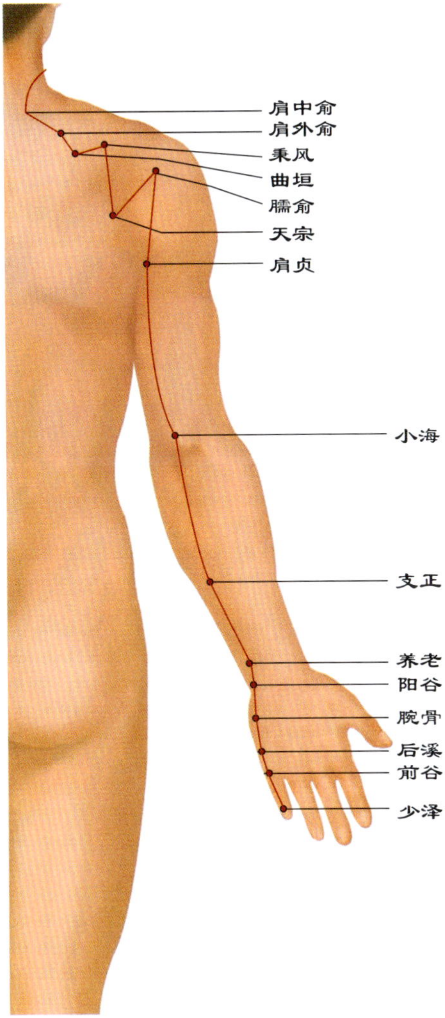

# 第六节 谷雨（4月19～21日）

## 黄帝内经谷雨养生法

每年4月19～21日前后是谷雨节气。谷雨节气的名称来自古人的“雨生百谷”之说，表示这个时期的降水对农作物的生长极为重要。

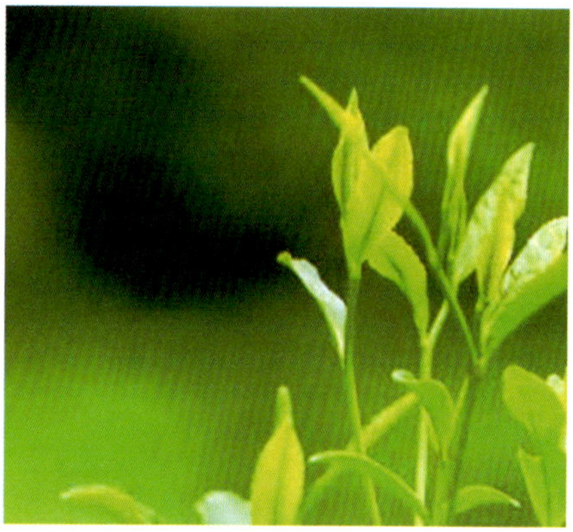

谷雨节气中雨水较多，有关节痛的人此时常常疼痛加重，生活起居中应注意保暖防寒，锻炼身体。谷雨养生还要防病毒流行，因为谷雨节气有利于病毒、细菌繁殖，所以易发生流行性感冒、流行性腮腺炎、麻疹、流行性脑膜炎等。如果有这些疾病流行，要少到公共场所，多开窗通风，注意日常消毒，多锻炼身体等。另外，由于天气的原因，气温增高，雨水增多，受外界环境的影响，谷雨季节还是皮肤湿疹病的高发期，这时保持个人的清洁卫生就很重要。

这个时期，人们外出频繁，室外活动量大，全身阳气易生发外越，特别是阴虚病人，多因虚阳上扰，人体会出现口干舌燥、鼻干目涩、耳鸣等症。这个时候润养脏腑十分有益。谷雨养生首当育肾养阴，滋肾水涵肝木。谷雨前后应多食用滋阴的寒凉性食物，如西瓜、甜瓜、香蕉、甘蔗等；其次要平抑肝阳，育肾柔肝；同时健脾益气，培土生金，注意对脾土和肾阴的滋养。总之，顺应自然，合理饮食，加强锻炼，调畅情志，就能做到身心强健，平稳地度过春季的各个节气。

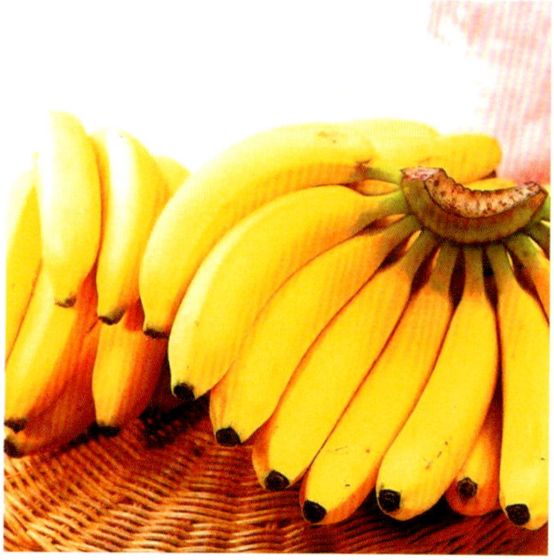

## 谷雨物语

谷雨在每年阳历的4月19日至21日，即农历三月下旬，是二十四节气中的第六个节气，也是春季的最后一个节气。俗语有云：“清明断寒，谷雨断霜，”我国的大部分地区平均气温在12℃，当日太阳到达黄经30度，正午用圭表测日影，影长为古尺五尺三寸二分，相当于今天的1.313米，夜晚观测北斗七星的斗柄指向的位置，也就是东南方，这时一般为农历三月，又叫辰月或蚕月。

## 谷雨季节特征

谷雨分三候，谚语说：“初候萍始生，二候鸣鸠拂其羽，三候戴降任于桑”，初候说浮萍开始生长，这时候水温升高，浮萍开始在水面上生长；二候斑鸠就出现了，因为斑鸠也是迁徙性动物，寒冷的冬天一到它就会迁徙到相对温暖的地方，斑鸠出而拂其羽毛是说明斑鸠鸟适应这样温暖的气候；三候到戴胜鸟降落到生长茂盛的桑树上，谷雨时节是桑树生长旺盛之际，所以出现了这种说法。

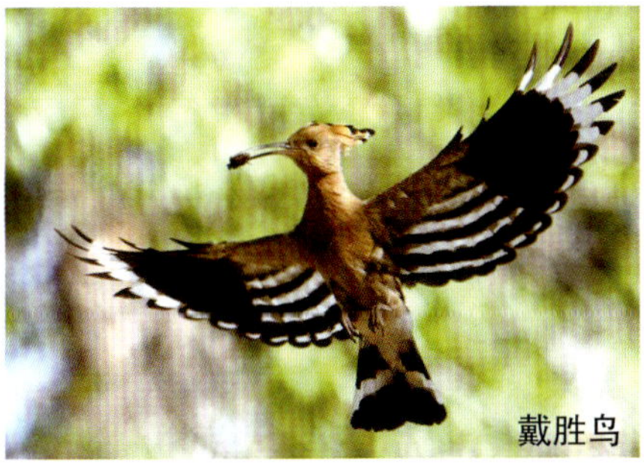

戴胜鸟

谷雨时节正是庄稼生长的最佳时节，农作物处于最佳时期。这时人们忙碌着田中的庄稼，在这时插秧，播种成为农民们主要的农活，农民从这时起就真正地进入了农忙的时节。如果在这个时节不降雨，现代的人们也可以根据高科技的手段进行灌溉，来保证庄稼的需要，获取粮食的丰收。

## 谷雨采茶忙

在谷雨时最有特色的就是茶了。有谚语说“清明见芽，谷雨见茶”，就是说在清明时茶树只能长出幼嫩的小芽，那时候采摘的茶叶叫作明前茶，芽小产量低；可是待到谷雨时就不一样了，小芽长成鲜叶，品质上乘便于加工采摘，是采茶、制茶的大好时机。

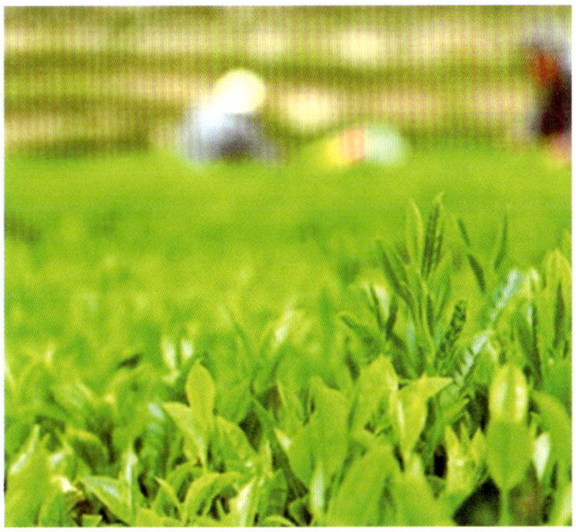

关于茶的说法在史书中有明确的记载，清同治《通山县志》：“谷雨前采茶，细如雀舌，曰‘雨前茶’。”这是说清明时节茶的情况。《清嘉录》载：“谷雨节前，邑候采办东山碧螺春入贡。”这时说谷雨时节的茶是茶中佳品，所以采集之后上贡给朝廷。现在人们还在延续品茶文化，鲜茶确实能带给人们很高雅的品位和享受。

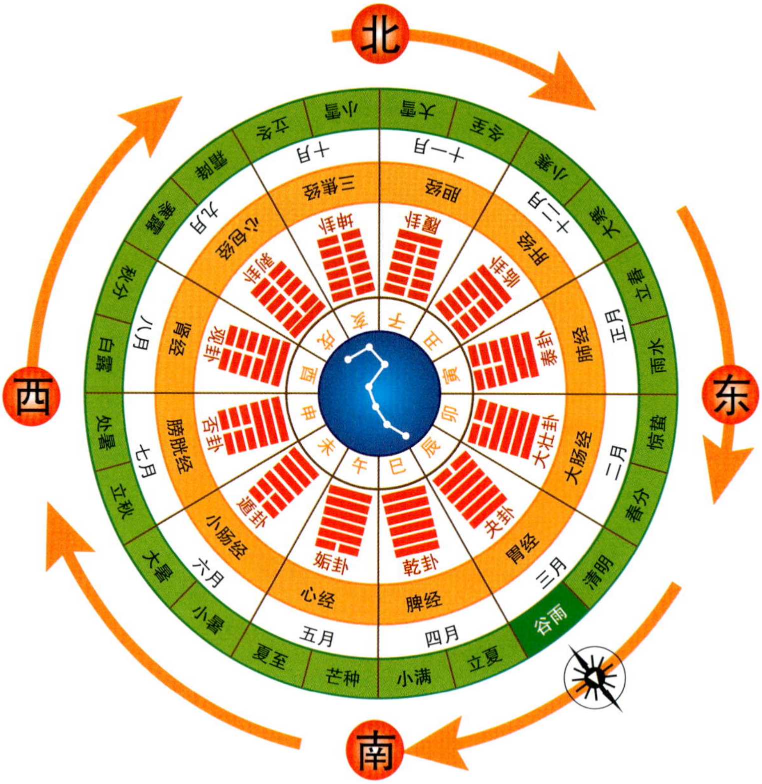


## 谷雨时节人体生理反应

▶ **神经系统反应较强烈**　气候处于湿热交替状态，容易患风湿性、类风湿性关节炎等疾病。谷雨节气以后是神经痛的发病期，如肋间神经痛、坐骨神经痛、三叉神经痛等。虽然雨水较多，但也有一段时间处于干旱之中，所以风湿、眩晕、癣疮等症也极易发生。

▶ **脉象如游鱼**　谷雨时节的气候不温不火，介于炎热的夏天和寒冷的冬天之间，故气血活动也介于夏、冬之间的状态。这种情况从脉象上反映出来，正如《素问・脉要精微论》说，“春曰浮，如鱼之游在波”，意思说春天人体的脉搏浮而滑利，好像鱼儿游在水波之中。

## 养生原则

▶ **谷雨时节防神经痛**　由于谷雨节气后降雨增多，空气中的湿度逐渐加大，因此这个时候是神经痛的发病期，如肋间神经痛、坐骨神经痛、三叉神经痛等，应做好防范工作。

▶ **过敏性体质需谨慎** 由于天气转温，人们的室外活动增加，北方地区的桃花、杏花竞相开放。杨絮、柳絮四处飞扬，过敏体质的朋友应注意防止花粉症及过敏性鼻炎、过敏性哮喘等。在饮食上应减少高蛋白质、高热量食物的摄入。

▶ **防胃病** 谷雨时节，脾处于旺盛时期，脾的旺盛会使胃也强健起来，使消化功能处于旺盛状态。其实人体在每个季节交替的前18天内，都会处于这种状态中，消化功能旺盛有利于营养的吸收，使身体能够适应下一季节的气候变化。可是饮食不当却极易使肠胃受损，所以这一时期也是胃病的易发期。胃病一般是指慢性胃炎与溃疡病而言。

## 谷雨食补

### 疏肝清热，健脾祛湿

可多吃疏肝清热，益肺补肾之品。如枇杷、茉莉花、薏米、蜂蜜、桑葚、芝麻、花生、青瓜、蒜薹、杨梅、番茄、木棉花等。还可多进食冬瓜、土豆、扁豆、香蕉、菠萝、鸡蛋、鲫鱼、猪肉等健脾祛湿的食物。风寒湿痹之人忌食柿子、柿饼、西瓜、芹菜、生黄瓜、螃蟹、田螺、蚌肉、海带等生冷性凉的食物。热痹患者忌食胡椒、肉桂、辣椒、花椒、生姜、葱白、白酒等温热助火之品。

▶ **食用清淡养阳之品** 春季风邪当令，风为阳邪，性走窜，易诱使一般宿疾复发，如高血压、哮喘、皮肤病及过敏性疾病等，故在饮食上应忌食发物，如螃蟹、虾、竹笋、公鸡、海鲜等。总之，春季饮食应掌握一个原则，食物宜由辛甘逐渐转为清淡养阳之品。

▶ **吃香椿正当时** 谷雨前后的一段时间正是香椿上市的时节，这时的香椿醇香爽口，营养价值高。中医认为，香椿具有提高机体免疫力、健胃、理气、止泻、润肤、抗菌、消炎、杀虫之功效。应提醒注意的是，因鲜香椿中硝酸盐含量较高，在食用前应先用沸水焯一下。

香椿芽拌豆腐

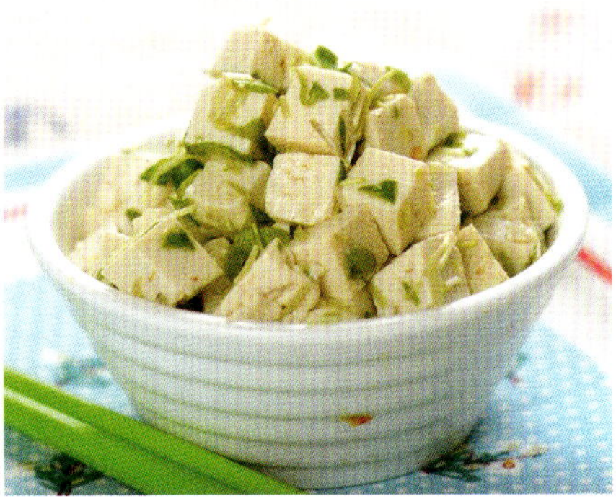

## 推荐谷雨养生菜谱

### ◎牛肉蔬菜汤◎

▶ **原料：** 牛肉、牛骨各500克，西芹200克，洋葱、土豆、番茄各50克，葱段、姜片、盐、料酒各适量。

▶ **制作方法：** 牛肉切大丁，焯水后捞出；洋葱去外膜并切除尾部。土豆去皮；西芹切大段；番茄去蒂，洗净备用。锅中放水加入牛骨、葱段、姜片，以大火煮沸后，将剩余材料及料酒一起放入锅中，待煮沸后，改以小火将牛肉煮至熟烂，加盐调味即可。

▶ 功效：有补中益气、滋养脾胃、强健筋骨的作用。

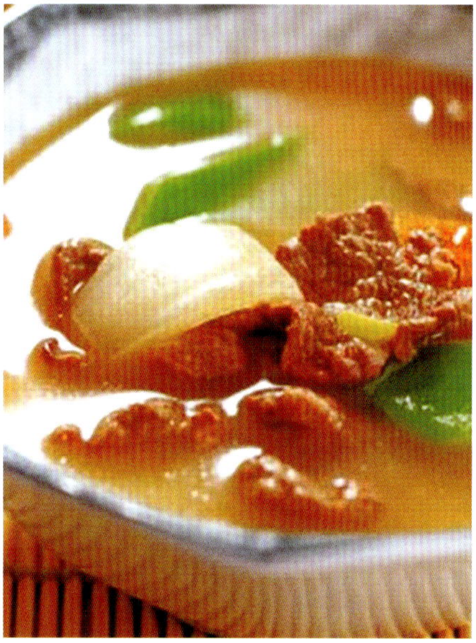

◎海带排骨汤◎

▶ 原料：猪排骨250克，海带丝50克，味精、料酒、盐、葱白、姜片各少许。

▶ 制作方法：将猪排骨用清水洗净，剁成块。将排骨块下锅干炸10分钟，待排骨水分炸干呈灰白色时，加入盐、姜片略烧。起锅盛入砂锅内，一次放足清水约450毫升，置大火上煨2小时，再加入海带丝、味精、料酒、葱白，移砂锅在中火上，继续煨30分钟，最后盛入碗内即可。

▶ 功效：能滋阴强体，比较适宜春天食用。

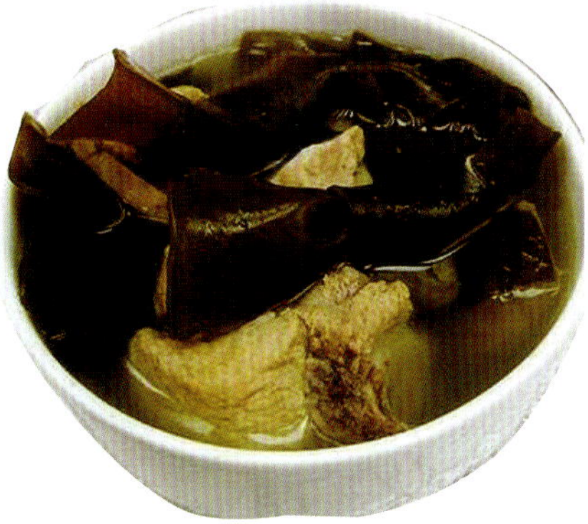

## 起居养生指南

### 注意天气，早晚添衣

▶ 注意天气　谷雨节气中雨水较多，但也有一段时间处于干旱之中。所以风湿、眩晕、癣疮等症也极易发生。另外，谷雨节气的气温虽以晴暖为主，但早晚仍有时冷时热之时，早出晚归的人更应加倍小心，避免不必要的疾患发生。总之，注意调养情志，合理饮食，就会减少疾病的发生。

▶ 起居有常　谷雨养生除了早睡早起、平心静气以养肝外，可选择静中有动的运动如太极拳等，运动时不宜出汗过多，以免阳气外泄。

▶ 早晚加件衣　俗话说“谷雨寒死老鼠”，说的就是谷雨时节，天气忽冷忽热，易感冒。虽然谷雨节气过后，气温会逐渐升高，雨量开始增多，但是也要注意保暖，否则湿气很容易从裸露的部位侵入体内。

## 经络调养

### 针刺治神经痛，浴足温经通穴

谷雨节气以后是神经痛的发病期，如肋间神经痛、坐骨神经痛、三叉神经痛等。

▶ **肋间神经痛** 中医将其称为“胁痛”，《黄帝内经·灵枢·五邪》上说：“邪在肝，则两胁中痛。”《黄帝内经·素问·藏气法时论》又说：“肝病者，两胁下痛引少腹。”从病因病机上讲，肝位于胁部，其脉分布于两胁，故肝脏受病，会出现胁痛的症状。治疗上离不开疏肝行气，活血通络的原则。

▶ **坐骨神经痛** 中医学的“痹症”范畴，痹有闭阻不通的含义，其病因不外乎风、寒、湿邪侵袭经络，致使该经气血痹阻不畅所致。治疗坐骨神经痛以疏通经络气血为主，祛风、散寒、化湿，使营卫调和而痹病得解。

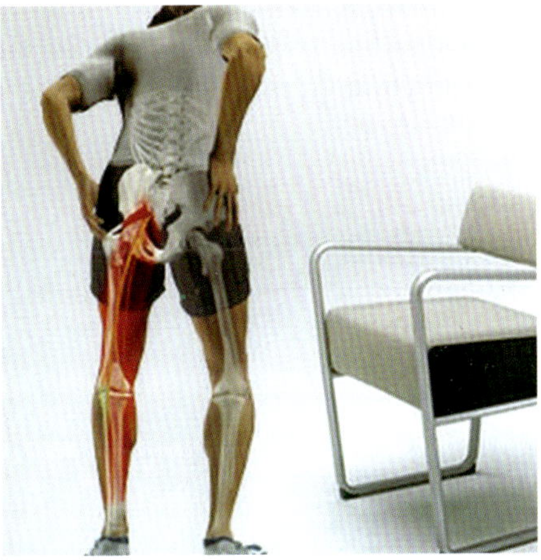

▶ **三叉神经痛** 病因病机多为感受风寒之邪，客于面部经络，致使经络拘急收引，气血运行受阻，而突然疼痛。针灸对该病有较好的治疗效果。

▶ **浴足温经** 将木盆中倒入开水，待水温合适时，放双足于水中，温经通络5～10分钟。同时，做深呼吸5～10次。再用食指或拇指点或按两侧三阴交穴、阴陵泉穴和血海穴各6次。开穴通络，通过脏腑传感，调整脾、肾、肝三经经络及脏腑气血阴阳平衡。谷雨节气当令及前后各一天，酉至戌时，也就是18：00～21：00时，进行浴足温经最佳，此时为治疗胃经疾病的最好时机。

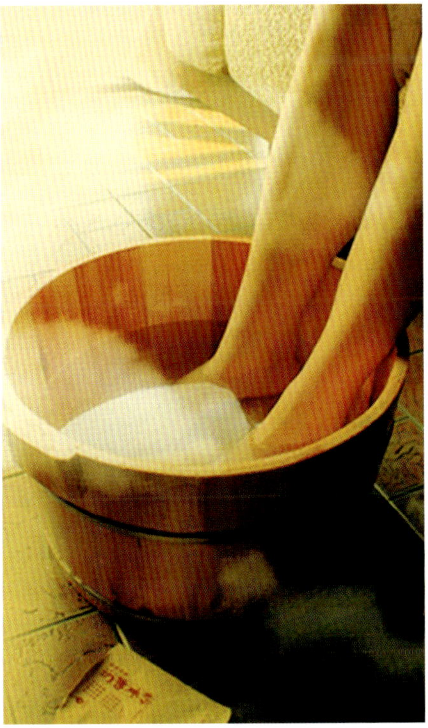

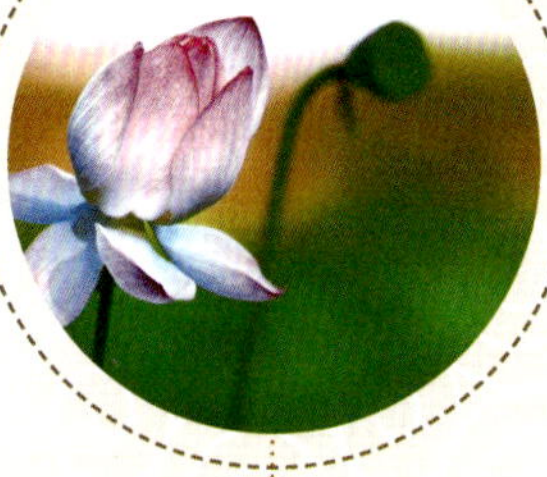

# 贰

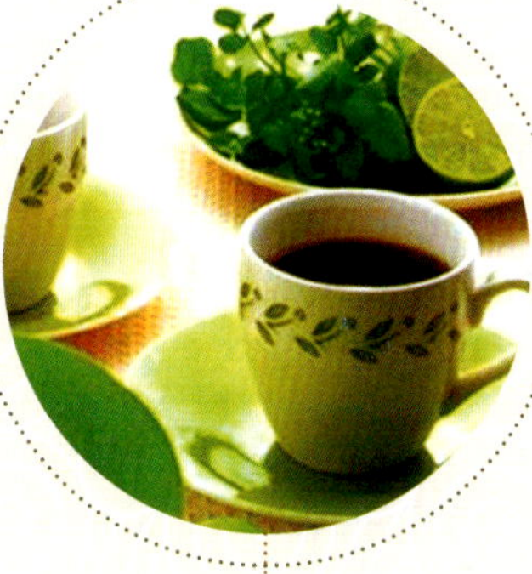

# 第二章

## 夏季养生　养心消暑热

# 第一节

## 立夏（5月5日～7日）

### 黄帝内经立夏养生法

每年公历5月5～7日是农历的立夏之日。“斗指东南，维为立夏，万物至此皆长大，故名立夏也”。立夏前后，南方地区南部刚跨进夏季；华南其余的地区气温为20℃左右，属于暮春时节；而低海拔河谷则早在4月中旬即感夏热，立夏时气温已达24℃以上，可谓夏日来临了。

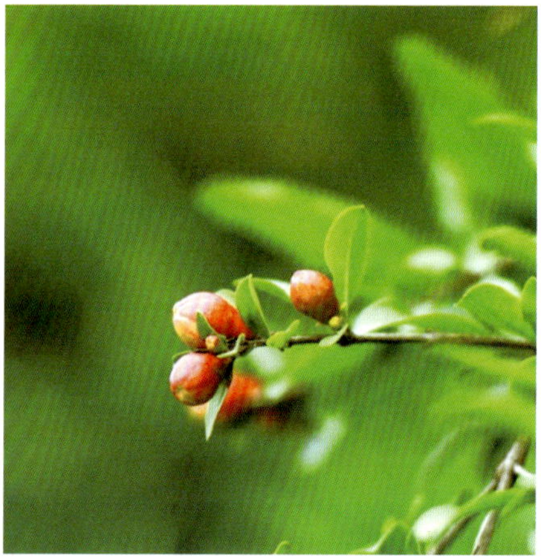

四季中夏天属火，“火气通于心”，“暑易入心”，春夏之交，要重点关注心脏。因为立夏之后，人体气血更加外向，出汗开始增多，心跳逐渐加快，所以更要注意调养心脏，不能过累过劳。睡眠要充足，早睡早起，顺应自然。立夏时节，人们要重视精神的调养，保持神清气和、心情愉快的状态，切忌大悲大喜，以免伤心、伤身、伤神，为安度酷暑做好准备，使身体各脏腑功能正常，以达到“正气充足，邪不可干”的境界。

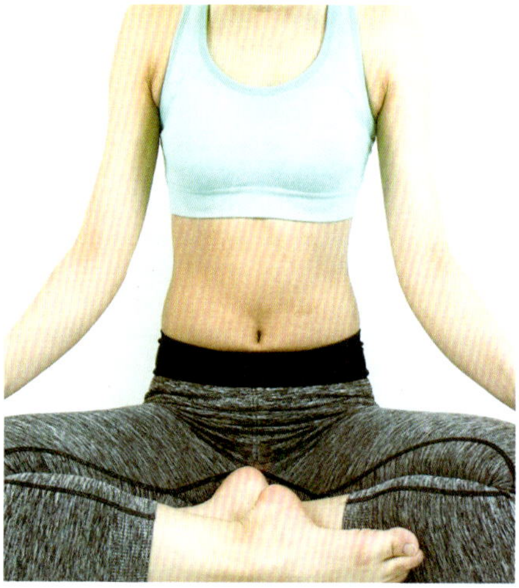

立夏应注意防寒，这时虽然气候逐渐炎热，气温比春季升高，但是北方天气仍然不够稳定，还会出现阴晴交替、冷暖变化的情况，所以必须注意随时增减衣服。同时，春夏之交，天气已热，各种细菌开始繁殖，要注意肠胃疾病的发生。夏季的营养消耗较大，而天气炎热又影响人的食欲，除注意饮食卫生和以清淡为主外，还要注意补充一些营养物质，如维生素、矿物质、蛋白质等。

## 立夏物语

立夏表示夏天正式的来临。立夏是每年的公历5月5日至7日，即农历四月上旬。古语有云："斗指巳，维为立夏，万物至此皆长大，故名立夏也。"可见立夏对农作物的生长有很大的关系。立夏用天文学的知识来讲，这天，太阳运行到黄经45度，正午用圭表测日影，影长为古尺四寸三尺六分，相当于今天的1.108米。正如谚语中所说的北斗七星的斗柄指向巳的位置，也就是东南方向，这个阶段一般在农历四月，又叫巳月、初夏、槐夏、孟夏。

## 立夏季节特征

农谚中将立夏很鲜明地分为三候，初候蝼蝈鸣，蝼蝈也就是指蛤蟆，是蛙的一种，一到立夏，雨水开始增多，相应的蛤蟆也开始出现在田间鸣叫觅食了。二候蚯蚓出，土地湿润，地下温度持续升高，蚯蚓也开始从地下钻出来，呼吸新鲜空气了。三候王瓜生，王瓜也叫土瓜，这时已开始长大成熟了。三候分别将各个时段的特征很准确的表现了出来。这时动物活动更加频繁，不仅农作物的生长十分茂盛，就连田间的害虫也开始频频活动，各种鸟雀齐鸣，为夏季的到来增添了更加活跃的气氛。这时不论是南方还是北方，都十分忙碌。南方的早稻已经成熟，而北方的冬小麦也正在扬花灌浆。春播作物大豆、玉米、高粱、谷子等已相继出苗。

## 立夏习俗

立夏在古代也是一个受重视的日子。周代在立夏这一天，天子要率三公九卿和众大夫，到城南郊外迎夏，并举行祭祀先帝祝融的仪式。汉代也沿承此俗，到宋代，礼仪更趋烦琐。至明代始有"尝新风俗"。到了清代还有了馈赠礼品的说法，可以看出古人们把立夏看作是一个非常重要的日子。民间还有畏忌夏季炎热而称体重的习俗，据说这一天称了体重之后，就不怕夏季炎热，不会消瘦，否则会有病灾缠身。江西一带还有立夏饮茶的习俗，说是不饮立夏茶，会一夏苦难熬。江浙一带还有立夏吃花饭的习俗，也有叫"吃补食"的。民间习俗还有"立夏吃蛋，石头都踩烂"，说立夏时吃鸡蛋鸭蛋可以增强体质，还可以耐暑。各地的情况不同所以会有不同的习俗。

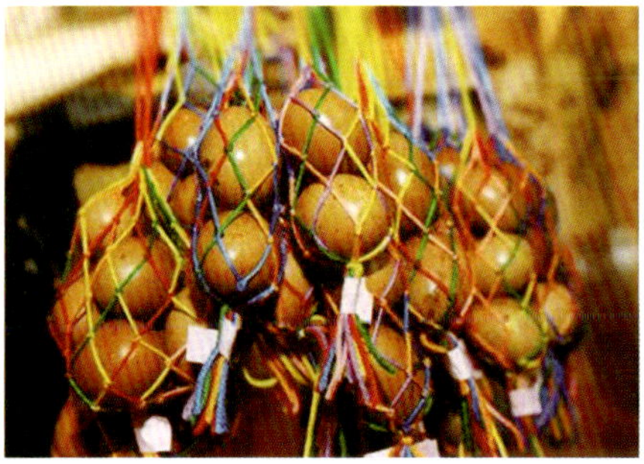

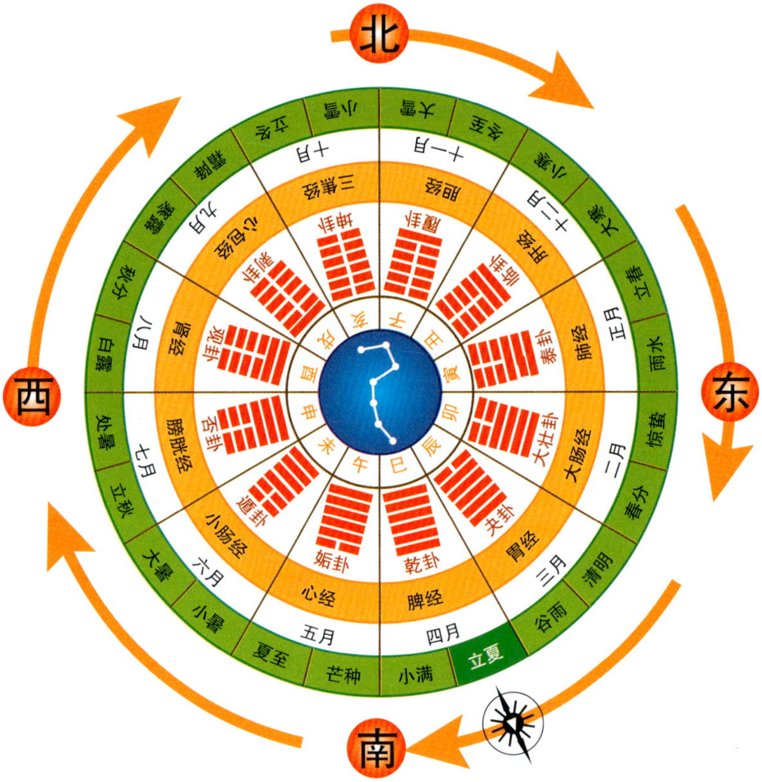


## 立夏时节人体生理反应

立夏之际，天干物燥，风多雨少，气候干燥，人体的水分容易通过出汗、呼吸而大量丢失，再加上天气变化反复无常，人体的新陈代谢不能保持平衡和稳定，导致生理功能失调，致使人体的大脑指挥失灵而引起“上火”症候。具体表现为咽喉干燥疼痛、眼睛红赤干涩、鼻腔热烘火辣、嘴唇干裂、食欲不振、大便干燥、小便发黄等。

▶ **容易心烦气躁**　炎热易引起人的“心躁”，务请戒躁戒怒，努力培养急事不惊、烦事不争的心态。恰如《内经》所说，“更宜调息净心，常如冰雪在心，炎热亦于吾心少减，不可以热为热，更生热矣，做到心静。

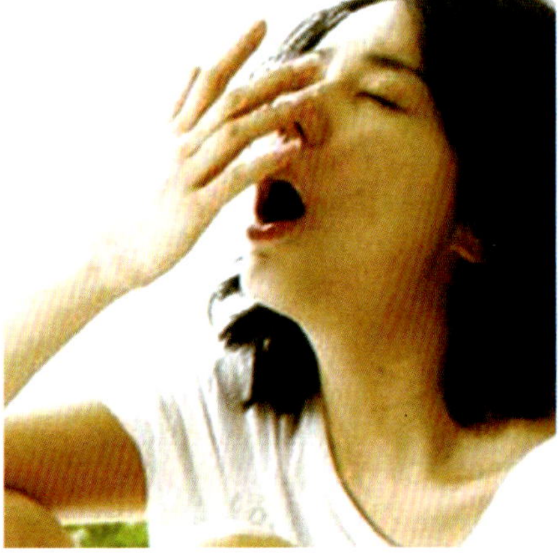

**▶ 能量消耗大**　进入“立夏”节气后，人体的心脏功能处于旺盛时期，新陈代谢加快，能量消耗比较大。所以，人体在白天所消耗的能量要靠晚上的睡眠来补充。睡眠不足，必然会破坏体内新陈代谢的平衡，使人精神委靡不振，进而影响身体健康。所以，“立夏”节气应从饮食上适当进补以促进睡眠。

## 养生原则

**▶ 养护心脏**　心为阳脏而主阳气，也就是说心为阳中之太阳，心的阳气能推动血液循环，维持人的生命活动，使之生机不息；而心与夏气相通应，即心阳在夏季最为旺盛，功能最强。立夏在农历四月前后，天气渐热，植物繁盛，此季节有利于心脏的生理活动，人在与节气相交之时应顺之，故是养护心脏的最好时机。

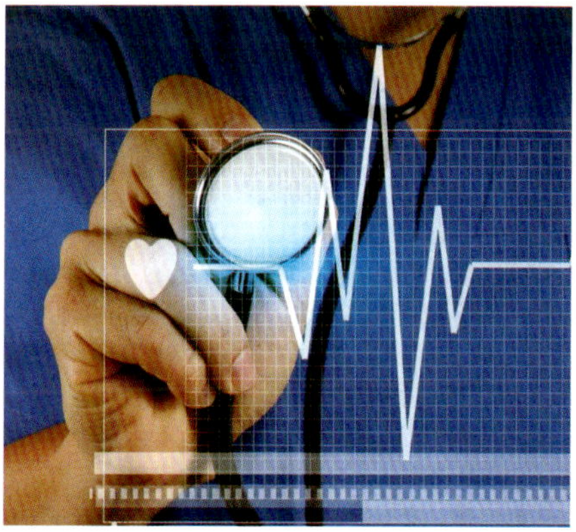

**▶ 保持平和心态**　立夏以后，天气转热。传统中医认为，“暑易伤气”，因此，应重视精神的调养，保持神清气和、心情愉快的状态，切忌大悲大喜，以免伤心、伤身、伤神，尤其是老年人更要做到这一点。

## 立夏食补

### 宜多吃清热生津的食物

### 多食酸、少食苦

立夏是阳气渐长、阴气渐弱的时节，因此人体的肝气渐弱，心气渐强，此时应多吃酸味食物。如鱼、鸡、瘦肉、鸭肉、豆类、芝麻、洋葱、圆白菜、茄子、冬瓜、芹菜、芦笋、南瓜、小米、玉米、山楂、枇杷、杨梅、香瓜、桃等，少吃苦味食物，以补肾助肝，调养胃气。

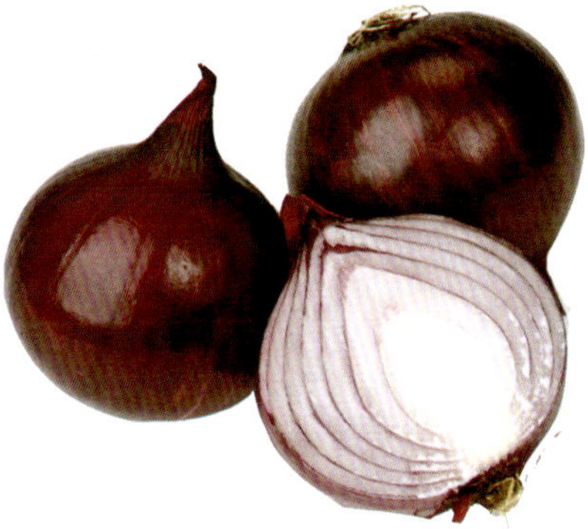

洋葱

**▶ 多食生津止渴的食物**　夏季因天气炎热而容易出汗，导致体内水分流失，消化系统功能降低。此时宜多吃稀食，如早晚进餐时食粥，午餐时喝汤，这样既能生津止渴、清凉解暑，又能补养身体。在煮粥时还可加入一些荷叶、绿豆等具有消解暑热、养胃清肠、生津止渴作用的食物。

▶ **吃一些清热利湿的食物** 平时还应多吃一些清热利湿的食物，如西瓜、桃、乌梅、草莓、番茄、冬瓜、莼菜、黄瓜等。鲤鱼就是很好的利湿食物。立夏时节应少吃动物内脏、肥肉以及过咸的食物，如咸鱼、咸菜等。

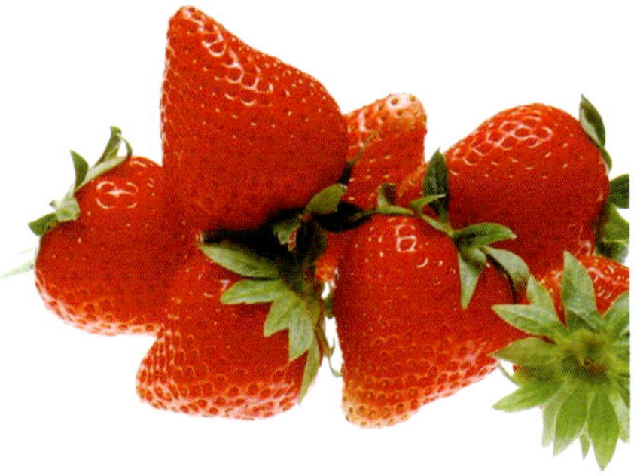

草莓

### 饮食要清淡

中医认为立夏后阳气上升，天气逐渐升温，如果此时人们还多吃油腻、易上火的食物，就会造成身体内外皆热，而出现痤疮、口腔溃疡、便秘等病症。

### 饮食要注意卫生

夏季饮食，要注意卫生，不可过食或滥食，否则，会损害胃肠消化功能，引起消化不良，发生腹泻等病症。清晨可食葱头少许，晚饭宜饮少量红酒，以畅通气血。具体到膳食调养中，我们应以低脂、低盐、清淡为主。

## 推荐立夏养生菜谱

### ◎鸭肉冬瓜汤◎

▶ **原料：** 冬瓜、鸭肉各500克，猪瘦肉100克，芡实、薏米各50克，荷叶1片，陈皮5克，盐、味精各适量。

▶ **制作方法：** 鸭肉、猪瘦肉洗净切块，冬瓜连皮洗净切块，荷叶洗净剪成小块。以上四味与芡实、薏米、陈皮一起放入砂锅中，加适量清水，先用大火煮沸，再用小火煮至鸭肉熟烂，调入盐、味精即可。

▶ **功效：** 滋阴养肝，健脾利湿。

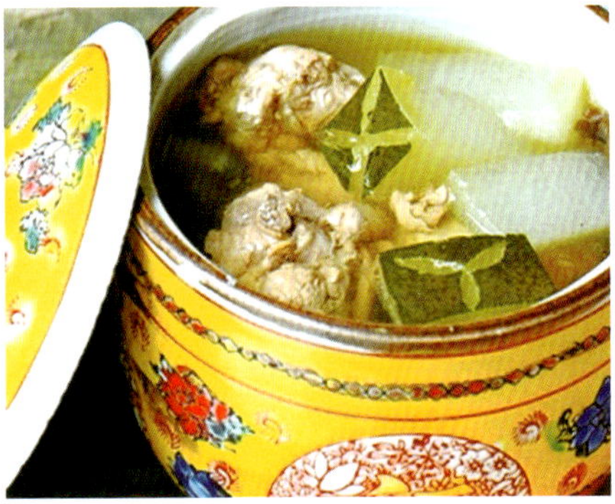

### ◎老鸭笋干汤◎

▶ **原料：** 老鸭1只，笋干60克，老干姜10克，盐、料酒各适量。

▶ **制作方法：** 老鸭洗净剁成大小均匀的块，笋干用温水泡发泡软捞出沥干水，姜切成片。老鸭下沸水煮3分钟捞出，过凉水，以去除血水。把老鸭放进煲汤锅里（讲究用砂锅），注入足量的凉水（3倍老鸭的量）大火烧沸，撇去汤表面的浮沫，放姜片和笋干，倒料酒，转小火煲3.5个小时，放盐调味，再焖半小时。

▶ **功效：**有利湿去暑的功效。

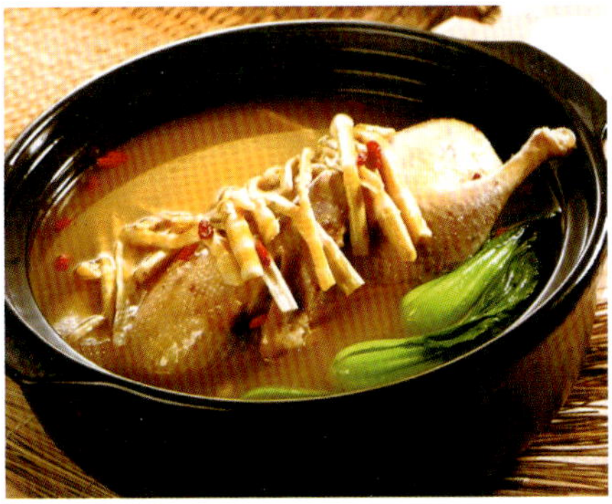

**◎拌圆白菜◎**

▶ **原料：**圆白菜250克，酱油、香油、白糖、盐各适量。

▶ **制作方法：**将圆白菜剥去外帮洗净，直刀切成一寸长、半寸宽的碎段，入沸水中煮两三分钟捞起，不可过度，沥去水放在碗中，用酱油、香油、白糖、盐调入，搅拌匀即可。

▶ **功效：**具有健脾补益、生肌润肤之功效，适宜于立夏烦躁上火时食用。

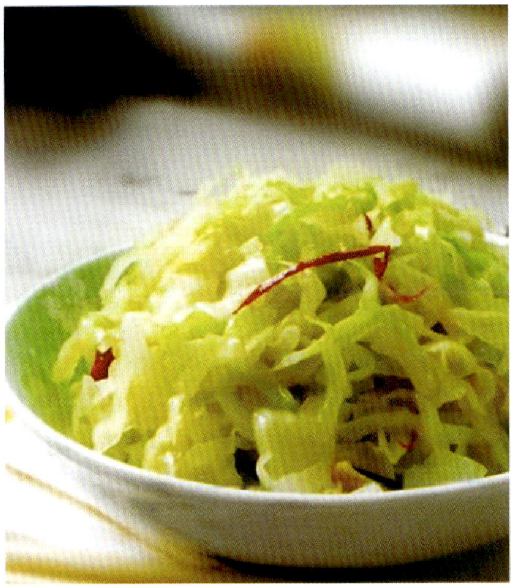

## 起居养生指南

### 多通风，多午睡，多做养心功

▶ **居室通风消毒**　立夏以后，人的新陈代谢开始活跃起来。室外活动愈加频繁，活动量增大，加上夏季昼长夜短，所以要调适好作息时间来顺应立夏节气，以达到养生的功效。居室应保证通风，阳光照射过强的话可以拉上浅色窗帘避光。居室还要加强消毒工作，防止各种病菌的滋生。

▶ **坚持午睡**　立夏以后，人在午后困意颇大，应顺应此节气坚持午睡，午睡对保障身体健康，减少某些疾病的发生起着至关重要的作用。研究表明，午睡可以预防多种心脏病的发生，如冠心病、心肌梗死等。午睡时间要因人而异，一般以半小时到1小时为宜，长时间午睡让人感觉没有精神。睡觉时不要贪凉，避免在风口处睡觉，以防着凉受风，发生疾病。对于中午不能午休的，可以听听音乐或闭目养神，最好不要加班工作，以防“夏打盹”。

▶ **养护心脏要常做养心功**　此功法于农历的弦朔日（初七、初八、廿二、廿三日为弦日，初一为朔日）的清晨，面朝南方端坐，去除心中杂念，叩齿9次，然后将口中津液鼓漱3次，意念中想南方有红色气体从鼻入口中，并将此气与口中津液一起分3次咽入丹田。此功法使人在夏天神平体安，增强心脏功能而不伤及肺腑。

## 经络调养

### 按摩内关穴养护心脏

**▶ 疏通脚底穴位可养心脏** 人的脚底有70多个穴位，6条经络起止于脚上。人的脚底与心脏有密切联系。经常弯弯脚趾、散步、踩鹅卵石、温水泡脚等，有促进脚部血液流畅，把血液推向心脏和全身，调节阴阳平衡，防治疾病，健身益寿之功效。

**▶ 内关穴是心脏的保护伞** 取穴时可将掌心向上握拳，手腕上抬，手臂上可见两条突起的筋，在两筋之间横纹上两寸的地方为内关，有内部、关卡的意思，内关穴意指心包经的体表经水由此注入体内。本穴物质为间使穴传来的地部经水，流至本穴后由本穴的地部孔隙从地之表部注入心包经的体内经脉，心包经体内经脉经水的气化之气无法从本穴的地部孔隙外出体表，如被关卡阻挡一般，故而得名。内关穴归手厥阴心包经，为本经络穴，又是八脉交会穴之一，主治本经经病和胃、心、心包络疾患，以及与情志失和、气机阻滞有关的脏腑器官、肢体病变。

**▶ 按摩内关穴** 内关穴具有双向调节的作用，可以调节心律。若心跳快，按揉它可以减缓，若心跳过慢，按揉它又可以增加心律。按摩时，用一只手的拇指，置于对侧手臂的内关穴上，稍微向下点压用力后，保持压力不变，旋转揉动，直至产生酸胀感，点揉1分钟即可，再换对侧。随时都可以做，注意按揉时不可以憋气。如果经常按揉，就可以感到一种莫名的刺激感沿着前臂内侧传至心脏，这就是要达到的刺激效果，但注意不可用力过度。一般坚持一两个月，心烦心悸、呼吸憋闷等感觉就会明显减轻或消失。

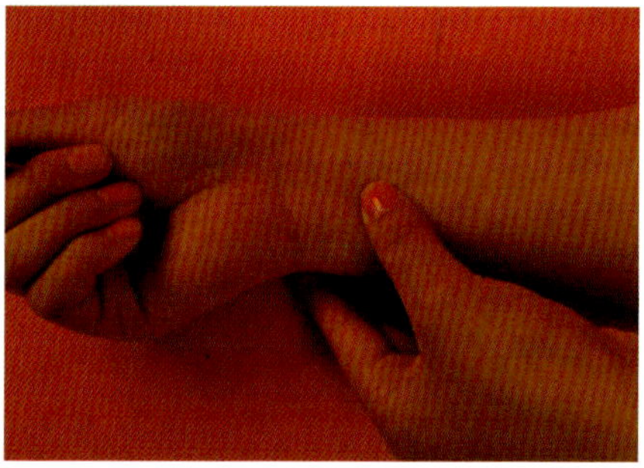

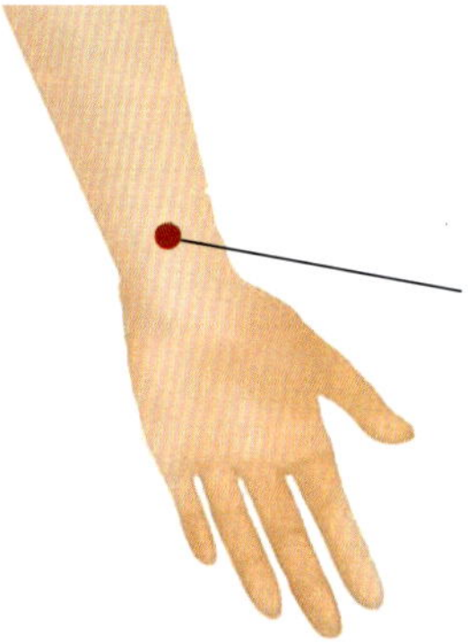

# 第二节 小满（5月20日～22日）

## 黄帝内经小满养生法

每年公历5月20～22日是农历的小满之日。小满含义是夏熟作物的子粒开始灌浆饱满，但还未成熟，只是小满，还未大满。

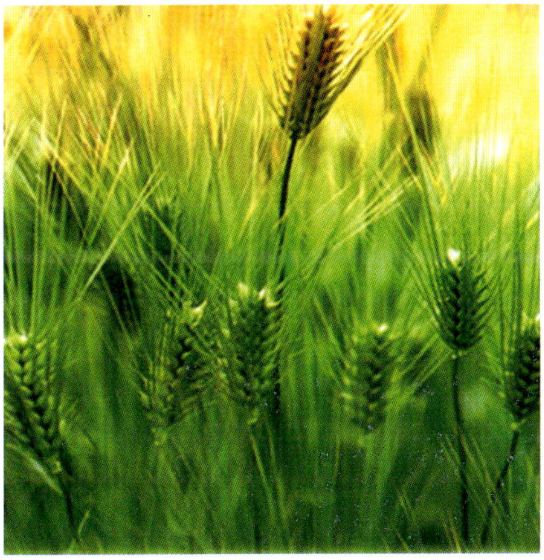

进入小满节气以后雨水开始增多，故民间有俗言曰："小满小满，江满水满。"因此，小满节气的到来往往预示着夏季闷热潮湿的天气即将来临。小满节气的养生要做好防热防湿的准备。这也符合中医未病先防的理论，否则极易引发风湿等病。再加上夏季是阳气最盛的时期，小满作为夏季的第二个节气，也是阳气最为旺盛的节气之一，天气渐趋炎热，人们易感到心浮气躁，人的情绪波动也较大，所以平时要注意控制自己的情绪。可下下棋，练练书法，以怡养性情。

在饮食养生上，小满时节，万物繁茂，生长最旺盛，人体的生理活动也处于最旺盛的时期，消耗的营养物质为四季二十四节气中最多。所以，应及时适当补充，才能使身体五脏六腑不受损伤。但在饮食调养方面，宜以清淡的素食为主，忌肥甘滋腻的食物，可多吃有清热、化湿、养阴作用的食物，如红小豆、薏米、黄瓜等。

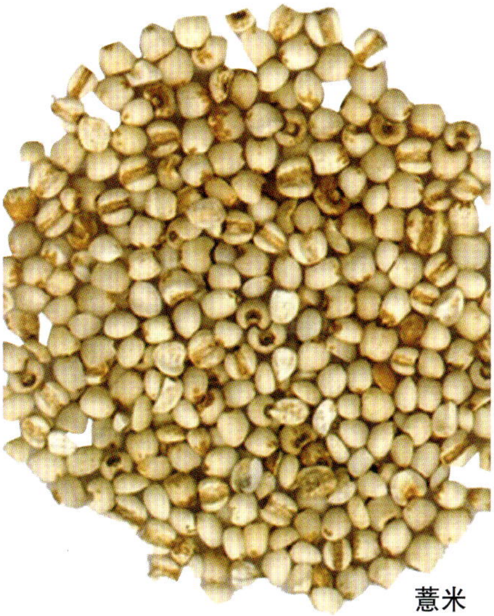

薏米

在起居上，也应顺应阴阳消长的规律，应晚睡早起，以顺应体内阳气的生发。另外，小满节气中气温明显增高，雨量增多，但下雨后气温下降幅度会很大，如果不注意添加衣服保暖，就容易受凉而患感冒。

**小满物语**

小满一般在公历5月20日至22日，即农历四月下旬，这天太阳运行到黄经60度，当日正午用圭表测日影，影长为古尺三尺四寸，相当于今天的0.83米。夜晚观测北斗星的斗柄指向巳的位置。它是一个表示物候变化的节气。

## 小满忙收成

从这个节气字面的意思便可以看出它是一个与收成有关的节气。小满时节，阳光明媚，普照大地，抬眼望去，高粱、玉米已经可以看出惊人的变化，长势旺盛，像是一个将要成人的孩子，小麦则锋芒指天，在微风中轻轻摆动，麦秆上直挺着长势旺盛的麦穗，看上去已是滚圆，这时小麦开始灌浆，不久就要成熟了。对于日夜辛勤的农民来说，历经秋播、冬灌、春长、夏熟，就要看到夏收这一天了，他们表现出了由衷的喜悦。于是二十四节气中的这个“满”字用得是再恰当不过了。

小满时节人们不能只是单纯地等待着收获，在小满期间还要时刻注意“干热风"的侵袭，否则一年的收成将会毁于一旦，眼看着将要收获的庄稼，稍不留意就会失去。所以这个时候要特别注意搞好田间的管理工作，注意浇水以保证小麦的长势，更有效地抵御“干热风”的侵袭。除此之外还要采取更多有益于庄稼生长的措施，使庄稼能够顺利地成熟和丰收。

## 小满季节特征

小满和其他节气一样，可以分为三候。“初候苦菜秀，二候靡草死，三候麦秋至”，这个季节的候应分别说明初候苦菜花开呈现出一种秀丽的景色；二候时蔓草开始枯死；三候是指麦子快要到收获的季节，在记载中又叫作麦秋。《月令章句》载：“百谷各以其初生为春，熟为秋，故麦以孟夏为秋。”这里是说麦子已经成熟了。

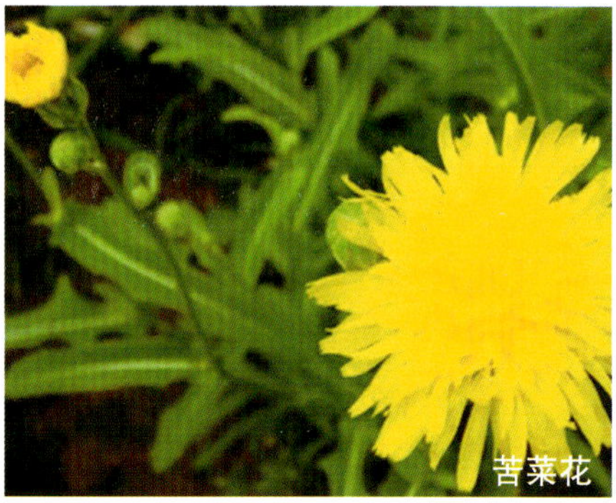
苦菜花

我国的气候还有一个特点就是：冬季南北温差很大，到了夏季差别就减小了。从小满开始真正地进入到夏季，我国各地区的平均气温都在22℃以上，南方的水稻已经分蘖，杂草在这个时间也在肆意的疯长，于是农民们这时在田间忙得不亦乐乎。繁忙的季节使农民们感觉今天的收成会给自己带来更多的喜悦。

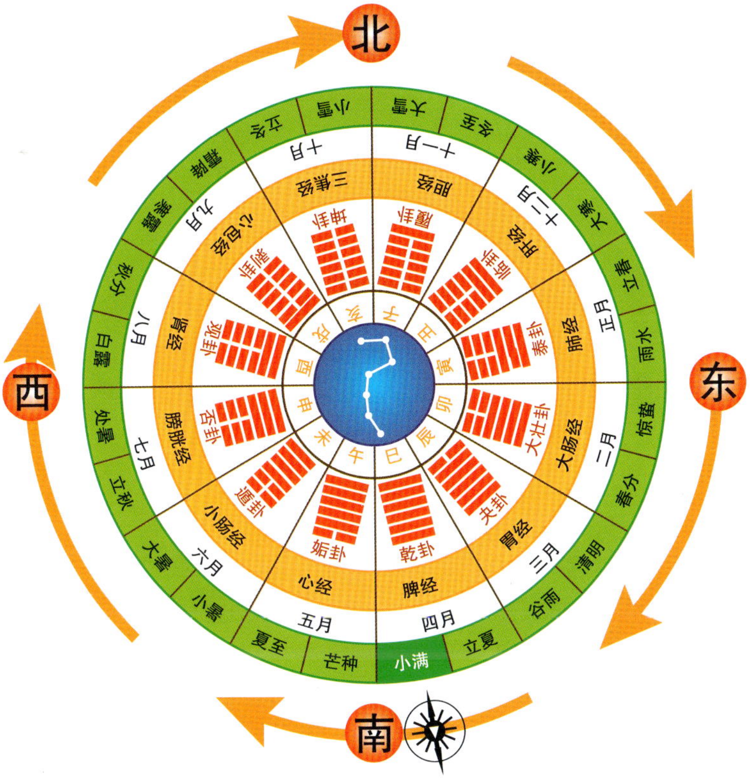


## 小满时节人体生理反应

▶ **皮肤病多发** 夏季闷热潮湿，因起居不当必将引发风疹、风湿、汗斑、湿疹、脚气等，正是皮肤病发作的季节。《金匮要略·中风历节篇》中说，“邪气中经，则身痒而瘾疹”。可见，古代医学家对此早已有所认识。

▶ **消化功能减弱、精神易靡** 小满过后，雨水多起来，天气闷热潮湿，中医称之为“湿邪”。据专家介绍，人体的脾“喜燥恶湿”，受“湿邪”的影响最大。很多南方人一到雨季就会有食欲不振、腹胀、腹泻等消化功能减退的症状，还常伴有精神萎靡、嗜睡、身体乏力、不想喝水、舌苔白腻或黄腻等，中医叫作“湿邪中阻”。

▶ **容易出汗** 随着气温上升，人们容易出汗，“汗”为心之液，但老人不能过度出汗，需要每天补充水分，保持机体平衡，尤其是运动后更要适当饮用温水，补充体液。再则，要注意防晒，避免日光性皮炎。

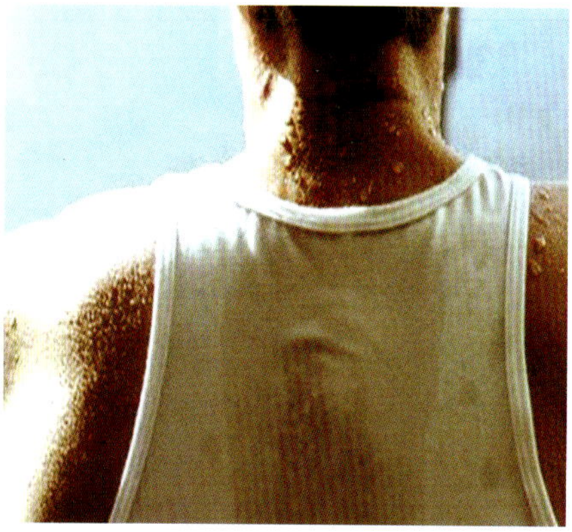

## 养生原则

### 谨防皮肤疾病

小满节气正值五月下旬，气温明显增高，雨量增多，所以这一节气中，要注意气温变化大，雨后要添加衣服，不要着凉受风而患感冒；又由于天气多雨潮湿，若贪凉卧睡，必将引发风湿症、湿性皮肤病等疾病。在小满节气的养生中，我们要特别提出“未病先防”的养生观点，就是做好各种预防工作，以防止疾病的发生。

中医学认为，人与外界环境也是息息相关的，并提出人类必须掌握自然规律，顺应自然界的变化，保持体内外环境的协调，才能达到防病保健的目的。疾病的发生关系到正气与邪气两个方面的因素。邪气是导致疾病发生的重要条件，而人体的正气不足则是疾病发生的内在原因和根据。但不否定外界致病因素在特殊情况下的主导作用。因此，“治未病”应该从增强机体的正气和防止病邪的侵害这两方面入手。

## 小满食补

### 清淡健胃，多吃苦味食物

▶ **多吃健胃食物** 夏季蔬菜水果相对比较多，保证清洁卫生的条件下能生吃的尽量生吃，如果想增加食欲，可以适当吃点苦味的食品，苦味食品不仅有清火的作用，同时淡淡的苦味还能增进食欲，有健胃的作用。另外，要适当补充蛋白质，清蒸鱼最好。蛋白质来源主要有两种，一种是动物蛋白质；一种是植物性蛋白质，也就是豆类，摄取豆类食物，可吃豆腐、喝豆浆、喝豆粥、吃豆腐皮等。

▶ **清淡清爽饮食可防皮肤病** 此节气是皮肤病的易发期，所以饮食调养宜以清爽清淡的素食为主，常吃具有清热利湿作用的食物，如红小豆、薏米、绿豆、冬瓜、丝瓜、黄瓜、芦笋、黄花菜、水芹、荸荠、黑木耳、藕、胡萝卜、番茄、西瓜、山药、蛇肉、鲫鱼、草鱼、鸭肉等；忌食甘肥滋腻、生湿助湿的食物，如动物脂肪、酸涩辛辣、性属温热助火之品及油煎熏烤之物，如生葱、生蒜、生姜、芥末、胡椒、辣椒、茴香、桂皮、韭菜、茄子、蘑菇、虾、蟹及牛、羊、狗、鹅等。

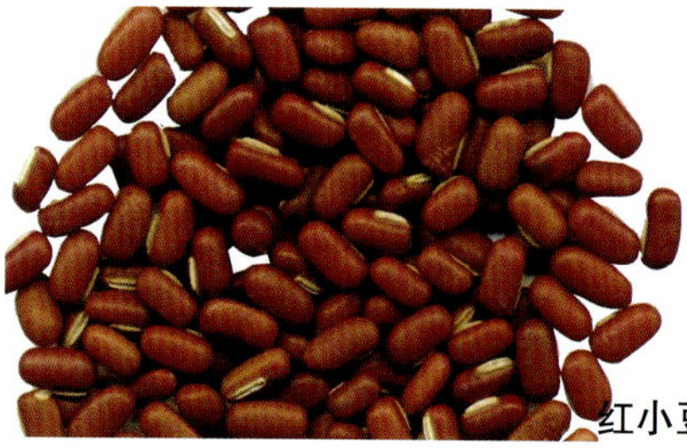

红小豆

▶ **清热、凉血、解毒就选苦菜** 苦菜具有清热、凉血和解毒的功效。小满前后也是吃苦菜的时节。《本草纲目》讲：“苦菜，久服，安心益气，轻身耐老。”古代的养生家建议，夏日不妨多吃点“苦”，对人体健康有益。史书《周礼》中记载：“凡和，春多酸，夏多苦，秋多辛，冬多咸……以甘养气”《本草备要》也指出：“苦能泻热而坚肾，泻中有补也。”

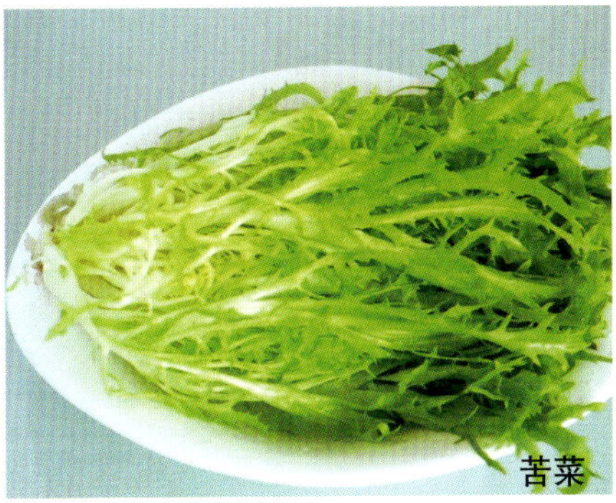
苦菜

## 推荐小满养生菜谱

### ◎粉葛玉米芯煲排骨◎

▶ **原料：** 粉葛1个（700克左右），甜玉米4个，排骨500克，蚝豉6粒，红枣6颗，陈皮1片，水、盐各适量。

▶ **制作方法：** 粉葛洗净去皮，最好撕去硬根，切块；甜玉米去衣洗净，用刀切下玉米仁剩玉米芯，玉米仁留日后用；蚝豉用水稍微搓洗一下；红枣洗净拍扁去核；陈皮浸软，刮去内瓤；排骨洗净切块，焯水捞起冲净。煮沸清水，放入所有材料，大火煮20分钟，转小火煲一个半小时，加适量盐即可饮用。

▶ **功效：** 清热祛湿，生津止渴，祛湿毒。特别适合少运动、出汗少的人饮用。

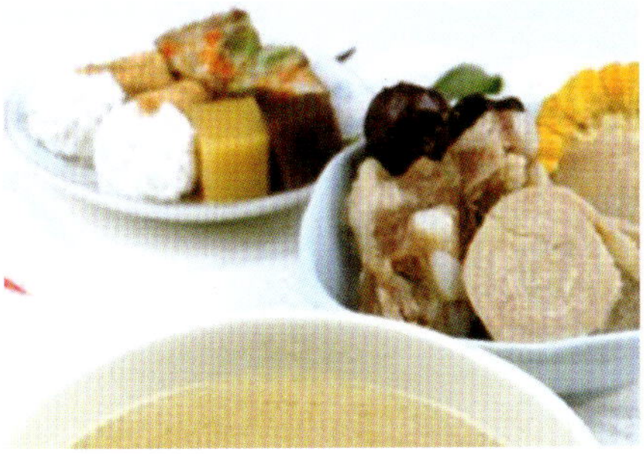

### ◎冬瓜水鸭汤◎

▶ **原料：** 冬瓜1000克、水鸭1/2只、薏米100克、陈皮1/4个、生姜3片、盐适量。

▶ **制作方法：** 上述材料分别洗净。冬瓜连皮连子切厚块；薏米、陈皮稍浸泡；水鸭去尾部、肠杂，切块。一起与生姜下瓦煲，加入清水3000毫升（约12碗量），大火煮沸后改为小火煲1.5小时，放适量盐调味即可。

▶ **功效：** 有消暑、清热、益气养阴的功效。

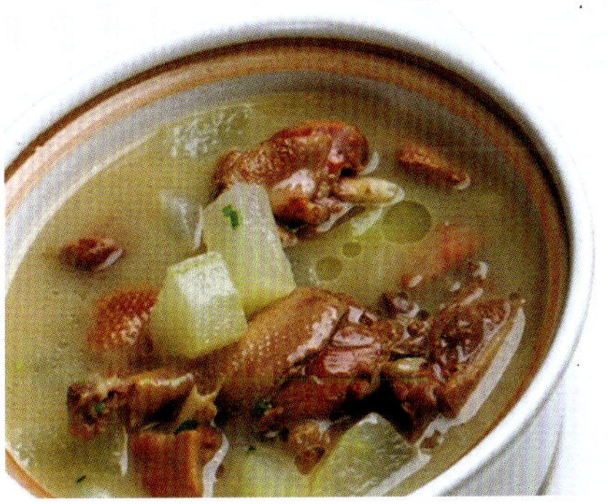

## ◎丝瓜面筋汤◎

▶ **原料：** 丝瓜2根，油面筋5个，粉丝50克，葱花、盐、味精、胡椒粉、香油、植物油、清汤各适量。

▶ **制作方法：** 丝瓜去皮洗净，切成滚刀块；油面筋逐一切四瓣；粉丝洗净剪段备用。将油锅烧至六成热，放入葱花煸香，放入丝瓜块，翻炒片刻后倒入清汤，待水煮沸后再放入油面筋与粉丝，中火煮5分钟后，用盐、味精、胡椒粉、香油调味即可。

▶ **功效：** 清暑凉血，通经络。

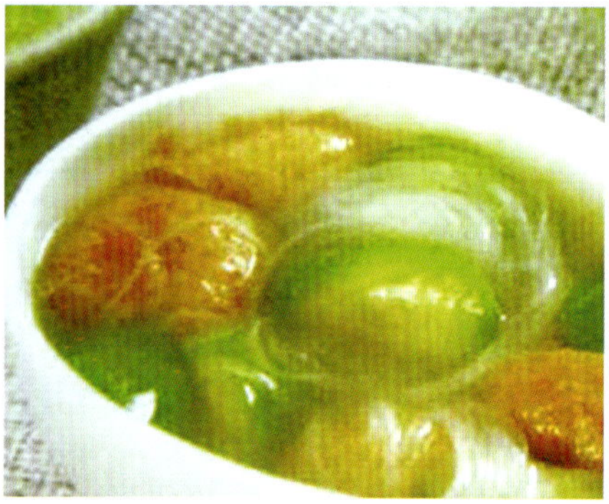

## ◎白鲫滚荷包蛋◎

▶ **原料：** 白鲫鱼500克，鸡蛋3个，生姜3片，胡椒粉、盐、植物油各适量。

▶ **制作方法：** 白鲫鱼宰洗净，小火煎至微黄，溅入少许清水，铲起；鸡蛋煎为荷包蛋状，铲起。起油锅爆香姜片，加入清水1250毫升（5碗量），大火煮沸，下白鲫鱼滚片刻，下荷包蛋，煮沸后撒入适量食盐、胡椒粉便可。

▶ **功效：** 祛湿开胃。

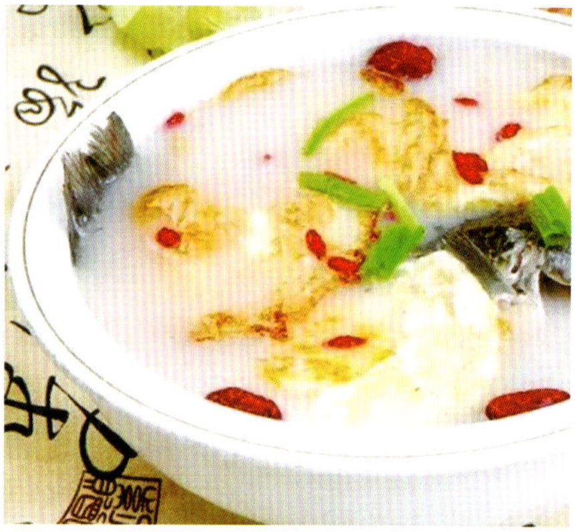

### 小满时令食物排行榜

| 食物排行榜 | 1 | 2 | 3 | 4 | 5 |
|---|---|---|---|---|---|
| 食物名称 | 苦菜 | 黄花菜 | 丝瓜 | 荸荠 | 蛇肉 |
| 食物的五色 | 绿色 | 浅黄或金黄 | 绿色 | 深褐色 | 白色 |
| 食物的五味 | 味苦 | 味甘、微苦 | 味甘 | 味甘 | 味甘、咸 |
| 食物的性质 | 性寒 | 性平 | 性凉 | 性寒 | 性平、温 |
| 食物的功效 | 清热、凉血，解毒，明目，各胃，止咳 | 养血平肝，利尿消肿 | 清热化痰，凉血解毒，解暑除烦，通经活络 | 清热止渴，利湿化痰，降血压 | 祛风湿、散风寒、舒筋活络 |
| 营养食谱 | 蒜蓉鲜蘑拌苦菜 | 黑木耳炒黄花菜 | 西红柿丝瓜汤 | 海蜇荸荠汤 | 脆蛇冬瓜汤 |
| 搭配禁忌 | 无 | 忌与驴肉、狗肉、栗子同食 | 忌与泥鳅、白酒、竹笋同食 | 无 | 忌与萝卜同食 |
| 不适合人群 | 脾胃虚寒者 | 皮肤瘙痒症、肠胃病患者 | 脾胃虚寒、腹泻者 | 脾肾虚寒和有血瘀者 | 孕妇 |

## 起居养生指南

### 注意睡眠，不做剧烈运动

▶ 睡眠的注意事项　小满后，由于昼长夜短，睡眠不好，身体容易疲倦。夏天睡觉时不要为贪图凉快而睡在冷地板或凉席上，以免湿气侵入筋脉，导致风湿病，或头重身痛，或生痈疔疖。也不可随意坐在晒热的椅凳和砖石上，以免热毒侵入肌肤，而导致患坐板疮或生毒疖。

### 洗冷水澡

小满后，天气变得越来越热，此时可适当洗一洗冷水浴，这样能增强机体的新陈代谢和免疫力，同时还能消耗体内的热量，帮助减肥。但应注意，体质弱、高血压、关节炎者不宜洗冷水浴。

▶ 应避免做多出汗的运动　锻炼项目以散步、慢跑、打太极拳等最为合适。根据“春夏养阳”的原则，不宜做过于剧烈的运动，因为剧烈运动可致大汗淋漓，不但伤阴，也伤阳气。应当以刚出汗为度。应避免在11:00～16:00炎热的时间里进行锻炼，减少外界的高温直接辐射在身体上。室外锻炼要戴遮阳帽；穿着白色或淡色、透气性能好、质地柔软及宽松、整洁的运动服。在运动过程中要增加间歇次数，每次10～15分钟。并设法在阴凉、安静处休息，锻炼时间不宜过长，每次30～40分钟。在间歇时，可饮淡盐水、绿豆汤、果汁等。

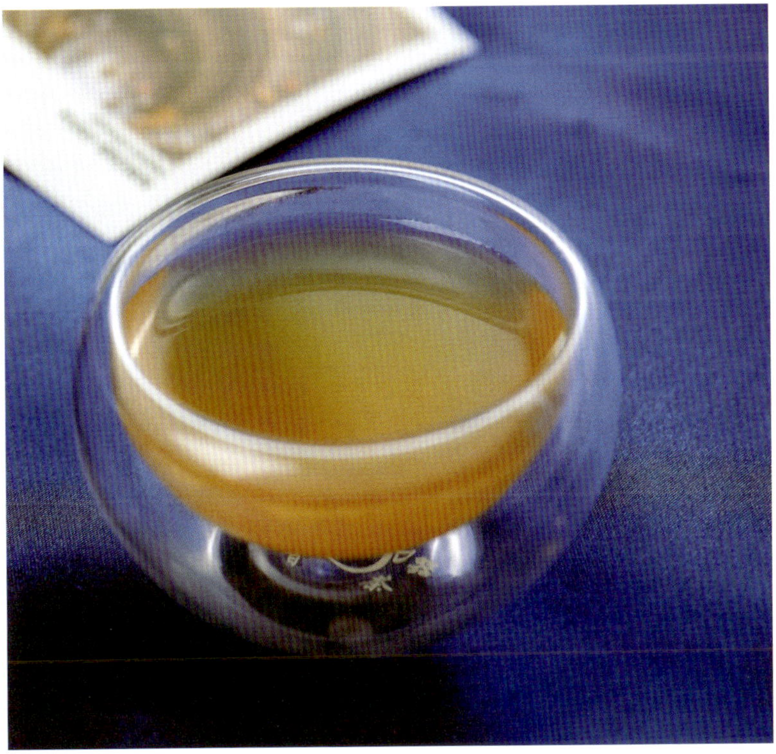

## 经络调养

### 清心安神要按摩劳宫穴和中冲穴

▶ **保护心脏的手厥阴心包经** 小满对应人体的手厥阴心包经。心包有保护心脏、使心脏功能正常运转的作用，“心包为心之外膜，附有脉络，气血通行之道。邪不能容，容之心伤。”可以说是心的宫城，保护心不受外邪的攻击。心包经戌时（19:00~21:00）最兴旺，可清除心脏周围外邪，使心脏处于完好状态。此时一定要保持心情舒畅：看书、听音乐、跳舞、打太极拳等，放松心情，释放压力。心包经的虚证大多表现为心跳异常、气喘、失眠多梦、心悸亢奋、语言障碍、手掌发热等。心脏不好的人最好在戌时敲心包经，效果最好。而且此时应该创造安然入眠的好条件。不要剧烈运动，否则容易失眠。如要做运动的话，最好是散步。

▶ **按揉劳宫穴可缓解心慌气短** 劳宫穴位于第二、三掌骨中间。握拳时，中指指端下即是该穴。有清心安神、消肿止痒的作用，像中暑、心痛、烦闷、胸胁痛、口疮、舌烂、口臭，都可以按劳宫穴。劳宫穴是一个大补穴，揉这个穴可以使心情放松，心慌气短也可赶紧按揉此穴予以缓解。

▶ **中冲穴祛热清心火** 该穴位于中指指端的中央，有开窍醒脑、泄热清心的作用。像中暑、昏厥、中风昏迷、热病、吐泻、耳鸣、心痛等，都可以按摩中冲穴。中冲穴可以点刺出血，为急救要穴之一。也可以用指甲掐或用指节硌，相比之下，用指节硌效果会更明显。同时，中冲穴也是泻心火的要穴，心火旺或口舌生疮，不妨按揉该穴。按摩时，以左手手指甲掐按右手上的中冲穴，约1分钟即可，再换右手按摩左手中冲穴1分钟。

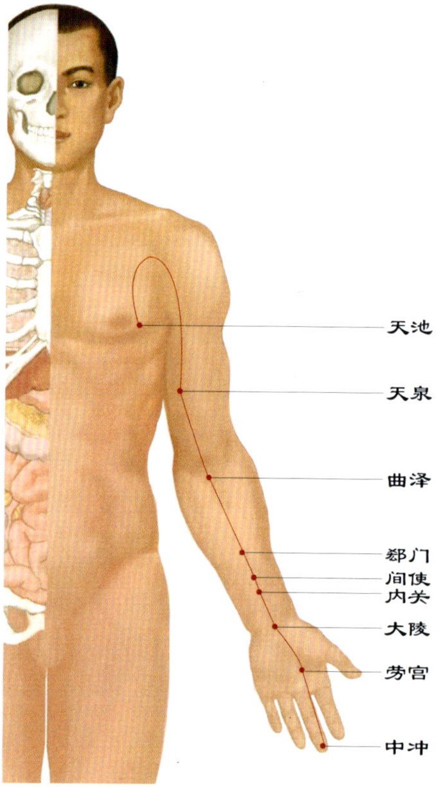

# 第三节

## 芒种（6月5日～7日）

### 黄帝内经芒种养生法

每年公历的6月6日前后为芒种，是麦类等有芒作物成熟、夏种开始的时节。《月令七十二候集解》：“五月节，谓有芒之种谷可稼种矣。”意指大麦、小麦等有芒作物种子已经成熟，抢收十分急迫。春争日，夏争时，“争时”即指这个时节的收种农忙。

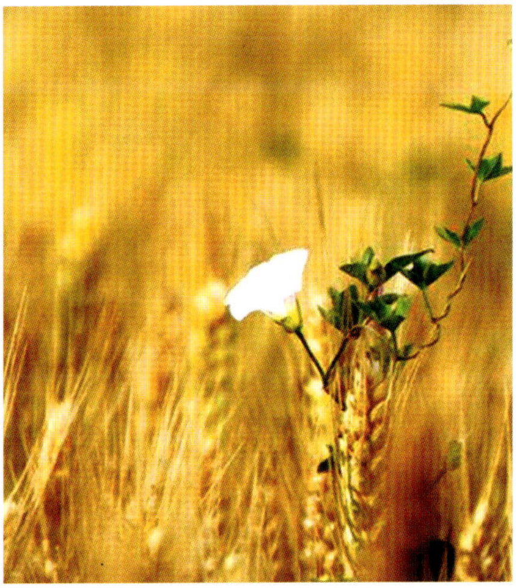

从芒种节气开始，天气甚热，雨水较多，湿度增大，北方进入雷雨、阵雨天，南方则已进入梅雨天，人体内汗液无法通畅地发散出来，所以要注意防湿。湿热之下，人难免会感到四肢困倦、委靡不振。而午休可助缓解疲劳，有利于健康。

在这个节气，气温更高，湿度更大，使心脏负荷加重，有心脏病的人要注意保养，少熬夜，避免工作过分紧张，生活要有节奏。对普通人应使自己保持轻松愉快，忌恼怒忧郁，这样可使气机得以宣畅，通泄得以自如。

芒种时气候开始炎热，是消耗体力较多的季节，要注意补充水分，多喝水。为避免中暑，芒种后要常洗澡，“阳热”易于发泄，洗浴以药浴最能达到健身防病之目的。但需注意一点，在出汗时不要立即洗澡，衣衫要勤洗勤换。

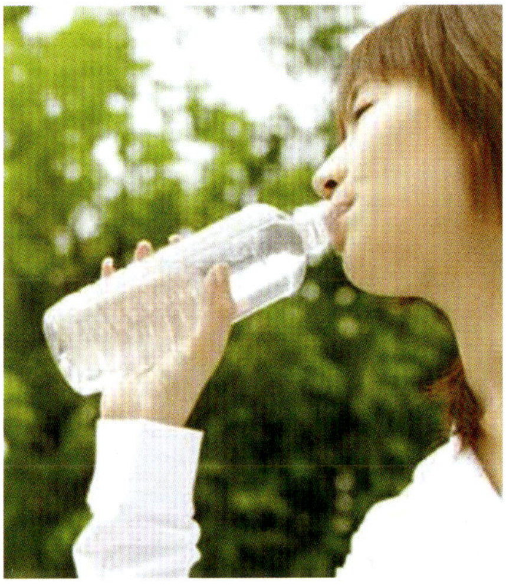

## 芒种物语

芒种，6月5至7日，太阳黄经为75度。当日正午，用圭表测日影，影长为古尺二尺四寸四分，相当于今天的0.585米，这个阶段一般在农历四月底或五月初，又叫午月。农历书记载："斗指午为芒种，此时可种有芒之谷，过此即失效，故名芒种也。"就是说，芒种节气是最适合播种有芒的谷类作物。芒种也是种植农作物时机的分界点，由于天气炎热，已经进人典型的夏季，农事种作过了这一节气，农作物的成活率就越来越低。

芒种时节麦子也已成熟了，于是人们就忙。这个时节争分夺秒的在收割田里的麦子，因为在夏季天气的阴晴就像小孩子的脸随时会变化，如果麦子到了成熟的时候没有收割，这时下一场雷阵雨，那么田里的庄稼就会受到严重的影响。除了丰收之外，还有进行耕种，农谚说："芒种，芒种，样样要种，一样不种，秋后囤空"这是说要适时的进行耕种。这时的天气又和收获时有一定的矛盾。收获小麦时害怕天气突然降雨，而到了耕种时节需要一场及时雨，这样才能保证庄稼很好的生长，可见天气对农耕是非常重要的。所以二十四节气在农事方面起到了很重要的作用，农民根据农时合理地安排农事活动才能收获好的结果。

芒种和其他的节气一样也分为三候，初候主要以螳螂为丰，螳螂出现在田间地头的庄稼中间为自己寻找可口的食物；二候伯劳鸟开始鸣叫，三候的时候能够学习其他鸟鸣叫的反舌鸟，却因感应到了阴气的出现而停止了鸣叫，所以关于芒种的谚语民间多是这样说的："初候螳螂生，二候鸮鸟始鸣，三候反舌无声"很具体地指出了芒种的节气特点。

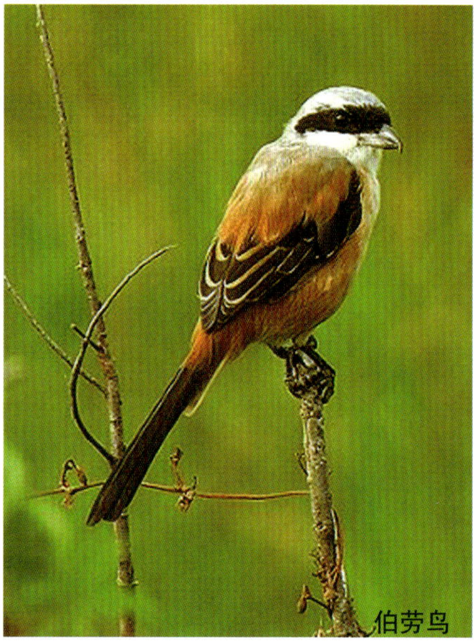
伯劳鸟

五月时，温度已经普遍升高，人们更多的是进行户外活动，在芒种节期间，各族人民举行各种各样的庆祝活动，他们隆重的庆祝这个时节带给人们的惊喜。如哈尼族每年庆祝五月节就是在芒种前后，白族的栽秧会，西藏的"逛林卡"，还有就是每年在五月五日举行端午节，人们用这种活动的方式来共同庆祝芒种节的到来。

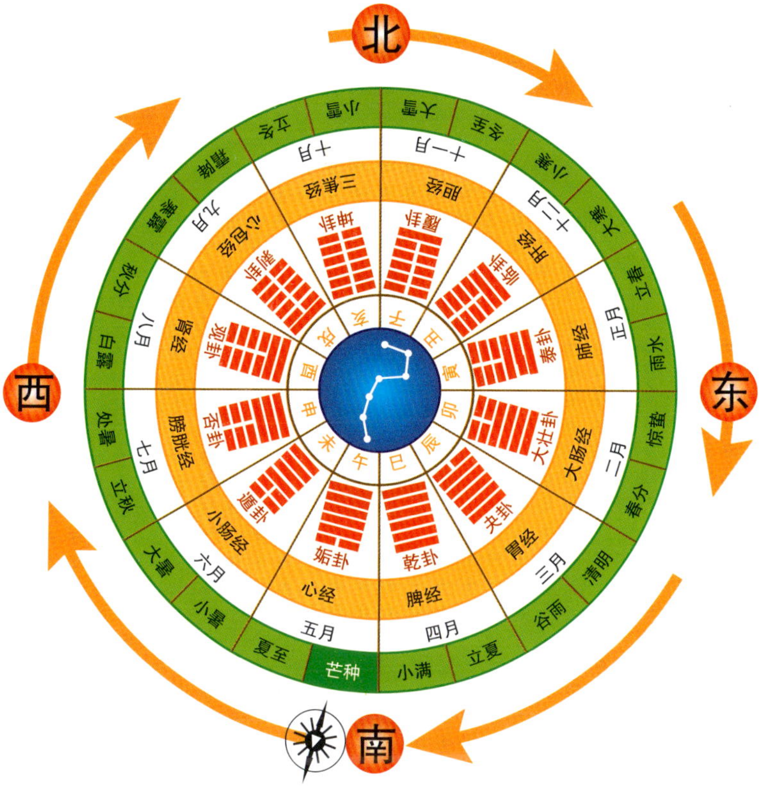


## 芒种时节人体生理反应

▶ **代谢旺盛，元气消耗大** 人体新陈代谢旺盛，汗易外泄，耗气伤津之时，宜多吃具有解暑益气、生津止渴的食物。老年人因机体功能减退，热天消化液分泌减少，心脑血管有不同程度的硬化，饮食宜清补为主，辅以清热解暑、护胃益脾和具有降压、降脂的食品。

▶ **容易疲倦** 在江西省有谚语："芒种夏至天，走路要人牵；牵的要人拉，拉的要人推"。短短几句话，反映了夏天人们的通病——懒散。其原因是夏季气温升高，空气中的湿度增加，体内的汗液无法通畅地发散出来，人身之所及，均不离湿热之气。所以，暑令湿胜必多兼感，使人感到四肢困倦。

## 养生原则

▶ **小心受寒** 中国的端午节多在芒种日的前后，民间有"未食端午粽，破裘不可送"的说法。此话告诉人们，端午节没过，气温还会有冷的时候，御寒的衣服不要收起，以免受寒。

▶ **保持情绪稳定** 芒种的养生重点是根据季节的气候特征，在精神调养上使自己的精神保持轻松、愉快的状态，忌恼怒忧郁，这样可使气机得以宣畅，通泄得以自如。

▶ **汗后勿洗冷水澡** 为避免中暑，芒种后要常洗澡，这样可使皮肤疏松，“阳热”易于发泄。但需注意的一点，在出汗时不要立即用冷水洗澡。中国有句老话，“汗出不见湿”。“汗出见湿，乃生痤疮”。在洗浴时采用药浴，可达到更好的健身防病的目的。

## 芒种食补

### 饮食清淡，忌辛热

饮食调养方面应清补，勿过咸、过甜。唐朝的孙思邈提倡人们“常宜轻清甜淡之物，大小麦曲，大米为佳”。老年人因机体功能减退，饮食更应以清补为主，辅以清暑解热护胃益脾和具有降压、降脂功能的食品。对女性而言，应少吃辛热，多吃一些清利热湿之品如绿豆，还应常吃健脾利湿之品，如薏米、山药、白扁豆、大米粥，以防妇科病缠身。同时，气温升高也使人体新陈代谢旺盛，汗易外泄，耗气伤津之时，宜多吃能去暑益气、生津止渴的食物。

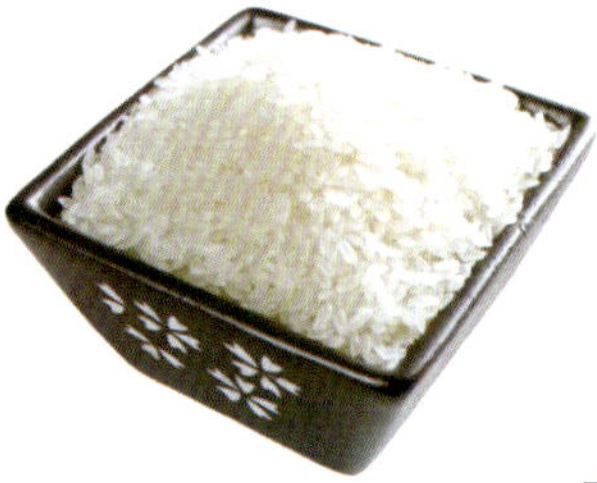

大米

▶ **多食清淡食物** 历代养生家都认为夏三月的饮食宜清补，可多吃新鲜蔬菜、瓜果等，如蔬菜、豆类可为人体提供所必需的糖类、蛋白质、脂肪和矿物质等营养素及大量的维生素，维生素又是人体新陈代谢中不可缺少的，而且可预防疾病、防止衰老。瓜果蔬菜中的维生素C，还是体内氧化还原的重要物质，它能促进细胞对氧的吸收。

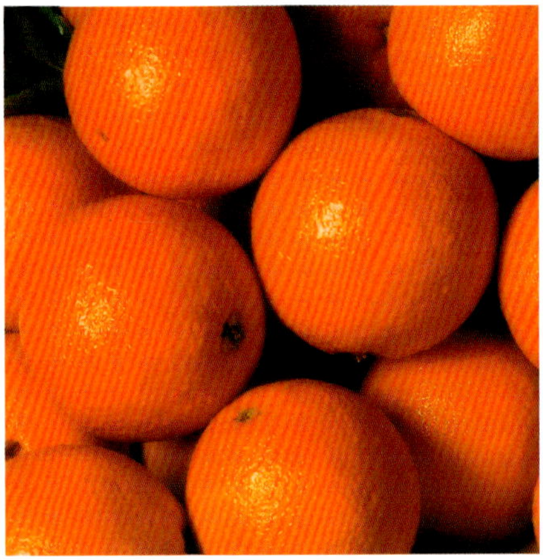

▶ **忌肥甘厚味辛热** 夏季气候炎热，人体汗出较多，因此不宜食用肥甘厚味及燥热之品，如人参等补品。这些药材性辛热，炎热夏季过多食用后，会使人非常烦躁，同时也容易引起消化道及全身性的一些疾病或不适，如便秘、痔疮、口唇干裂、咽炎等。

▶ **长夏饮食稍温辛** 中医学认为，长夏的饮食要稍热一点，不要太寒凉，不要一次吃得太多，在次数上可稍多一些。在中国一些南方地区，夏季炎热多雨，疾病以暑病为多，不少人有食辣椒的习惯，这是因为吃辣可以增强食欲，促使人体排汗，在闷热的环境里增添一份凉爽舒适感。适当吃点生姜对夏季养生也大有好处。

多吃补血养心、健脾益气的食物。如糯米、小米、黄豆及其制品、大麦、胡萝卜、南瓜、番茄、奶类、鲤鱼、猪肝、猪肚、牛肉、兔肉、鸽蛋等。

## 推荐芒种养生菜谱

### ◎荸荠水鸭汤◎

▶ **原料：** 荸荠（马蹄）100克，水鸭1只，葱20克，姜15克，料酒20毫升，盐少许。

▶ **制作方法：** 将鸭宰杀去毛及内脏。荸荠去皮，一切成两半；葱切段，姜切片。把鸭放入锅内，放入荸荠、葱段、姜片、盐、料酒，加水适量，置大火烧沸，改小火炖熬至鸭熟即可。每日2次，吃肉喝汤，佐餐、单食均可。

▶ **功效：** 利尿消肿，清热解毒。

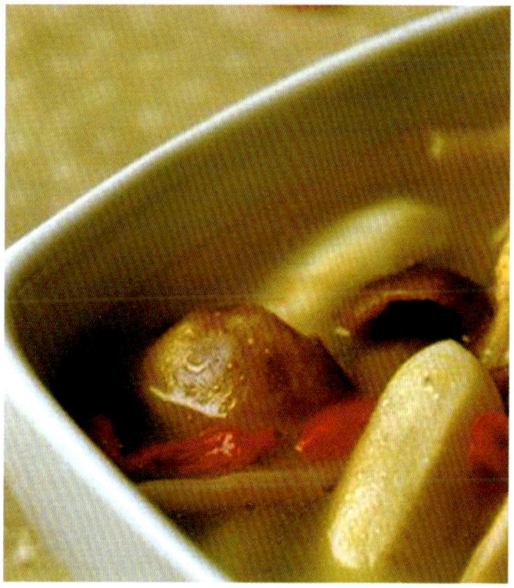

### ◎枸杞滑熘里脊片◎

▶ **原料：** 猪里脊肉250克，枸杞子50克，水发黑木耳、水发笋片、豌豆各30克，鸡蛋清1份，调料适量。

▶ **制作方法：** 将枸杞子分2份，一份加水煮，提取枸杞子浓缩汁约25毫升，另一份洗净蒸熟。猪里脊肉抽去白筋切成片，用蛋清、水淀粉、盐拌匀浆好，投入热油中，待滑透捞出沥油。等锅内油热时放入黑木耳、笋片和豌豆、葱、姜、蒜、香醋、料酒、盐翻炒片刻，加入熟枸杞子、肉片、枸杞子浓缩汁和清汤，翻炒片刻即可。

▶ **功效：** 具有养心安神之功效。

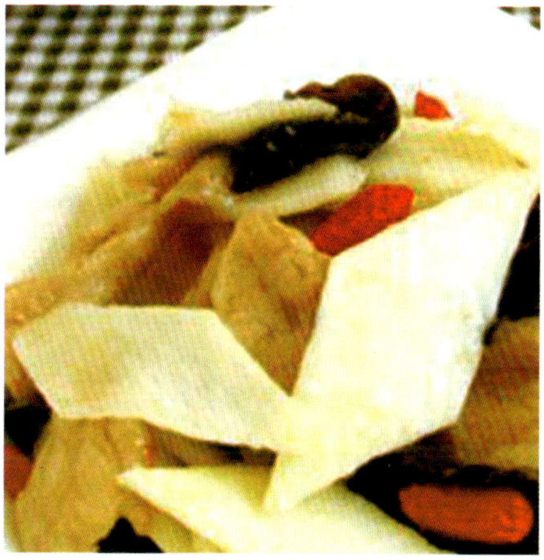

### ◎番茄炒鸡蛋◎

▶ **原料：** 番茄300克，鸡蛋3个，盐、味精、植物油、白糖各适量。

▶ **制作方法：** 番茄洗净切片，鸡蛋打入碗内搅匀；油锅烧热，先将鸡蛋炒熟，盛入碗内。炒锅洗净，烧热放油，白糖入锅熔化，把番茄倒入锅内翻炒2分钟后，将鸡蛋、盐入锅同炒3分钟，放少许味精出锅即可。

▶ **功效：**生津止渴，养心安神。

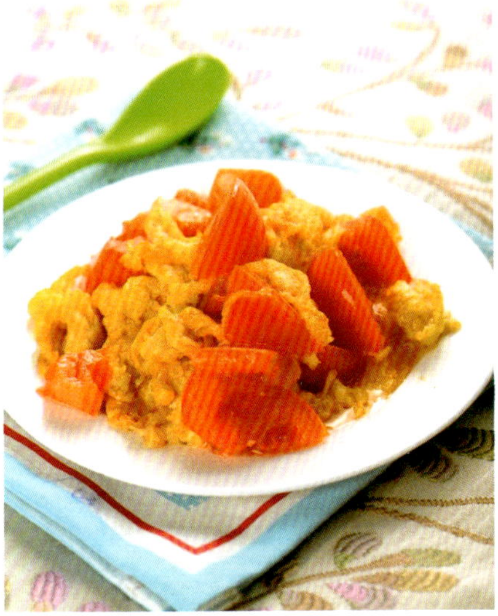

## 起居养生指南

### 勿露脊梁，多练调息功

▶ **不宜裸露脊梁** 在这个节气中，大街小巷开始有些人光着脊梁，认为这样凉快，其实并非如此。众所周知，皮肤覆盖在人体表面，具有保护、感觉、调节体温、分泌、排泄、代谢等多种功能。在人体皮肤上有几百万个汗毛孔，每天汗液在皮肤表面蒸发可带走身体不少热量。当外界气温超过35℃，人体的散热主要依靠皮肤汗液蒸发，加速散热，使体温不至于过度升高。此时若光着脊梁，不穿衣服，皮肤就会从外界吸收热量，且不能通过蒸发的方式达到散热的目的而感到闷热。

▶ **芒种时节的穿衣指南** 芒种过后，午时天热，应该穿透气好的棉、丝织衣服，使衣服与皮肤之间存在着微薄的空气层，而空气层的温度总是低于外界的温度，这样就可达到防暑降温的效果。另外，此时人体易出汗，衣衫要勤洗勤换。

▶ **晚睡早起** 起居方面，要晚睡早起，适当地接受阳光照射（避开太阳直射，注意防暑），以顺应阳气的充盛，利于气血的运行，振奋精神。夏日昼长夜短，中午小憩可助消除疲劳，有利于健康。

▶ **练毛孔调息功** 自然站立，双脚分开与肩同宽，双臂自然下垂，掌心朝内侧，中指指尖紧贴风市穴，拔顶，舌抵上腭，提肛，净除心中杂念。全身放松，两眼微闭或两眼平视，但要视而不见，两膝盖微屈，呼吸绵绵，呼气时意念全身毛孔都张开，向外排气，使一切病气、浊气都排出去，吸气时意念全身毛孔都在采气，内脏各器官也与宇宙之气同呼吸。每次20分钟，可达到祛病延年之目的。

## 经络调养

### 按摩极泉穴，午睡护心经

▶ **心、胸、神志病找心经** 中医认为芒种时节对应人体的手少阴心经。《黄帝内经》上说，外邪侵犯心经，心经异常，则人的咽喉就会干燥，老是口渴想喝水，心也会感觉痛，这是臂间气厥逆的现象。如果本经所主的心脏发生病变，会出现眼睛发黄，胁胀胁满疼痛，上臂和小臂内侧后缘也会疼痛或者发麻，手掌也会热痛。

**▶ 午睡可养手少阴心经** 中午11:00～13:00时，气血流注心经，心经旺，气血充盈。此时宜静不宜动，应该调养休息，使心火下降，反之则易造成胸闷、心悸、烦躁等心火旺征候。所以，人在午时能睡片刻，对于养心大有好处，可使下午乃至晚上精力充沛。尤其对患有高血压的老年人，午休最有益。午休也有助于消化。当然，午睡时间不要太长，最好不要超过1小时。需要注意的是，手少阴心经的养生之道是减轻心脏负担，避免心脏过度兴奋。

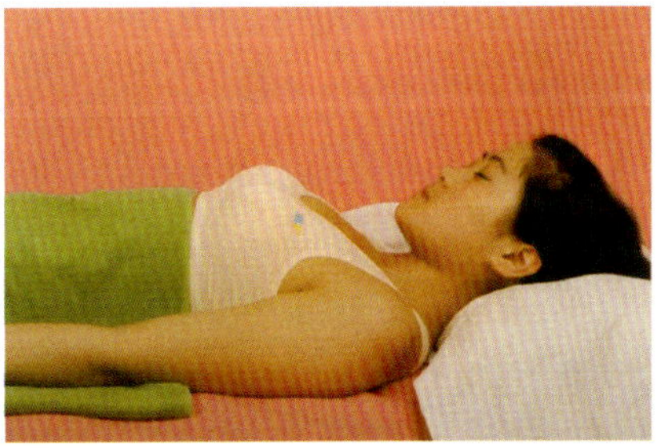

**▶ 极泉穴，强健心脏的大穴** 极泉穴位于人体的两腋窝正中，在腋窝下的两条筋脉之间，腋动脉的搏动之处。极，高、极致的意思；泉，心主血脉，如水流之，故名泉；“极泉”的意思就是指最高处的水源，也就是说这处穴位在心经的最高点上，所以叫“极泉穴”。如果一个人常常郁闷，他的腋窝下，即极泉穴上，就会长出一个包，这是心气郁滞的现象。或者被别人的一个小动作，或者一件突发性的事件吓倒，心跳加快，并且感到胸闷、头晕、头疼，出汗、浑身无力，甚至不想吃饭，这就是心悸。它告诉你，你的心脏已经过度疲劳了。这时，只要弹拨腋窝下面的极泉穴，就能把包块化解掉，缓解心经郁滞的疾病。

**▶ 按摩极泉穴治疗心脏疾病** 按摩时，用一只手的中指指尖按压另一侧腋窝正中的陷凹处，有特别酸痛的感觉。再用同样的方法按压另一侧的穴位。先左后右，每次早晚各按1次，每次揉1～3分钟。能够有效治疗各种心脏疾病，如心肌炎、心绞痛、冠心病、心悸、心痛等。

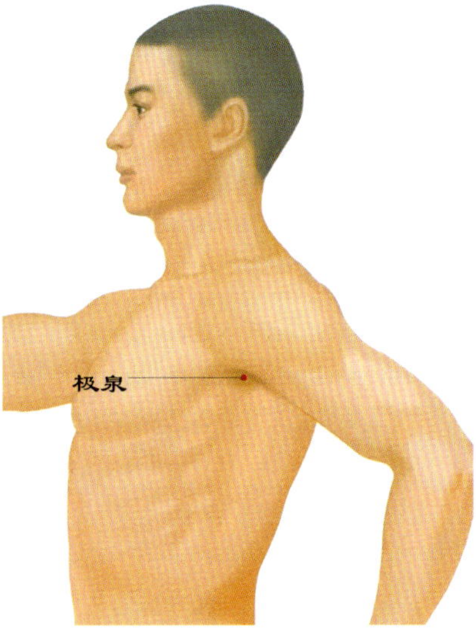

# 第四节 夏至（6月21～22日）

## 黄帝内经夏至养生法

夏至节气在每年公历的6月21～22日。中国民间把夏至后的15天分成“三时”，一般头时3天，中时5天，末时7天。这期间中国大部分地区气温较高，日照充足，作物生长很快，生理和生态需水均较多。

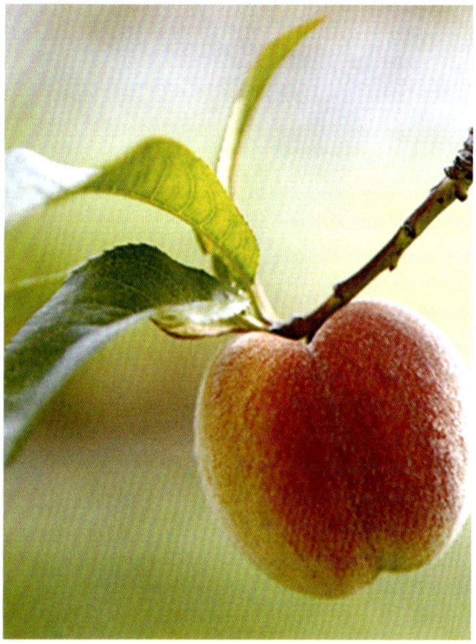

从中医理论讲，夏至是阳气最旺的时节，养生要顺应夏季阳盛于外的特点，注意保护阳气，着眼于一个“长”字。夏至与心气相通，因为夏季多汗则易使心气涣散，中医又有“汗为心之液”，大量出汗耗损的就是心气，因而中医有“春养肝，夏调心，秋养肺，冬养肾”的四季养生学说。精神养生方面，切忌懈怠厌倦，恼怒忧郁。《素问·四气调神大论》曰：“使志勿怒，使华英成秀，使气得泄，若所爱在外，此夏气之应，养长之道也。”

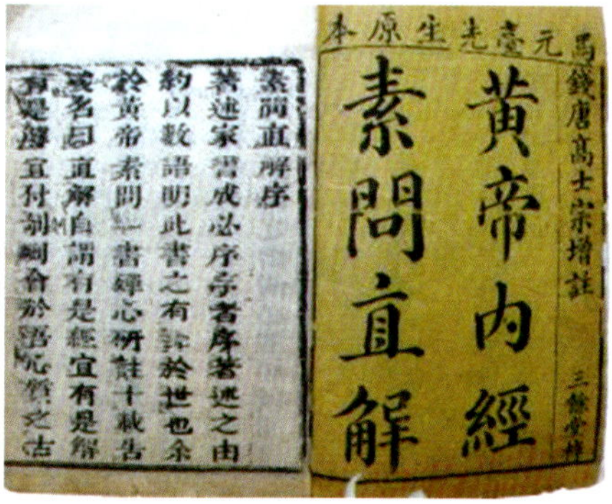


“立夏日，吃补食”。可见，夏至补食从立夏就开始了，这也是为投入紧张的秋季农业劳动做准备。气候炎热也使人的消化功能相对较弱。因此，饮食宜清淡不宜肥甘厚味，要多食杂粮以寒其体，不可过食热性食物，以免助热；零冷食瓜果当适可而止，不可过食，以免损伤脾胃；厚味肥腻之品宜少勿多，以免化热生风，激发疔疮之疾。这个季节的饮食养生，必须把握时令与脏腑的关系，有目的地补充心脏所消耗的能量，以保护心气。

**夏至物语**

每年的夏至日是公历的6月21至22日，即农历五月下旬，此时太阳直射北回归线，是北半球一年中白昼最长的一天。夏至这天虽然白昼最长，太阳角度最高，但并不是一年中天气最热的时候，这个节气只是标志着夏季的到来。真正的夏季，也就是所说的暑热天气是以夏至和立秋为基点计算的，时间大约在七月中旬到八月中旬这段时间，这是有些地区的最高气温达到40度左右。

每年的夏至日是公历的6月21至22日，即农历五月下旬，此时太阳直射北回归线，是北半球一年中白昼最长的一天。夏至这天虽然白昼最长，太阳角度最高，但并不是一年中天气最热的时候，这个节气只是标志着夏季的到来。真正的夏季，也就是所说的暑热天气是以夏至和立秋为基点计算的，时间大约在七月中旬到八月中旬这段时间，这是有些地区的最高气温达到40度左右。

夏至时节也是庄稼生长的好日子，这时候庄稼接受阳光的照耀，更加茁壮的成长。

由于阳光比较强，所以这时候的农活只要是保证庄稼要有足够的水分和养分，其次是抓紧时间除草，以免杂草夺取更多的养分从而削落了农作物的正常生长。农谚中有关于这方面的描述：“夏至棉田快锄草，小锄就如毒蛇咬，夏天不锄地，冬天饿肚皮”，可见锄杂草是这一时期的主要工作。除了迅速地锄去杂草之外，害虫在这一时期也是十分猖獗，秧苗小而嫩，没有很强的抵抗能力，如果这时不及时消灭害虫，很可能以前的一切努力都将白费。

## 夏至季节特征

夏至的三候，也是用具有代表性的动植物来表现的，“初候鹿角解”，就是说这时候鹿角上的粗糙的皮已经相继脱落，继而新生的皮肤代替了这种衰微的景象。“二候蜩始鸣”，蜩指的就是蝉，这时候蝉已经出现并且开始鸣叫了，“三候半夏生”，半夏指的是一种草药，这个时候半夏开始出苗了，因为这个时节处于夏季的分界点上，于是又被称为半夏。古人们在谚语中指出了这三种动植物，用以表示这个节气的特点，是非常准确的。

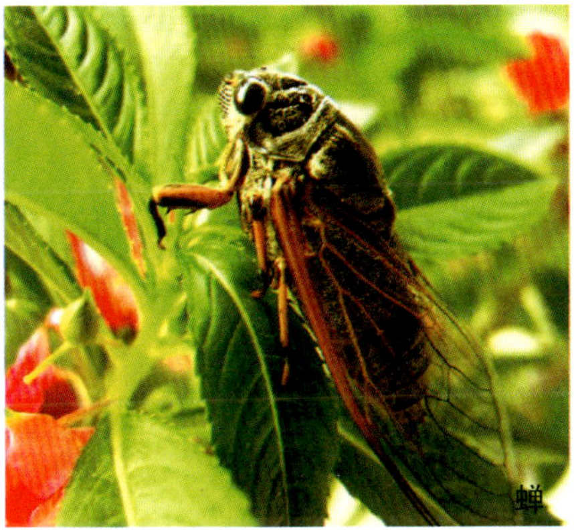

蝉

盛夏到来多雷阵雨。这种雨来得快，去得快，范围未必很广，但雨量一般较大，所以在夏至注意防汛是十分必要的。在北方一些河流的上游高山上的冰雪融化，使河水上涨，因此在这个时候要注意防止水患，尤其是对农作物的危害。

## 夏至祭神仪式

从周代时起，在夏至日已经有了祭神仪式，到了清代仍然被视作“国之大典”，民间的百姓们在这一天吃夏至面，有的地方还将新麦做成饼馍等，他们分别用自己的方式庆祝夏至。

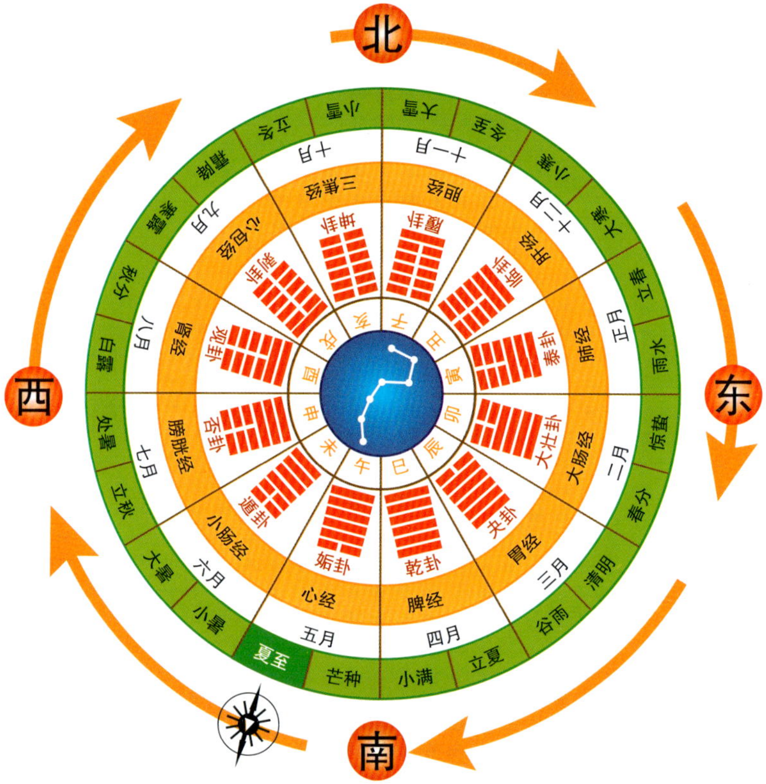


## 夏至时节人体生理反应

在夏至节气中，尽管天气炎热，可是阴气已经开始有所生长。由于阴气的生长，人体在此节气中便显得极其脆弱，容易患上各种疾病。

一些因寒冷而发的疾病到了夏季开始慢慢转轻，如慢性气管炎、支气管炎、肺气肿等，这些疾病在冬季发作频繁，而到了夏天则发作较少或不发作。

## 养生原则

▶ **精神调养**　夏季要神清气和，

快乐欢畅，心胸宽广，精神饱满，如万物生长需要阳光那样，对外界事物要有浓厚的兴趣，培养乐观外向的性格，以利于气机的通泄。

中医说“心主血脉”。心脏通过血脉向全身各组织器官输送养料，以维持正常的生理功能；而许多“心脑”疾病，其治疗也先从“心”的调养开始。

夏季气温高，心脑血管疾病不会像冬季那么容易暴发，但易直接影响血压波动，因为高温酷暑容易使人烦躁不安，大量出汗又会导致血液浓缩，进出空调房间又会受到不断的冷热刺激，这些因素都能引起血压升高，严重者可引起中风或心肌梗死。

## 夏至食补

### 宜酸味和咸味食物

▶ **适当多吃酸味和咸味食物** 夏季是多汗的季节，出汗多，则盐分损失也多，若心肌缺盐，心脏搏动就会出现失常。中医认为此时宜多食酸味以固表，多食咸味以补心。《素问·藏气法时论》有，“心苦缓，急食酸以收之”，“心欲软，急食咸以软之，用咸补之，甘泻之”。就是说藏气好软，故以咸柔软也。

▶ **不宜多吃过寒食物** 从阴阳学角度看，夏季体外越热，体内越冷，因此饮食不可过寒，如《颐身集》所说，夏季心旺肾衰，即外热内寒之意，因其外热内寒，故冷食宜少不宜多，贪多定会寒伤脾胃，令人吐泻。西瓜、绿豆汤、乌梅、小豆汤，虽为解渴消暑之佳品，但不宜冰镇食之。按中医学的脏与脏之间的关系，“肾无心之火则水寒，心无肾之水则火炽。心必得肾水以滋润，肾必得心火以温暖”，从中不难看出心、肾之间的重要关系。

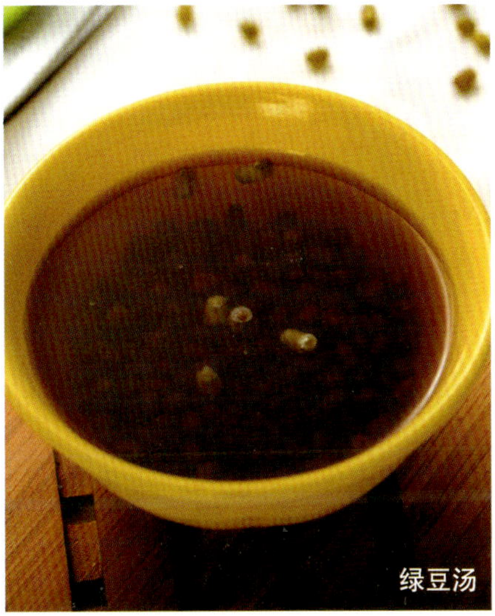

绿豆汤

## 推荐夏至养生菜谱

### ◎清炒苦瓜◎

▶ **原料：**苦瓜2个，青椒1个，干红辣椒2个，大蒜2瓣，植物油、盐、味精各适量。

**制作方法：**苦瓜洗净，对半剖开去瓤、去子，切片；青椒洗净去子切丝；干红辣椒剪成段；大蒜瓣切片。起油锅，油温升至五成热时，放入干红辣椒、大蒜片爆香，再放入苦瓜、青椒大火快速翻炒2分钟，加盐、味精调匀即可。

功效：清暑利湿。

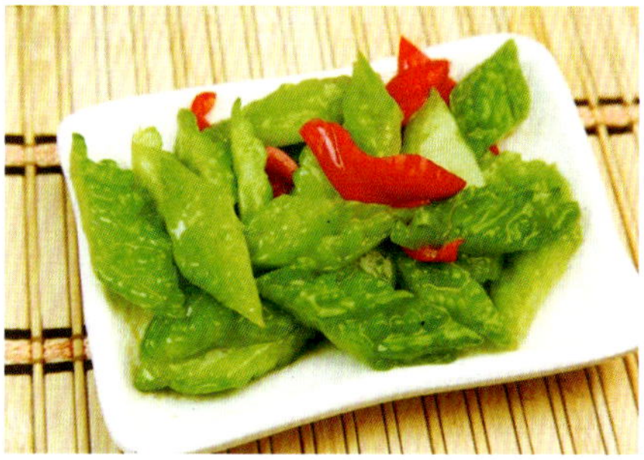

## ◎蚕豆炖牛肉◎

▶ 原料：鲜蚕豆或水发蚕豆120克，牛瘦肉250克，盐、味精、香油各适量。

▶ 制作方法：牛肉切小块，先在锅内焯一下，捞出沥水，将砂锅内放入适量的水，待水温时，牛肉入锅，炖至六成熟。将蚕豆入锅，开锅后改小火，放盐煨炖至肉、豆熟透，加味精、香油，出锅即可。

▶ 功效：健脾利湿，补虚强体。

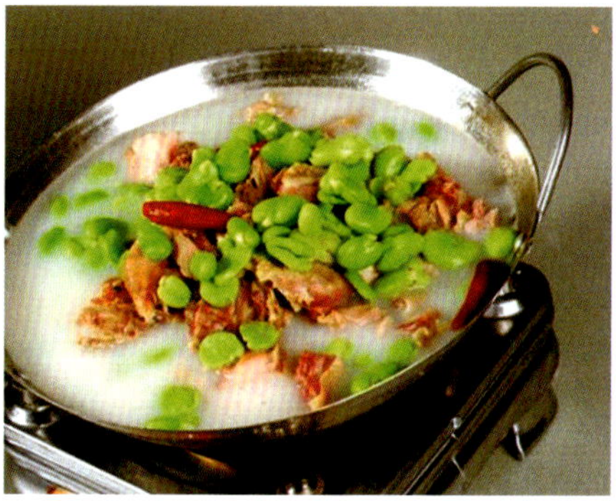

### 夏至时令食物排行榜

| 食物排行榜 | 1 | 2 | 3 | 4 | 5 |
|---|---|---|---|---|---|
| 食物名称 | 西瓜 | 蚕豆 | 咸鸭蛋 | 杏仁 | 苦瓜 |
| 食物的五色 | 绿色 | 褐色 | 青白色 | 棕黄色 | 绿色 |
| 食物的五味 | 味甘 | 味甘 | 味甘 | 味甘、苦 | 味苦 |
| 食物的性质 | 生寒 | 生平 | 生凉 | 性温 | 性凉 |
| 食物的功效 | 清热解暑、生津止渴、利尿除烦 | 健脾，利湿 | 有滋阴、清肺、丰肌、泽肤、除热 | 祛痰止咳；平喘；润肠；下气开痹 | 清热祛心火，解毒，明目。补气益精，止渴消暑 |
| 营养食谱 | 西瓜皮卤肉 | 苋菜炒蚕豆 | 芥菜咸蛋肉片汤 | 银耳杏仁鹌鹑汤 | 苦瓜炒腊肉 |
| 搭配禁忌 | 忌与羊肉同食 | 忌与田螺、玉米同食 | 忌与甲鱼、李子同食 | 忌与小米，猪肉、栗子同食 | 无 |
| 不适合人群 | 口腔溃疡、糖尿病患者 | 中焦虚寒者消化不良、慢性结肠炎、尿毒症及儿童 | 孕妇、脾阳不足、寒湿下痢者 | 婴儿慎服，阴虚咳嗽及泻痢便溏者 | 脾胃虚寒者及孕妇 |

## 起居养生指南

### 协调作息，温浴强身

起居调养，以顺应自然界阳盛阴衰的变化，宜晚睡早起。夏季炎热，若汗泄太过，令人头昏胸闷、心悸口渴、恶心甚至昏迷。安排室外工作和体育锻炼时，应避开烈日。

### 炽热之时，加强防护

▶ 温水洗澡　每日温水洗澡也是值得提倡的健身措施，不仅可以洗掉汗水、污垢，使皮肤清洁凉爽，消暑防病，而且能起到锻炼身体的目的。这是因为温水洗澡时的水压及机械按摩作用，可使神经系统兴奋性降低，体表血管扩张，加快血液循环，改善肌肤和组织的营养，降低肌肉张力，消除疲劳，改善睡眠，增强抵抗力。

▶ 合理安排休息时间　在夏季应该顺应自然界阳盛阴衰的变化，晚睡早起。合理安排午休时间，一为避免炎热之势，二可消除疲劳之感。另外，夏日炎热，腠理开泄，易受风寒湿邪侵袭，睡眠时不宜吹风扇，有空调的房间，室内外温差不宜过大，更不宜夜晚露宿。

▶ 三浴法　天气热起来，正是进行“三浴”锻炼的好时机，所谓“三浴”是指空气浴、日光浴、水浴。每天多通风，并开窗睡觉，进行空气浴；夏季在每天早9:00左右到户外进行日光浴，日光中的红外线照到皮肤上，对心肺功能会起到有益的作用，紫外线照到皮肤上，可使全身功能活跃且循环加速，并能刺激骨髓制造红细胞，防止贫血，此外尚有杀菌消毒作用。还有就是水浴，天气热了，正好可以通过洗澡来降温，注意水温在35℃左右，洗澡要天天进行，不只为了干净，还为了增强体质。

## 经络调养

### 老年病找神门穴和少府穴

▶ 神门穴安神怡心　穴如其名，神气出入之门。心藏神，神门穴实为心气所出入之门。神门穴位于腕部，腕掌侧横纹尺侧端，尺侧腕屈肌腱的桡侧凹陷处。神门穴可以说是我们的安心枕，特别对经常失眠的老年人，此穴非常重要，平时可用大拇指指腹缓慢、轻柔地按摩神门穴。有条件的也可以艾灸，直接灸1～3炷，温和灸10～15分钟。如果有心绞痛、冠心病的老年人，可针刺神门穴，刺法为直刺0.3～0.5寸，可改善冠心病，缓解心绞痛。

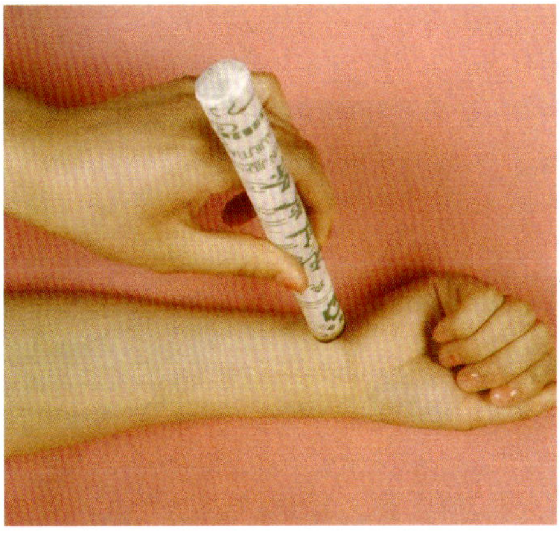

▶ **少府穴清心除烦去心火** 少府穴很好找，在手掌面，第四、五掌骨之间，握拳时当小指与无名指指端之间。少府穴，少，阴也。府，府宅也。该穴名意指本心经气血在此聚集。本穴物质为少冲穴传来的高温水湿之气，至本穴后为聚集之状，如云集府宅，故名。少府穴主要防治原发性心脏病、先天性心脏病。它有清心泻火、行气活血的功效，最强的功效是清心除烦。平时多注意用大拇指按揉少府穴，能让心静下来。另外，像手脚总爱发热，莫名地恐惧焦虑，脑部充血所引起的眼睛红赤、眼睛充血、眼睛痛、鼻黏膜充血等，这些症状也可多揉揉少府穴。

▶ **冬病夏治来艾灸** 每当季节交替，气候变化，慢性疾病易复犯，像慢性气管炎、支气管炎、肺气肿等疾病，特别是年老体弱者尤甚。在夏季均可用艾卷将肚子灸热，可防止慢性疾病复

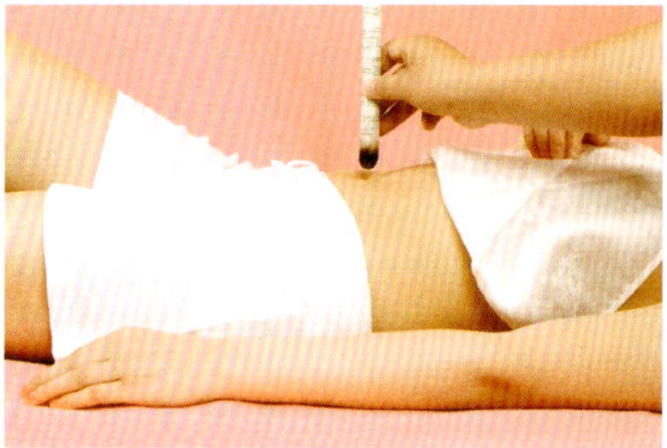

犯，这就是中医的冬病夏治法，又可健康长寿。艾灸时要端坐于椅子上，两脚分开与肩同宽，躯干伸直，全身放松，大腿与小腿成90°，下颌向内微收。每年在夏至这一天，用艾卷(针灸科穴位用的，中药房有售)点燃，离肚脐3~5厘米处，对正肚脐灸，肚脐内热了可使艾卷稍离远点，每次灸20分钟。

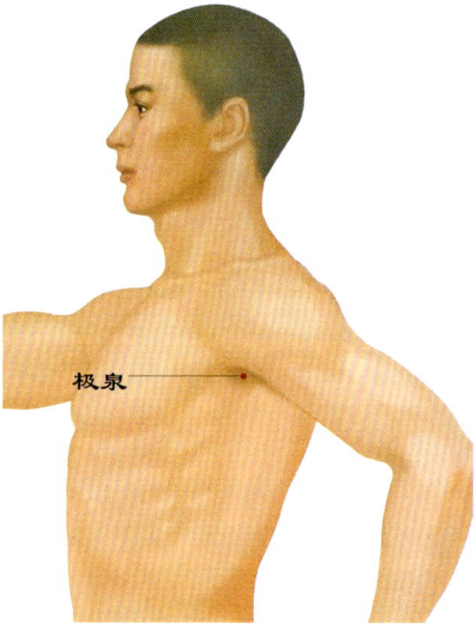


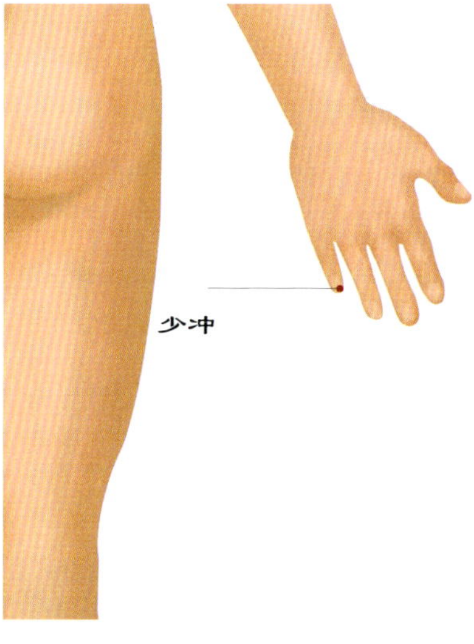

## 第五节 小暑（7月6日～8日）



### 黄帝内经小暑养生法

小暑为每年公历的7月6～8日。《月令七十二候集解》：“六月节……暑，热也，就热之中分为大小，月初为小，月中为大，今则热气犹小也。”暑，表示炎热的意思，小暑为小热，还不十分热。这时江淮流域的梅雨即将结束，盛夏开始，气温升高，并进入伏旱期；而华北、东北地区进入多雨季节，热带气旋活动频繁，登陆中国的热带气旋开始增多。

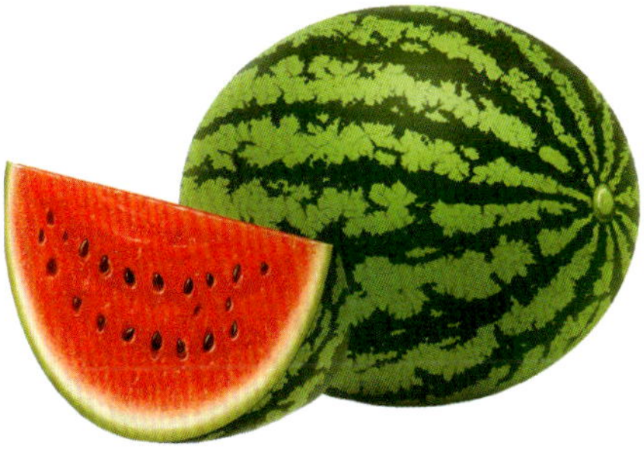

小暑之季，气候炎热，人易感心烦不安，疲倦乏力，在自我养护和锻炼时，我们应按五脏主时，夏季为心所主而顾护心阳，平心静气，确保心脏功能的旺盛，以符合“春夏养阳”之原则。

小暑时节温度较高，降雨增多，即将进入伏天。湿热重是其特点，此时是人皮肤病的高发期，如日光性皮炎、痤疮、晒伤、丘疹性荨麻疹等，因此要做到预防为主，尽量少到草丛、树荫下或潮湿、蚊虫多的地方，室内可熏蚊香，发生皮疹后可外用含有激素的各种软膏或霜剂，口服抗过敏药，注意最好不用红花油，因为有时会致敏，使病情加重。

饮食以清淡为主，注意营养均衡，可以多吃点“苦”，如苦瓜、芹菜等，具有消暑清热、促进血液循环、舒张血管的作用。同时，饮食要有节制，应侧重健脾、消暑、化湿。

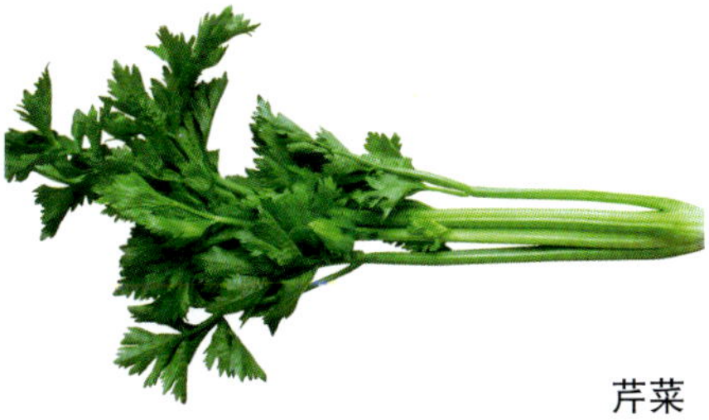

芹菜

## 小暑物语

一般公历的7月6日至8日是小暑天，即农历的六月上旬。斗指未为小暑，斯时天气已热，尚未达极点，故名也。太阳黄经为105度，天气已经很热，但还不到最热的时候，所以叫小暑。这时与夏至相比，白天已经开始变短了，但是气温却一直升高，这是为什么呢？因为太阳直射地球的位置虽然已从北回归线向南移动，但仍直射北半球，北半球的热量收支情况仍是收大于支。所以，在一段时间内北半球的温度还会继续上升，而不会随日照时间的缩短而马上改变。由此可以推出，虽然从天文学上说，小暑时北半球的光照时间已经缩短，但是真正炎热的夏天还没有到，于是就被称为小暑，并且民谚也说：“小暑不算热，大暑三伏天。”

时至小暑，已是初伏前后，到处绿树浓阴，很多地区的平均气温已接近30度，时有热浪袭人之感，时有暴风骤雨来临。所以这一时期雨量一般来说是相当充沛的。有农谚：“大暑小暑，灌死老鼠”之说。更有“小暑南风，大暑旱”“小暑打雷，大暑破圩”之说，意思是指小暑最忌吹南风，否则必有大旱；小暑日如果打雷，必定有大水冲决圩堤。

小暑三候。“初候温风至”，其实这时节温度已经很高，所以这时的风已经是热风了，尤其是近百年来由于气候不断变暖，还经常出现“干热风”。所以，从现代气候学观点看，此候已入伏，应该是“热风至”才符合实际情况。“二候蟋蟀居壁”，蟋蟀在地面上已经觉得很热，于是跑到屋檐下或树荫处乘凉了。“三候鹰如莺”，“莺”指凶猛，这时节鹰等猛禽哺育出的幼鸟飞出巢穴，开始捕食了。

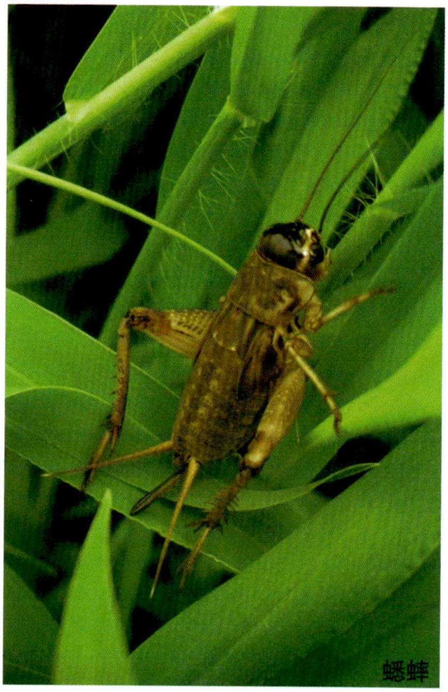
蟋蟀

这个时节虽然说天气炎热，但是出行的人还是很多。这时人们喜欢结伴出游，游览祖国的山水，有些时候他们还会选择凉爽的地方避暑。在清朝时，皇帝就在承德建造了避暑山庄，顾名思义就是在夏季时候避暑的场所。所以在夏季北方的人们也会选择海南或是空气比较凉爽的地方避暑，同时也能放松一下心情。尤其是在快节奏的生活状态下，能够使自己紧张的心情松弛一下，对健康是十分有利的。

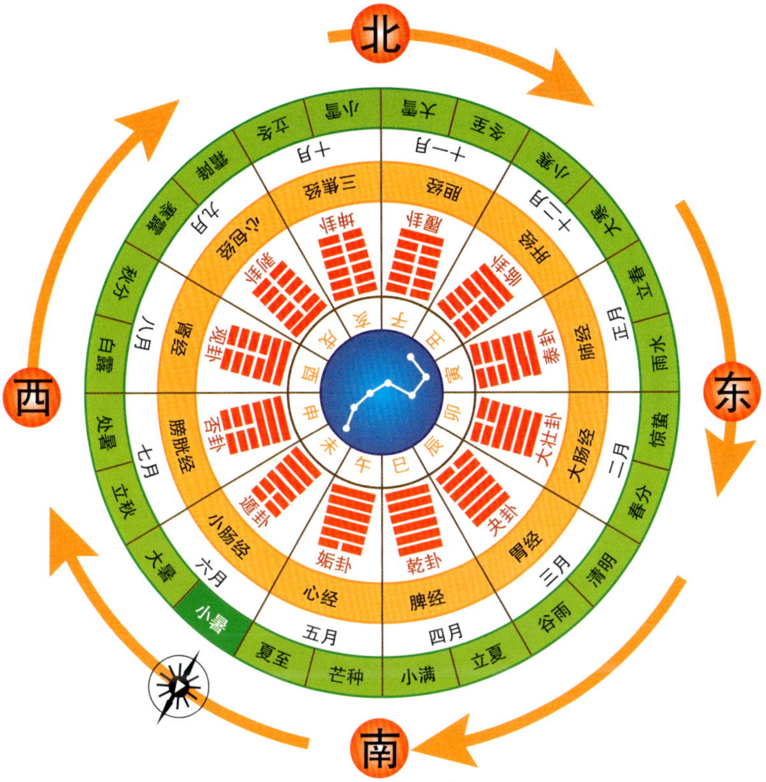


## 小暑时节人体生理反应

▶ **易得胃肠道疾病**　夏季饮食不洁易引起多种胃肠道疾病，如痢疾等。若进食腐败变质的有毒食物，还可导致食物中毒，引起腹痛、吐泻，重者出现昏迷或死亡。气温高时，人体消化液分泌减少，胃酸降低，中枢神经就会受到抑制，因此，人们在夏季往往吃得比原来少。

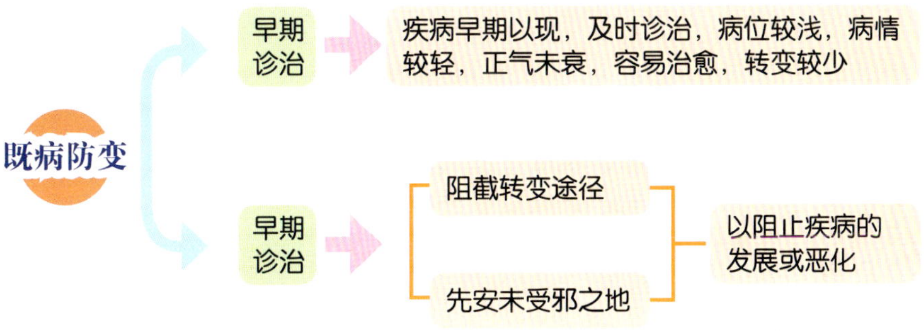

▶ **心脏负荷大，容易中暑** 人体内的血流加快，心脏负荷大，人们最应警惕的便是心力衰竭。伏天里，最易发生的季节病就是中暑。中暑主要是因为气温高，而环境通风差，使体热不能及时向外发散而造成的。

## 养生原则

▶ **保持心静** 小暑是二十四节气的第十一个节气，也是人体阳气最旺盛的时候，“春夏养阳”。时当小暑之际，气候炎热，人易感心烦不安，疲倦乏力，在自我养护和锻炼时，我们应按五脏主时、夏季为心所主的原则顾护心阳，平心静气，确保心脏功能的旺盛，以符合“春夏养阳”之原则。

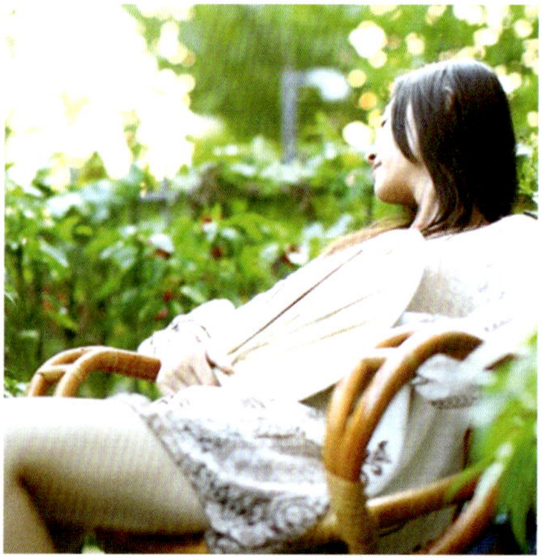

▶ **暑邪耗气防苦夏** “苦夏”是一种常见的暑热证，大多发生在体弱多病者和中年脑力劳动者身上。“苦夏”是由于天暑地热，人体与气候不适应，造成神经功能紊乱和失调。常表现为：一进入夏天，就会经常感到头昏脑涨、全身乏力、倦怠嗜睡、食欲减退、精力不集中、心烦不安等。到秋日暑衰，各种不适便不药而愈，饮食和精力亦恢复正常。“苦夏”虽然不是一种病，但是在一定程度上影响人们的身体健康，可以从饮食、运动、精神调养、合理安排生活起居等多方面进行防治。

## 小暑食补

### 清凉消暑，多吃含钾和酸味食物

▶ **多吃消暑食物** “热在三伏”，此时正是进入伏天的开始。“伏”即伏藏的意思，所以人们应当少外出以避暑气。民间度过伏天的办法是吃清凉消暑的食品。俗话说“头伏饺子二伏面，三伏烙饼摊鸡蛋”，这种吃法便是为了使身体多出汗，排出体内的各种毒素。天气热的时候要喝粥，用荷叶、土茯苓、扁豆、薏米、猪苓、泽泻、木棉花等材料煲成的消暑汤或粥，或甜或咸，都适合此节气食用，多吃水果也有益于防暑，但是不要食用过量，以免增加肠胃负担，严重的会造成腹泻。

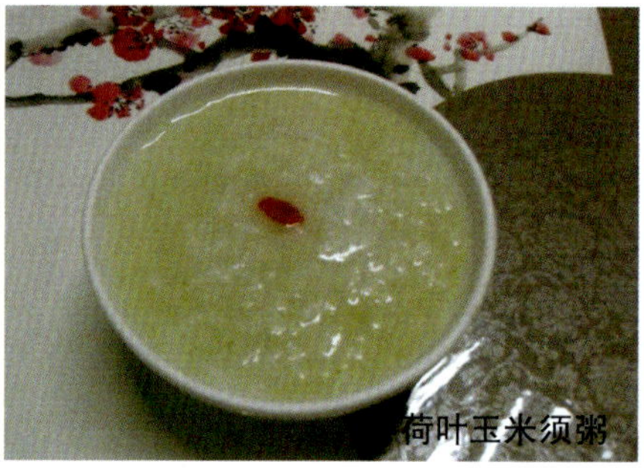
荷叶玉米须粥

▶ **多吃含钾食物补体力** 由于夏天人们出汗较多，致使体内丢失一部分水分、盐分及一定量的钾元素，会引起人体倦怠无力、头昏头痛、食欲不佳、精神不振等症状。为防止缺钾，在日常膳食中可多吃大豆、草莓、桃子、土豆、紫菜、芹菜、毛豆等含钾丰富的食物。

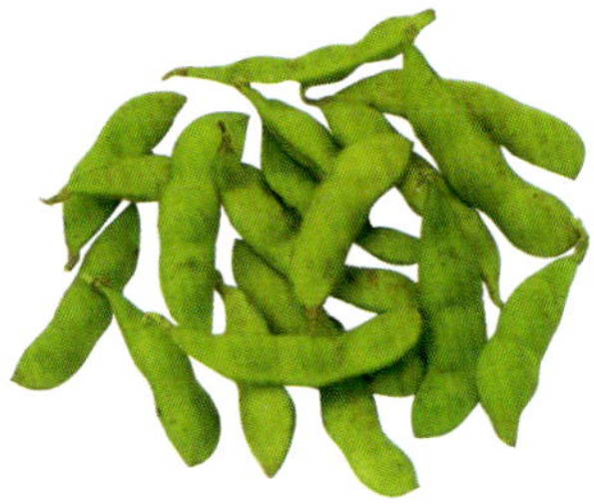

毛豆

▶ **多酸生津兼敛汗** 炎热夏季出汗较多，食欲不振，四肢乏力，脾胃功能降低。酸味食物能敛汗止泻、祛湿，可预防人们因流汗过多而耗气伤阴，又能生津解渴、健胃消食。因此，夏季应适当吃些酸味食物，如番茄、柠檬、草莓、乌梅、杨梅、葡萄、山楂、菠萝、芒果、猕猴桃等。此外，持续高温下细菌易繁殖，多吃酸味食品可增加胃液酸度，帮助杀菌和消化。

## 推荐小暑养生菜谱

### ◎冬瓜海带汤◎

▶ **原料：**冬瓜300克，海带50克，植物油、盐、味精各适量。

▶ **制作方法：**将冬瓜去皮切块洗净，海带用水泡40分钟，洗净切丝。锅中倒油，油热倒入冬瓜和海带翻炒2分钟，大火再烧8分钟，加盐、味精即可。

▶ **功效：**清暑利水。

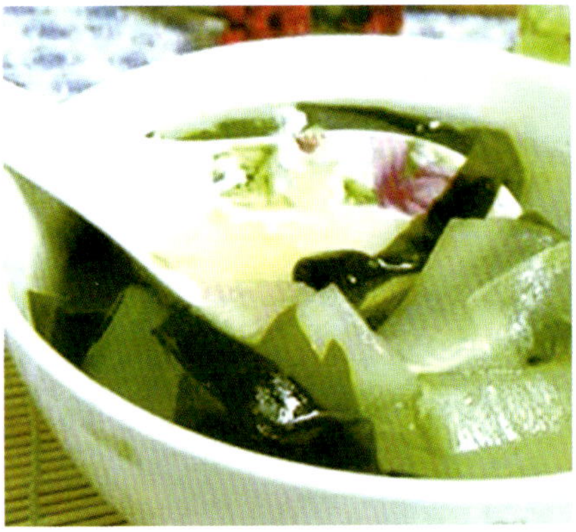

### ◎丝瓜番茄粥◎

▶ **原料：**丝瓜500克，番茄3个，大米100克，葱姜末、盐、味精各适量。

▶ **制作方法：**丝瓜洗净去皮，切小片；番茄洗净，切小块备用。大米洗净放入锅内，倒入适量清水置火上煮沸，改小火煮至八成熟，放入丝瓜、葱姜末、盐煮至粥熟，再放番茄、味精稍炖即可。

▶ **功效：**清热解暑，化痰止咳，生津除烦。

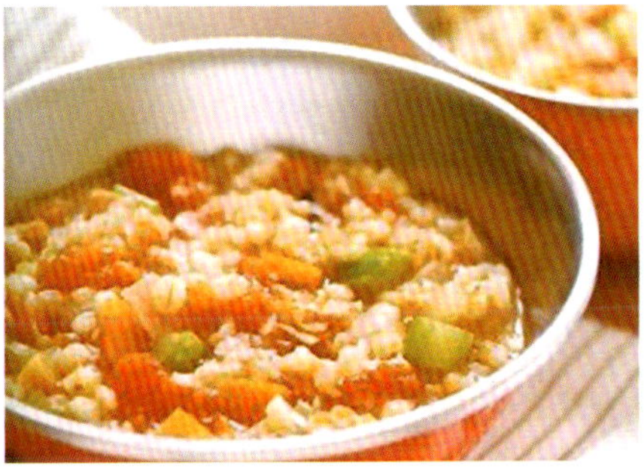

## 起居养生指南

### 晨练不宜过早，夏不坐木

起居应少动多静，要注意劳逸结合，保护人体的阳气。要保证充足的睡眠，并利用午睡弥补夜晚睡眠之不足。夏季人体能量消耗很大，运动时更要控制好强度。运动后别用冷饮降温。

▶ **晨练不宜过早**　夏季天亮之前，空气并不清新，是污染的高峰期。在日出前没有光合作用，绿色植物周围并没有多少新鲜氧气，不利于健身；并且清晨气温偏低，如果衣着较少，易患感冒，或引发关节疼痛、胃痛等病症。故夏季晨练的时间不宜早于上午6点。

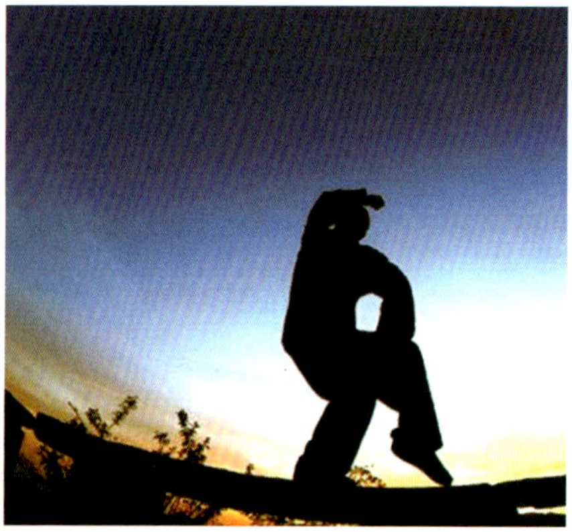

▶ **应正确使用空调**　夏季使用空调时，室温应控制在26℃～28℃，室内外温差不宜超过8℃；定时通风换气，禁止在空调房抽烟。长时间在空调房间的人，每天要到户外活动3～4小时；年老体弱者、高血压患者，最好不要久留空调房间。

▶ **夏不坐木**　小暑节气时，因为气温高、湿度大，久置露天里的木料，如公园里、小区里的椅凳等，露打雨淋，含水分较多，表面看上去是干的，可是经太阳一晒，温度升高，便会向外散发潮气，体虚或老年人如果在上面坐久了，能诱发痔疮、风湿和关节炎等病。所以在小暑节气中要注意不能长时间地坐在露天放置的木料上。

## 经络调养

### 养护肺经，喉咙痛找少商穴

▶ **手太阴肺经养生法**　中医认为，小暑对应的是人体的手太阴肺经。该经主治呼吸系统的疾病和五官疾病，如急慢性支气管炎、气喘、咳嗽、胸痛、咽炎、鼻炎、鼻出血等。手太阴肺经是行走于手臂内侧的一条重要经脉，属肺脏。而中医认为"肺为娇脏"，这是因为肺通过口鼻直接与外界相通，易受侵邪，不耐寒热。肺的主要功能是吸入自然界的清气，呼出体内的浊气，使卫气散布全身，保护肌表，输送水分和血液。

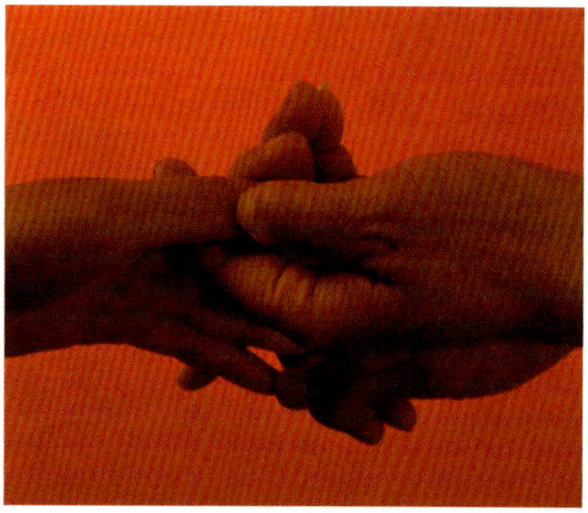

少商穴是治疗咽喉肿痛的要穴，少商穴在拇指末节桡侧，距指甲根0.1寸。取穴时伏掌于桌面，伸出拇指，并沿拇指指甲底部与桡侧缘各引一条直线，其交点即为少商穴。可以自己指压少商穴治打嗝，效果也是不错的。用拇指和食指紧压少商穴，直至有酸痛感为度，持续指压半分钟至一分钟，打嗝一般都可以停止。

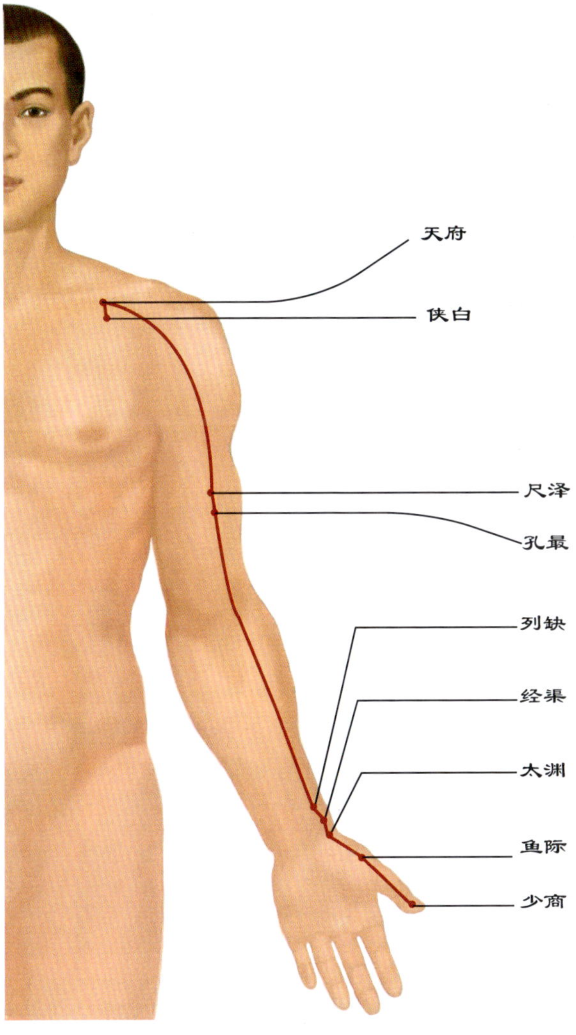

# 第六节

## 大暑（7月22～24日）

### 黄帝内经大暑养生法

每年公历7月22～24日之间的大暑是夏季的最后一个节气，也是一年中最热的节气。这个节气雨水多，谚语说："三伏之中无酷热，五谷田禾多不结，此时若不见灾危，定主三冬多雨雪。《管子》中也说："大暑至，万物荣华。"

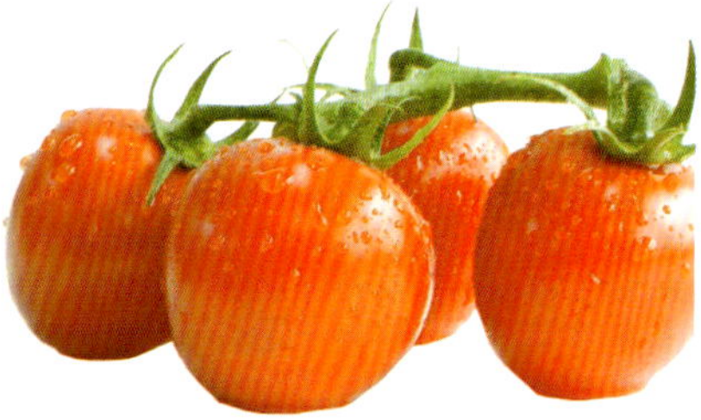

夏季气候炎热，酷暑多雨，暑湿之气容易乘虚而入，暑气逼人，心气易于亏耗，尤其老人、体虚气弱者往往难以将养，而导致疰夏、中暑等症状。

大暑是全年温度最高、阳气最盛的时节，在养生保健中常有"冬病夏治"的说法，故对于那些每逢冬季发作的慢性疾病，如慢性支气管炎、腹泻、肺气肿、支气管哮喘、风湿痹症等阳虚证，此时是最佳的治疗时机。

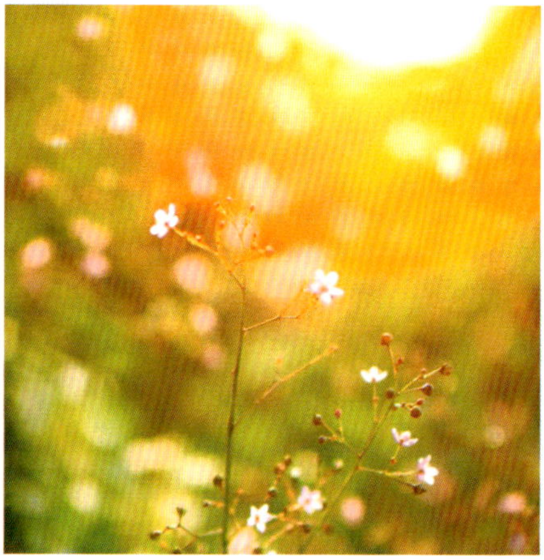

盛夏阳热下降，水汽上腾，湿气充斥，故在此季节，感受湿邪者较多。在中医学中，湿为阴邪，其性趋下，重浊黏滞，易阻遏气机，损伤阳气，食疗药膳以清热解暑为宜。著名医家李时珍尤其推崇药粥养生，他说："每日起食粥一大碗，空腹虚，谷气便作，所补不细，又极柔腻，与肠胃相得，最为饮食之妙也。"药粥对老年人、脾胃功能虚弱者都是适宜的。药粥虽对人体有益，但不可通用，要根据每人的不同体质、疾病，选用适当的药物配制成粥，方可达到满意的效果。

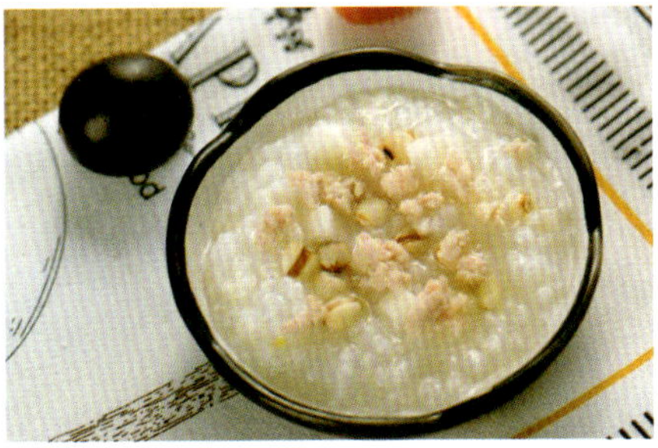

## 大暑物语

大暑，是一年中最热的节气。其气候特征是：“斗指未为大暑，斯时天气甚烈于小暑，故名曰大暑。”大暑正值中伏前后，在我国很多地区，经常会出现摄氏40度的高温天气．这时骄阳如烈火，大地上热气蒸腾，酷热难耐；阴雨时，天气闷得令人喘不过气来，人们手摇凉扇，头顶湿毛巾，想尽办法来对付暑热，但是仍然是炎热。这种天气并且持续长达一个月。大暑一般在每年公历7月22至24日，即农历的六月下旬，太阳已运行到黄经120度。当日正午用圭表测日影，影长为古尺三尺四寸。相当于今天的0.83米。

## 大暑季节特征

大暑时节既是喜温作物生长速度最快的时期，也是乡村田野蟋蟀最多的季节，我国有些地区的人们茶余饭后有以斗蟋蟀为乐的风俗。大暑也是雷阵雨最多的季节，有谚语说：“东闪无半滴，西闪走不及。”意谓在夏天午后，闪电如果出现在东方，雨不会下到这里，若闪电在西方，则雨势很快就会到来，要想躲避都来不及。人们也常把夏季午后的雷阵雨称之为“西北雨”。并且还说大暑时的天气阴阳多变，相隔几米远的地方，有可能就是两种天气，就如唐代诗人刘禹锡的诗句：“东边日出西边雨，道是无晴却有晴。”这也就是大暑时期的三候说的“三候大雨时行”。那么初候是指什么？“初候腐草化萤”，是指夏天可以看到很多的萤火虫在田间飞来飞去，寻找食物。“二候土润溽暑”，指这时候正是喜水性作物生长的最佳时节。

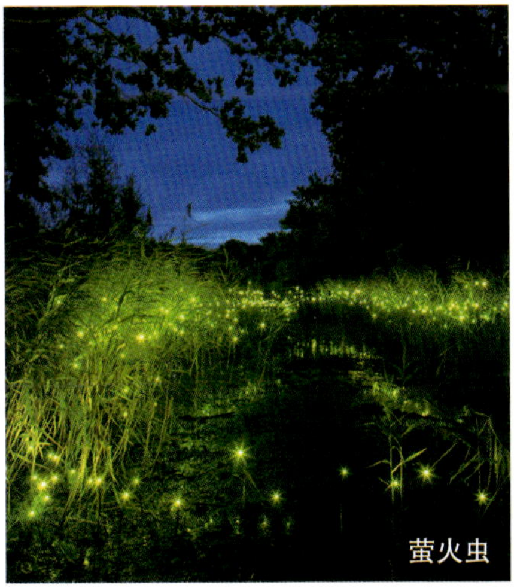
萤火虫

大暑前后气温高本是气候正常的表现，因为较高的气温有利于春作物扬花灌浆，但是气温过高，农作物生长反而受到抑制，水稻结实率明显下降。华南西部入伏后，光、热、水都处于一年的高峰期，三者互为促进，形成对大春作物生长的良好气候条件。

炎热的大暑是茉莉、荷花盛开的季节，馨香沁人的茉莉，天气愈热香愈浓郁，给人洁净芬芳的享受。高洁的荷花，不畏烈日骤雨，晨开暮敛，诗人赞美它“映日荷花别样红”，生机勃勃的盛夏，正孕育着丰收。

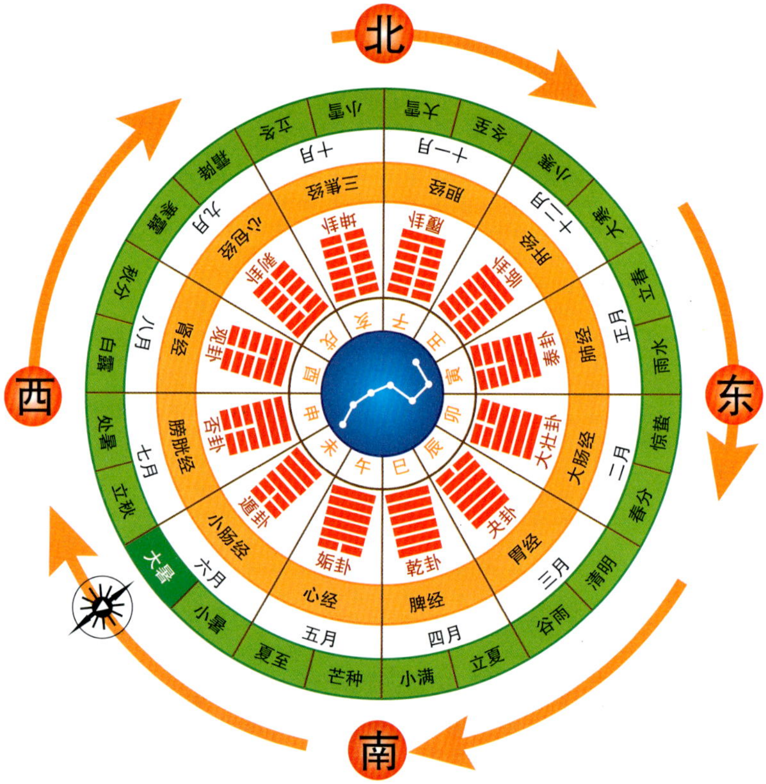


## 大暑时节人体生理反应

▶ **气血运行旺盛**　夏季主阳，是阳盛之极，阳气盛、气温高，充于体表，人体阳气运行畅达于外，气血趋向于体表。

▶ **大量出汗**　津液外泄，夏季炎热，易使人体腠理开泄、津液外泄，出汗量要远远大于其他季节。

▶ **心脏功能旺盛**　心通于夏，人体心脏与夏季相应，心脏的生理功能在夏季比较旺盛，具体表现在心主血脉，气血旺盛，运动畅达，汗液排泄增加，阳气充，浮于外，功能活动亦加强，精力充沛。

## 养生原则

切不可急躁或大怒；睡眠要充足，不可在过于困乏时才睡，应当在微感乏累之时便开始入睡。睡眠之时不可露宿，室温要适宜，不可过凉或过热，房中也不可有对流的空气，即所谓的“穿堂风。早晨醒来，可先在床上做一些保健的活动，如运眼、叩齿、鸣天鼓等，再下床活动。早晨可到室外进行一些健身活动，但运动量不可过大，以身体微微出汗为度，可选择散步或练习静气功。日常生活中，气温高的中午不要外出，而居室温度亦不可太低，工作量不宜过大。

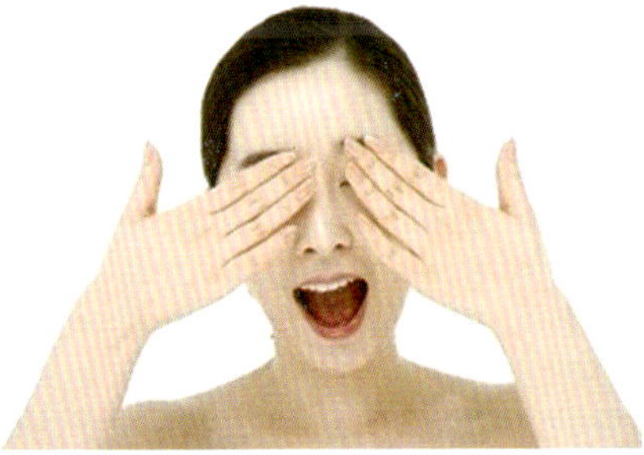

## 大暑食补

### 多吃防暑湿、益气养阴的食物

▶ **多吃些燥湿健脾的食物** 可用橘皮10克（鲜皮加倍），冰糖适量，用开水浸泡后代茶饮。具有理气开胃、燥湿化痰的功效，适用于暑湿所致的脘腹胀满、饮食无味者食用。大暑时节，除了炎热外，还会出现多雨或阴雨绵绵的天气，气候特点以潮湿闷热为主，所以从传统养生学的角度讲，特别要注意对暑湿的预防。暑湿侵害人体可出现胸膈满闷、饮食无味、口中黏腻、头昏脑涨、肢体困重等症状，所以应以消暑清热、化湿健脾的方法进行预防或治疗。

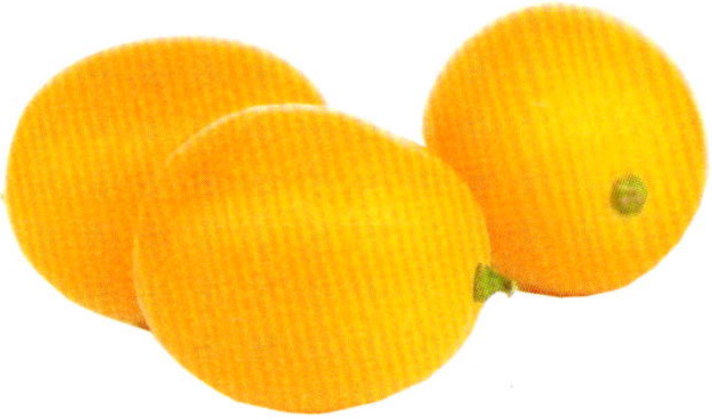

▶ **益气养阴的食物不可少** 大暑天气酷热，出汗较多，容易耗气伤阴，此时，人们常常是“无病三分虚”。因此，除了要及时补充水分外，还应常吃一些益气养阴的食品以增强体质，使湿热之邪无机可乘。但所选食物一定要清淡，不可过于滋腻，否则极易伤胃，导致消化不良。如山药、红枣、海参、鸡蛋、牛奶、蜂蜜、莲藕、木耳、甲鱼、豆浆、百合粥等，都是夏日进补的佳品，可根据个人口味选用。

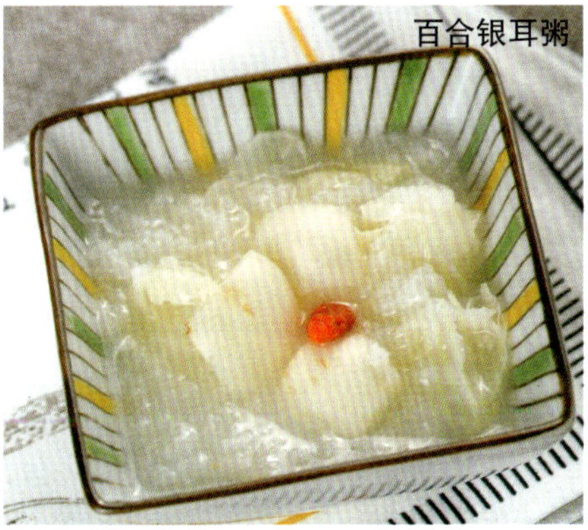
百合银耳粥

蛋白质供给要充足。大暑气温较高，人体新陈代谢增快，能量消耗大，因此蛋白质的供应必须酌量增加，每日摄入量应在100～120克为宜。植物蛋白可以从豆制品中获得，动物蛋白除了奶制品外，还应适当吃点肉。夏季的肉食以鸡肉、鸭肉、猪瘦肉、鸽肉等平性或凉性的肉制品为首选。

## 推荐大暑养生菜谱

### ◎山药西瓜炒百合◎

▶ **原料：**山药200克，西瓜、百合各150克，大葱、姜各10克，植物油20毫升，盐3克，味精2克，水淀粉5毫升，香油适量。

▶ **制作方法：**山药去皮切象眼丁，西瓜取瓤（去子）切象眼丁，以上两料与鲜百合分别用沸水焯出。锅内加植物油烧热，加大葱、姜烹出香味，放山药丁、百合炒，随加盐、味精，加西瓜丁大火快炒，用水淀粉勾芡，淋香油即可。

▶ **功效：**清热解暑，滋补心脏。

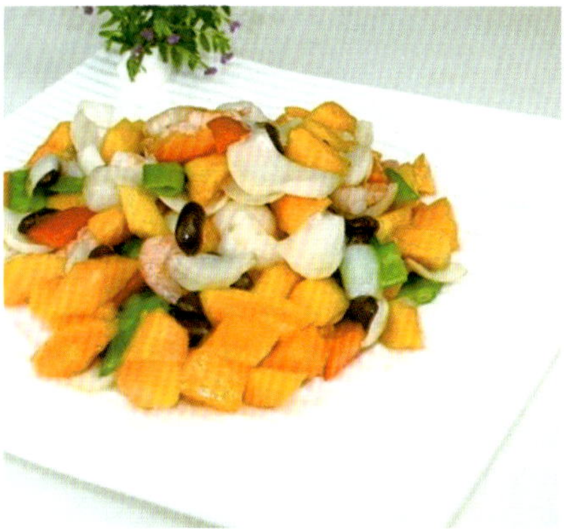

### ◎西瓜番茄汁◎

▶ **原料：**西瓜1/2个、番茄3个。

▶ **制作方法：**西瓜去皮、去子，番茄用沸水冲烫，剥去皮。二者同时绞汁，两汁合并，随量饮用。

▶ **功效：**清热生津，止渴除烦。对于夏季感冒、口渴、烦躁、食欲不振、消化不良、小便赤热者尤为适宜。

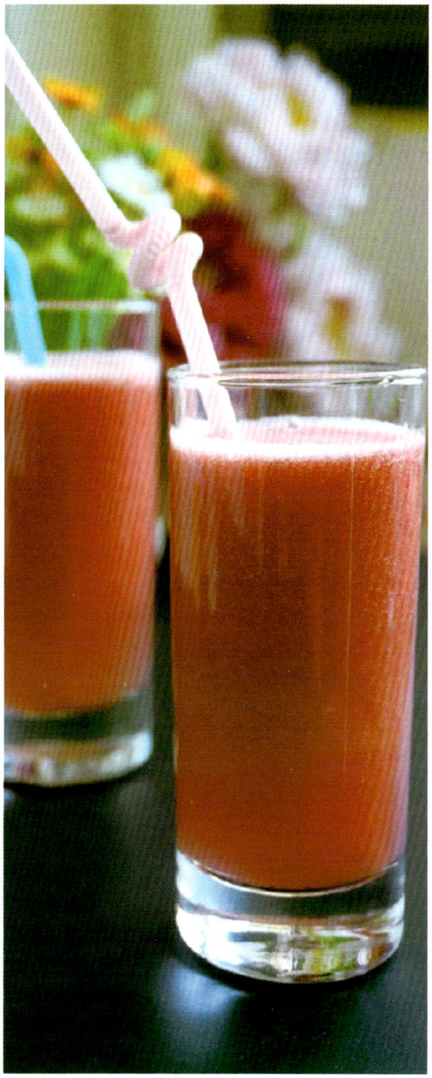

## 大暑时令食物排行榜

| 食物排行榜 | 1 | 2 | 3 | 4 | 5 |
| --- | --- | --- | --- | --- | --- |
| 食物名称 | 冬菇 | 紫菜 | 西瓜 | 百合 | 番茄 |
| 食物的五色 | 褐色 | 紫色 | 绿色 | 白色 | 红色 |
| 食物的五味 | 味甘 | 味甘、咸 | 味甘 | 味甘 | 味甘、酸 |
| 食物的性质 | 性平、凉 | 性寒 | 性寒 | 性寒 | 性微寒 |
| 食物的功效 | 补肝肾、健脾胃、益智安神、美容养颜 | 化痰软坚、清热利水、补肾养心 | 清热解暑、生津止渴、利尿除烦 | 清火、润肺、安神 | 生津止渴、健胃消食、清热解毒、降低血压 |
| 营养食谱 | 冬菇金针菜 | 发菜鸡卷 | 西瓜皮卤肉 | 西芹炒百合 | 番茄烧豆腐 |
| 搭配禁忌 | 忌与鹌鹑肉、河蟹同食 | 无 | 忌与羊肉同食 | 忌与猪肉食用 | 忌与蟹、水獭肉同食 |
| 不适合人群 | 顽固性皮肤瘙痒者 | 腹痛便溏及脾胃虚寒者 | 口腔溃疡、糖尿病患者 | 感冒风寒咳嗽、脾胃虚寒，腹泻便溏者 | 服用抗凝血药物者 |

## 起居养生指南

### 寡言养气，在家练养生功

▶ **寡言以养气** 大暑时节，人体元气不足，若是经常喋喋不休地大声叫喊，必然要消耗肺气，影响呼吸系统的正常功能，致使体内元气不足，外邪乘虚而入致百病丛生。有些人追求刺激，群聚一起狂呼乱叫，嬉笑不已，这样只会损精耗气，使人精神飞驰，血气流荡，变生他疾。因此，这个时节应寡言少语，以养元气。

▶ **常做静坐转颈叩齿功** 大暑季节要慎外出，可以在早晚进行身体活动。可以练习以下功法：坐姿，双拳撑地，头部向肩部方向扭动，远视，左右方向各做20次。叩动牙齿40次，调息，津液咽入丹田10次。可治头痛、胸背风毒、咳嗽上气、喘咳烦心、胸膈胀满、掌中热、脐上或肩背痛、中风、多汗、心情郁结、健忘等症。

## 经络调养

### 按揉中府穴和太渊穴

▶ **中府穴调气丰胸** 中府穴在胸部，横平第一肋间隙处，锁骨下窝外侧，云门穴下1寸，前正中线旁开6寸。

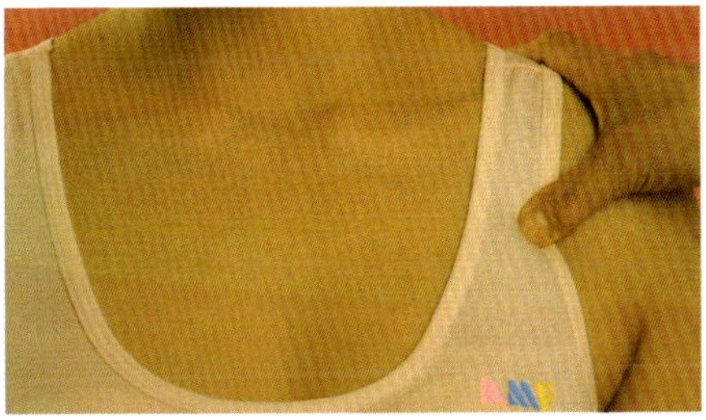

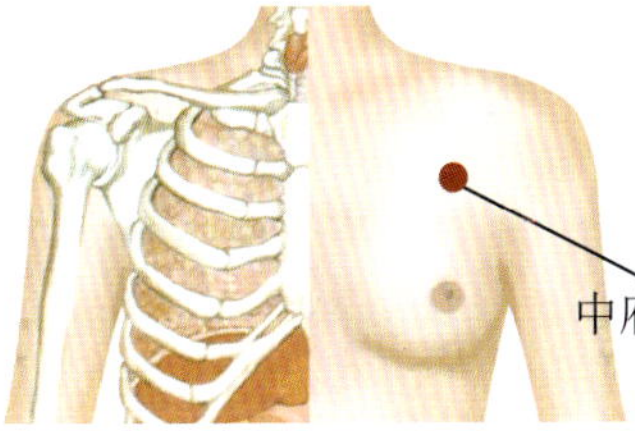

中府穴是肺经韵募穴，就是肺气血直接输注的地方，所以用中府穴来调节肺所主的“气”，如咳嗽、气喘、胸满痛、气胀、呼吸急促等肺部病，经常按揉中府穴是很有好处的。如剧烈运动后气喘，可马上按揉中府穴，只要找对穴位，一般2分钟左右，气喘就能缓解。另外，中府穴也有治疗腹胀、消化不良、水肿等病症的作用。

太渊穴宣肺解表、益气通脉 本穴位于上肢，腕掌侧横纹桡侧，桡动脉搏动处。有宣肺解表、益气通脉的作用，可治疗感冒、咳嗽、咯血、咽痛、哮喘、肺结核等病症。太渊为肺经的原穴，补气的效果非常好，为一个大补穴。一方面，气不足，肺气虚，喘不上气来可以按揉这个穴；另外一方面，肺朝百脉，这个穴位又是脉之会穴，人体的脉都在这里汇集，所以无论是静脉曲张，还是心血管疾病，只要跟脉有关的，都可以揉太渊穴，均可达到缓解之功效。

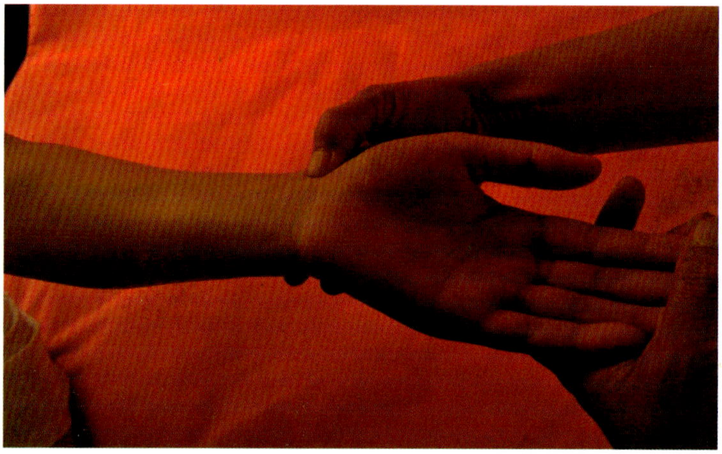

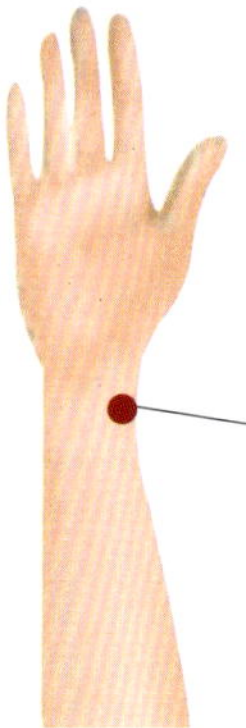

# 第三章 秋季养生 调和精气神

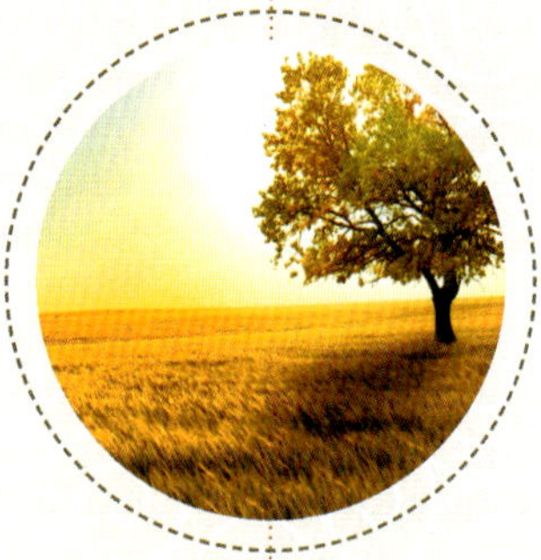

# 叁

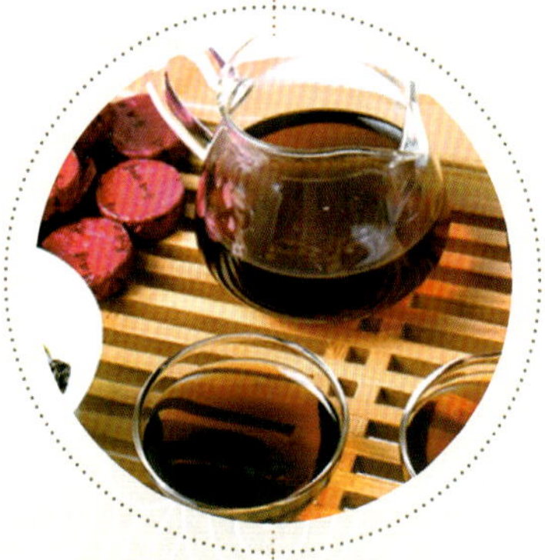

## 第一节
## 立秋（8月7日～9日）

### 黄帝内经立秋养生法

每年8月7日或8日，当太阳到达黄经135°时为立秋。立秋的“立”是开始的意思，“秋”是指庄稼成熟的时期。农历书曰：“斗指西南维为立秋，阴意出地始杀万物，按秋训示，谷熟也。”立秋表示暑去凉来，秋天开始之意。有谚语说，“立秋之日凉风至”，但从气候特点来看，立秋由于盛夏余热未消，秋阳肆虐，特别是在立秋前后，很多地区仍处于炎热之中，故有“秋老虎”之称。

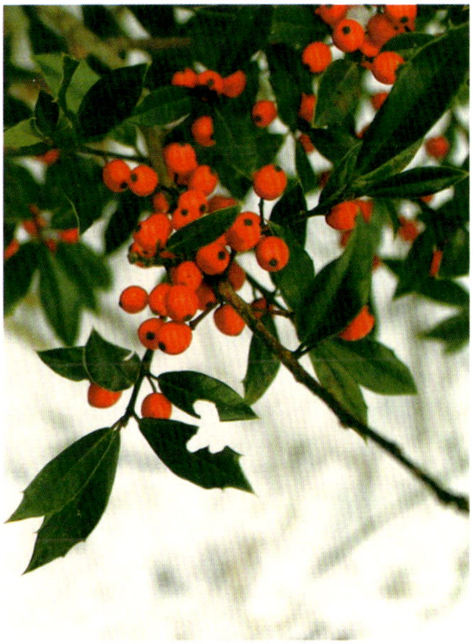

立秋的气候是由热转凉的交接节气，也是阳气渐收，阴气渐长，由阳盛逐渐转变为阴盛的时期，因此秋季养生，凡精神情志、饮食起居、运动锻炼皆以养收为原则。同时，中医认为，立秋到秋分之间，属于“入地户”，气化由阳入阴，天气渐凉，热渐退，昼渐短、夜渐长，气温由热转凉，大地逐渐转为收藏。所以，从立秋起，要开始养阳。

在饮食调养上，益肺气滋肾阴，养肝血润肠燥是秋天饮食之要。要多吃些滋阴润燥的食物，如燕窝、芝麻、鳖肉、藕、菠菜、梨、银耳、甘蔗、乌骨鸡、猪肺等。要吃些温食，少辛增酸。因为初秋时节，仍然是湿热交蒸，以致脾胃内虚，抵抗力下降，这时若能吃些温食，特别是食用大米或糯米，均有极好的健脾胃、补中气的功能。而辛味入肺，肺气太盏可损伤肝的功能，故在秋天要“增酸”，以增强肝脏的功能。

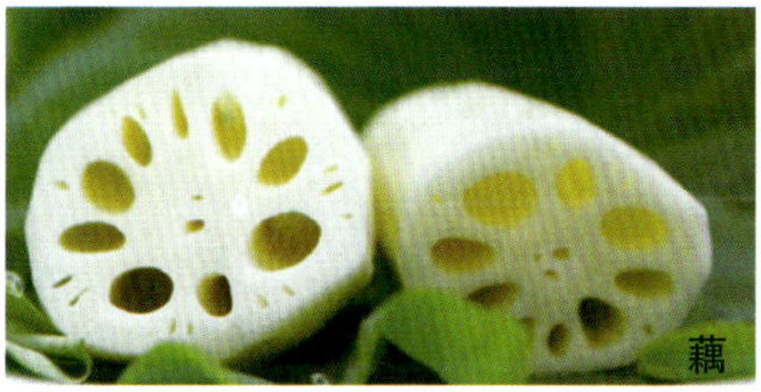
藕

## 立秋物语

立秋在每年的8月7日至9日．即农历七月上旬，这时太阳黄经为135度。从这一天开始，天高气爽，月明风清，气温由热逐渐下降。但是我国地域辽阔幅员广大，纬度、海拔高度不同，立秋这一天不可能同时进入凉爽的秋季。从其气候特点看，立秋由于盛夏余热未消，秋阳肆虐，特别是在立秋前后，很多地区仍处于炎热之中，故素有“秋老虎"之称。气象资料表明，这种炎热的气候。往往要延续到九月的中下旬，天气才真正能凉爽起来，但是这时的气温已经不像是夏季的气温，立秋之后清晨和晚间空气已经十分凉爽，只是中午的气温仍然会很高。

根据多年的经验总结，立秋在三伏天的末尾阶段，虽然早晚有些凉风，可中午时分的气温仍然很高，这时的降雨量也减少了，地表温度有时甚至可超过头伏和二伏，所以人们还习惯把这时叫作“秋老虎”。

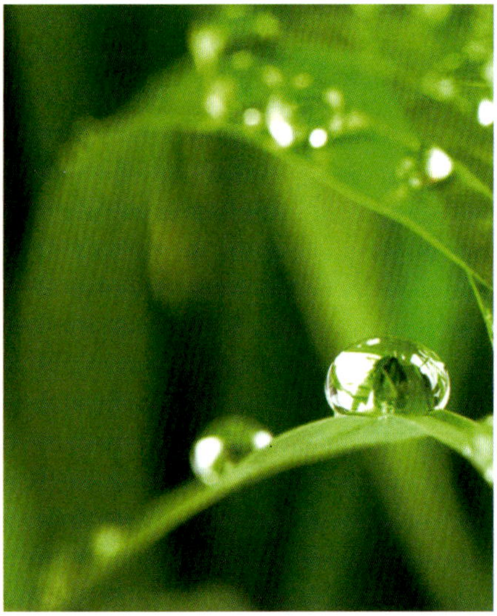

## 立秋季节特征

立秋之后也有明显的特征来表明三候。初候的天气已经凉爽，因为这个时节不再刮炎热的夏天时常刮偏南风，而开始刮偏北风，所以有“初候凉风至”之说。“二候白露降”，由于白天日照仍很强烈，夜晚的凉风刮来形成一定的昼夜温差，空气中的水蒸气凝洁成了露珠，于是人们习惯上把它说成是霜降。三候时，树上的蝉食物充足，温度适宜，在微风吹动的树枝上得意地鸣叫着，好像告诉人们炎热的夏天过去了，人们就把三候说成“寒蝉鸣”。三候的说法并不能完全说明立秋的天气状况，

## 立秋迎秋之俗

在我国封建社会时期，还有立秋迎秋之俗，每到此日，封建帝王们都亲率文武百官到城郊设坛迎秋。此时也是军士们开始勤操战技，准备作战的季节。由此可见立秋日为何如此的重要。

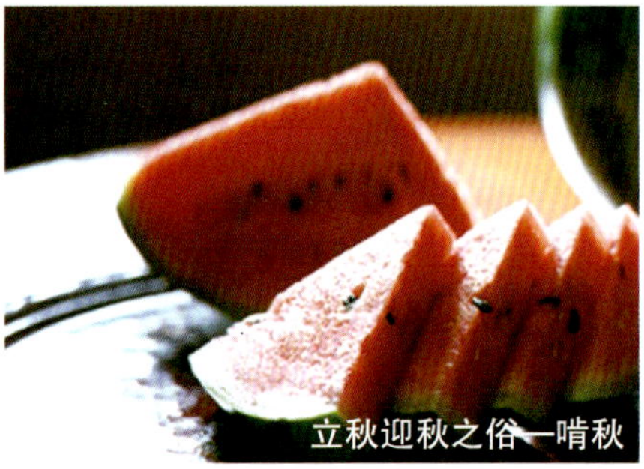

立秋迎秋之俗——啃秋

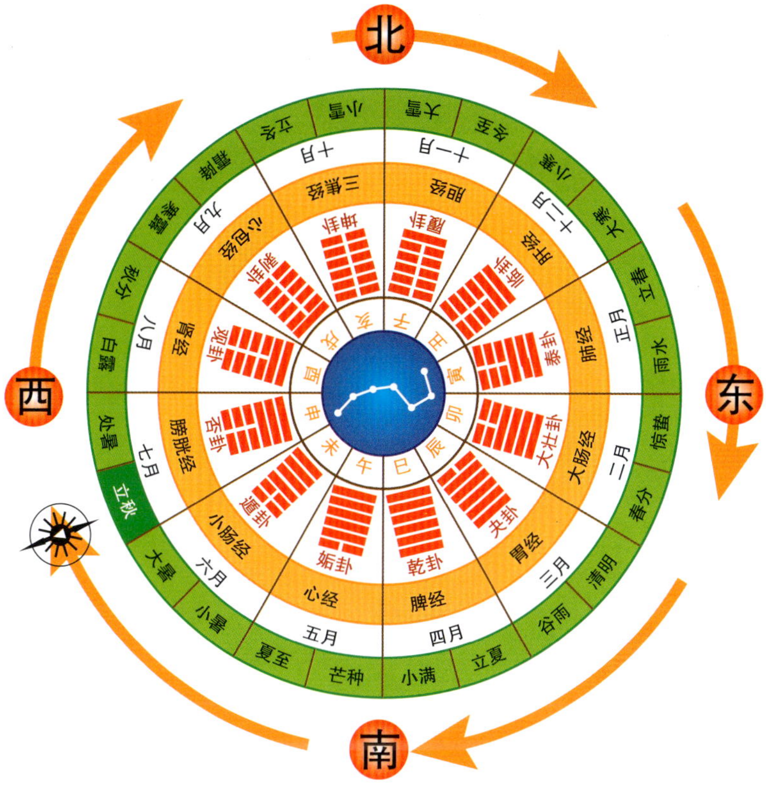


## 立秋时节人体生理反应

▶ **呼吸道抵抗力下降** 气温下降及空气干燥，会降低呼吸道黏膜的抵抗力，细小支气管的阻力增加，黏膜纤毛运动减少，使感冒、支气管炎、哮喘增多。

▶ **情绪低落** 秋应于肺，肺气虚则机体对不良刺激的耐受性下降，容易产生悲秋的情绪。

## 养生原则

▶ **愕然伤肺气** 农历七、八、九月，正值秋季，阴气已升。万物果实已成，自然界一派从容平定的气象。秋风劲急，肃杀将至。人们要早睡，并要鸡鸣即起，使意志安逸宁静，以缓和秋季肃杀之气。如果人体违逆了秋季收敛之气，就要伤害肺气。秋季伤害了肺气，到了冬季就要发生各种病变，这是因为人在秋季养“收气”不足，到了冬季奉养“藏气”力量不够的缘故。

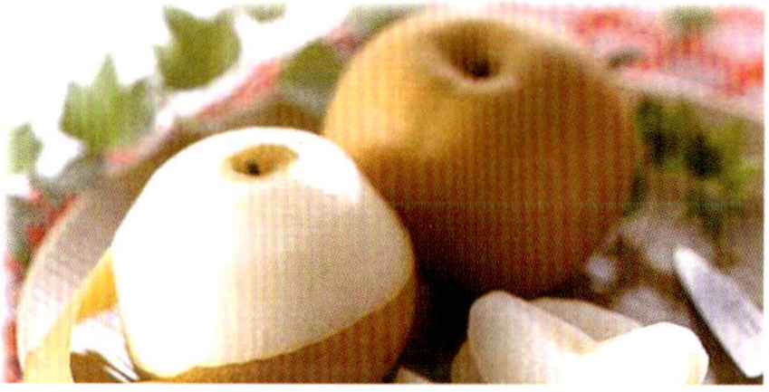

▶ **减少性生活** 为适应“春夏养阳，秋冬养阴”的养生原则，秋天的性生活亦应当有所减少。春秋两季气候宜人，所以在秋天人们性生活比夏天要多，这是不符合养生原则的，因为此节气人体阴盛阳衰，过度的性生活对身体害处很大。现代研究认为，性生活过度会导致内分泌失调，免疫防御功能减退，对各种疾病的抵抗力减弱，致使代谢功能反常，易引起各种疾病，使肿瘤发病率增高。尤其是中老年人更应节制房劳，这是由于中老年人的肾精已经亏少，再“纵欲贪欢”，肾精耗竭，会促其衰亡。因此，中医养生学主张节欲保精，保得一分精液，多延一分寿命。

## 立秋食补

### 多吃生津润燥食物

▶ **适当多吃酸味食物** 在秋季养生中，《素问·藏气法时论》说：“肺主秋……肺欲收，急食酸以收之，用酸补之，辛泻之。”可见酸味收敛肺气，辛味发散泻肺，秋天宜收不宜散，所以要尽量少吃葱、姜等辛味之品，适当多食酸味果蔬。

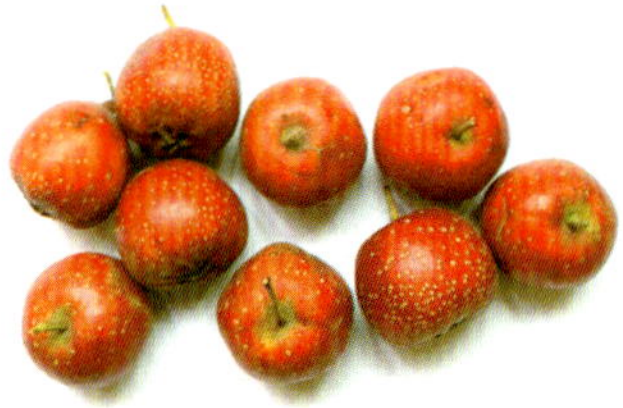

山楂

▶ **饮食不要过于生冷** 此季天气由热转凉，人体为了适应这种变化，生理代谢也发生变化。饮食特别注意不要过于生冷，以免造成肠胃消化不良，发生各种消化道疾患。

▶ **适当多吃生津润燥食物** 秋时肺金当令，肺金太旺则克肝木，故《金匮要略》又有“秋不食肺”之说。秋季燥气当令，易伤津液，故饮食应以滋阴润肺为宜。《饮膳正要》说：“秋气燥，宜食麻以润其燥，禁寒饮。”也有养生家主张入秋宜食生地粥，以滋阴润燥者。总之，秋季时节，可适当食用芝麻、枸杞子、百合、糯米、大米、蜂蜜、枇杷、菠萝、乳制品等柔润食物，以益胃生津。

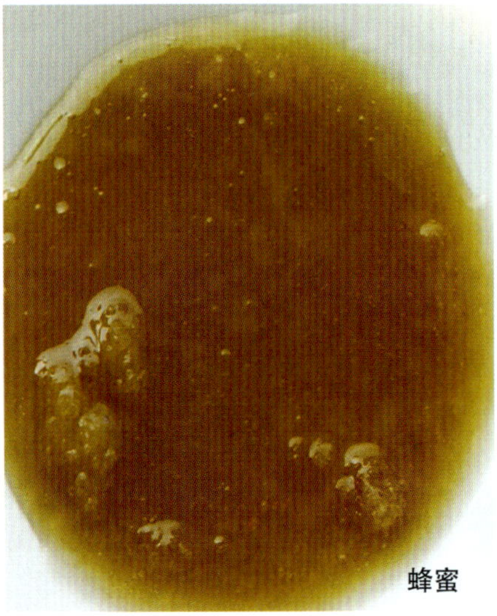

蜂蜜

▶ **应忌过燥的食物** 中医学认为，苦燥之品易伤津耗气。秋季燥邪当令，肺为娇脏，与秋季燥气相通，容易感受秋燥之邪。许多慢性呼吸系统疾病往往从秋季开始复发或逐渐加重。所以，秋令饮食养生应忌过燥的食物，比如一些煎炸类的食物，刺激性强、辛辣、燥热的食品也应少吃，如辣椒等。还要避免各种湿热之气积蓄，凡是带有辛香气味的食物，都有发散的功用，因此提倡吃一些辛香气味的食物，如芹菜等。

## 推荐立秋养生菜谱

### ◎冬笋煲乌鸡◎

▶ **原料：** 西洋参10克，乌骨鸡1只，冬笋150克，料酒、盐、葱、生姜、鲜汤各适量。

▶ **制作方法：** 将乌骨鸡洗净剁块，下料酒腌15分钟，用沸水烫去血沫；西洋参用温水泡软切片。葱、生姜洗净拍松；冬笋切花叶形。取压力锅，下入乌鸡块、冬笋片、料酒、盐、葱、生姜、西洋参、鲜汤，上火烧沸后10分钟取出，放入容器中，并倒入适量原汤，再蒸10分钟即可。

▶ **功效：** 固精安神。

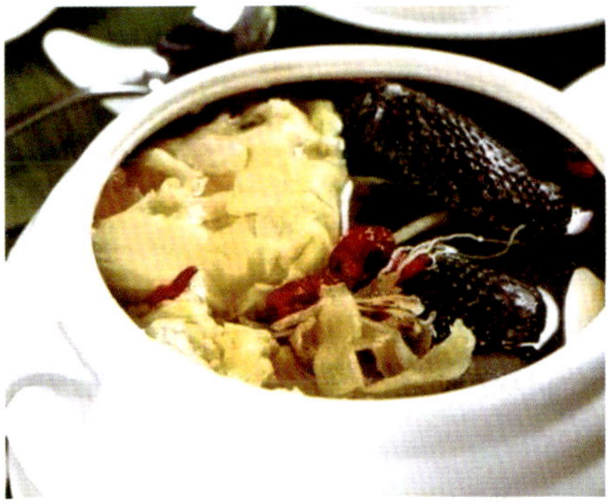

### ◎木瓜花生捧骨汤◎

▶ **原料：** 鲜木瓜1／2个(约250克)，鲜猪排骨250克，花生仁50克，姜1片，盐适量。

▶ **制作方法：** 将鲜木瓜洗净去皮除核，切成粗块备用；花生仁用清水洗净杂质；鲜猪排骨用清水洗净血污，砍成粗块，并用盐稍拌匀。将上述汤料同放进汤煲内，加适量清水，先用大火，后用小火煲煮，煮至花生仁熟透变软即可。

▶ **功效：** 清暑解热，滋润皮肤，润肠通便。

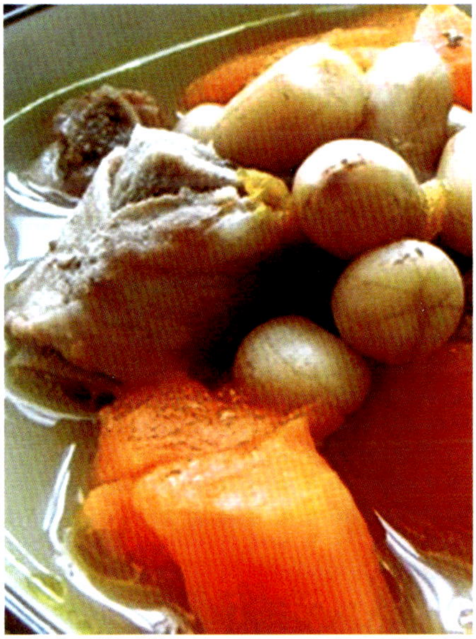

### ◎天冬萝卜汤◎

▶ **原料：** 白萝卜300克，火腿肠150克，天冬15克，葱花、盐、味精、胡椒粉、鸡汤各适量。

▶ **制作方法：** 天冬切成小薄片，

加约2杯水，以中火煎至1杯量时，用布滤过，留汁备用。火腿切成长条形薄片，萝卜切丝，锅内放鸡汤500毫升，将火腿片先下锅煮，煮沸后，即将萝卜丝放入。并将煮好的天冬药汁加入，盖锅煮沸后，加盐调味，再略煮片刻即可，食前可加葱花、胡椒粉和味精调味。

▶ **功效：** 咳嗽祛痰，消食轻身。

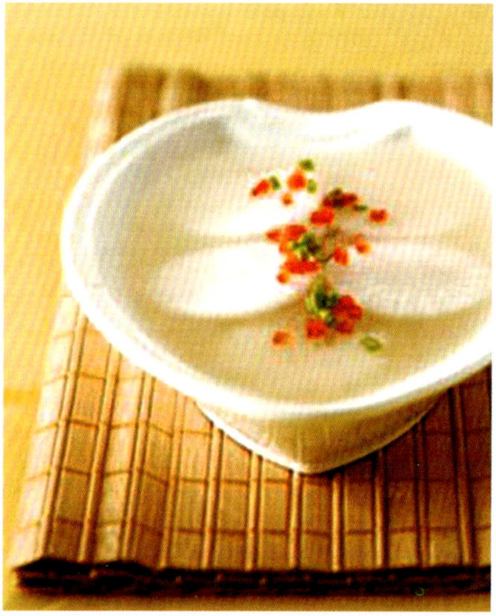

**◎桑葚葡萄粥◎**

▶ **原料：** 桑葚、白糖各30克，葡萄干10克，薏米20克，大米50克。

▶ **制作方法：** 将桑葚、薏米洗净，用凉水浸泡数小时。淘洗净大米，置砂锅中，加桑葚、薏米及浸泡水，加葡萄干，先用大火煮沸，再改用小火煨粥，粥成时加入白糖拌匀。每日1剂，早晚各1次。

▶ **功效：** 滋阴补肾，健脾利湿，丰肌泽肤。

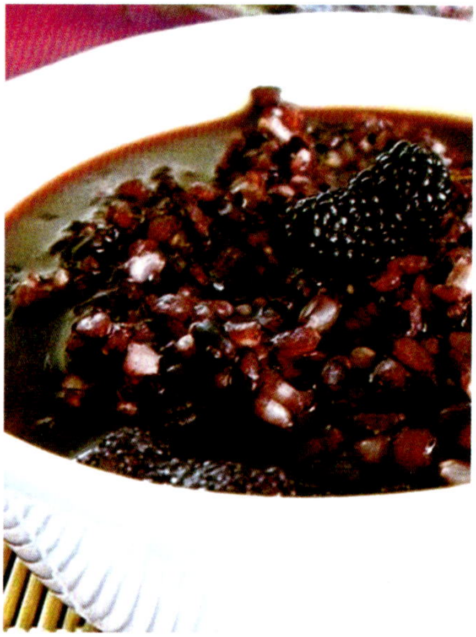

## 起居养生指南

### 早起早睡，静心练功

▶ **增加夜里的睡眠时间** 此节气中增加夜里的睡眠时间很有道理，正好借此以补偿夏日的睡眠不足。秋季早睡，完全符合“养收之道”的养生原则。立秋时节，早晚温差大，要根据天气变化，注意穿脱衣服，夜间睡眠要盖好被子，防止感冒和着凉。

应早起，着衣不宜多早卧早起，与鸡俱兴。早睡可调养人体中的阳气，早起则可使肺气得以舒展，且防收敛之太过。立秋之初，暑热未尽，虽有凉风时至，早晚温差大，白天仍然炎热异常，但天气变化无常，即使在同一地区也会出现“一天有四季，十里不同天”的情况。因而着衣不宜太多，否则会影响机

体对气候转冷的适应能力，

### 易受凉感冒

**▶ 选择清幽之地晨练** 立秋后的早晨是锻炼身体的最佳时间，此时不冷不热，气温宜人。凌晨5点起床，选择清幽之处，或河畔江边，或林荫大道，进行锻炼，有益身体健康。

**▶ 立秋过后宜登山** 立秋后，是开展各种运动锻炼的好时期。秋季养生不能离开“养收”这一原则，要把保养体内的阴气作为首要任务。运动也应顺应这一原则，即运动量不宜过大，宜选择轻松平缓的项目。尤其是老年人、体质虚弱者，以防出汗过多，阳气耗损。比较适合的运动有爬山、练减肥功等。

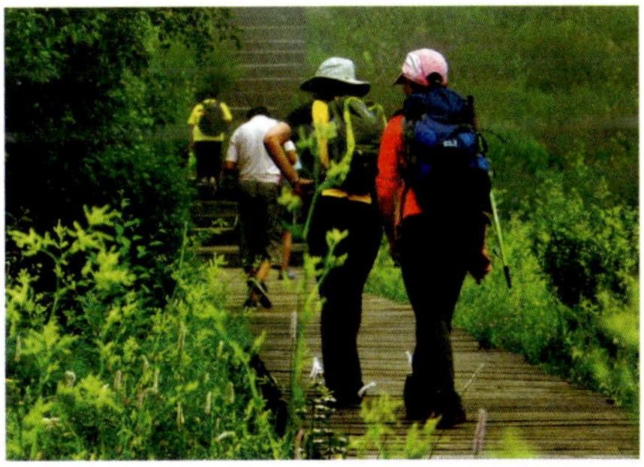

## 经络调养

### 按阳陵泉穴护胆经，刮痧去阴暑

子时睡眠养胆经，晨醒后头脑清。中医认为，立秋节气对应的是人体的足少阳胆经。中医认为“凡十一脏，取决于胆”，也就是说胆脏健康往往决定了其他脏腑的健康，胆汁分泌正常，是脾胃功能运行正常的基本保障，有“肝之余气，泄于明胆，聚而成精”之说。人在子时前入眠，胆方能完成代谢。“胆汁有多清，脑就有多清”。子时前入睡者，晨醒后头脑清晰、气色红润，没有黑眼圈。

**▶ 敲胆经** 能刺激胆汁分泌、提升吸收能力。每天在大腿外侧的四个穴位点，分别是环跳、风市、中渎、膝阳关，用力敲打，每敲打四下算一次，每天敲左右大腿各50次，也就是左右各200下。由于大腿肌肉和脂肪都很厚，因此必须用力，而且以每秒大约2下的节奏敲，才能有效刺激穴位。敲胆经主要在刺激胆经，可增进胆汁分泌，提升人体吸收能力。

**▶ 按摩阳陵泉利胆舒筋** 阳陵泉，足少阳胆经穴。在小腿外侧，当腓骨头前下方凹陷处。它有舒筋脉、清胆热、驱腿膝风邪、疏经络湿滞之功，是治疗下肢筋病要穴。多数人常有抽筋的毛病，指肌肉突然、不自主的强直收缩，造成僵硬疼痛，往往让人难以忍受。有抽筋发生时，可以用手指指腹或者握拳用指压阳陵泉穴，就可加速复原，减轻疼痛。

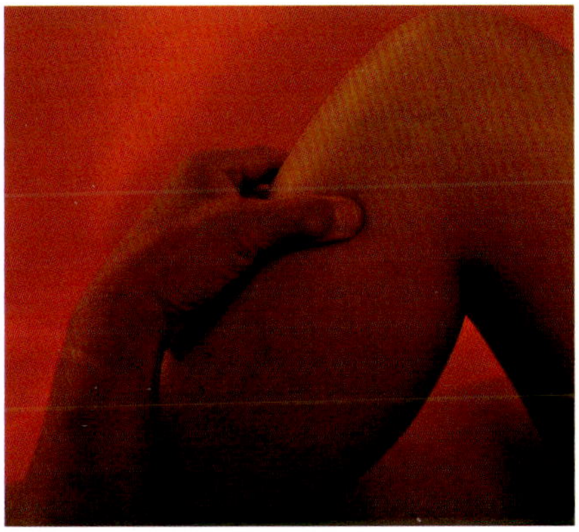

▶ **刮痧去阴暑** 这个节气人体易患阴暑病症，民间刮痧法能有效治疗这一病症。可以在背后膀胱经以及肘窝、腋窝处刮痧。而有发热恶寒、腹泻腹痛、恶心呕吐、身重疼痛、神疲倦怠等症状的阴暑患者，除了在后背膀胱经刮痧外，还应按摩腹部的神阙、关元等穴位。刮痧手法要轻，一般每个部位刮3～5分钟，最长不超过20分钟。对于一些不出痧或出痧少的患者，不可强求出痧，以患者感到舒服为原则。

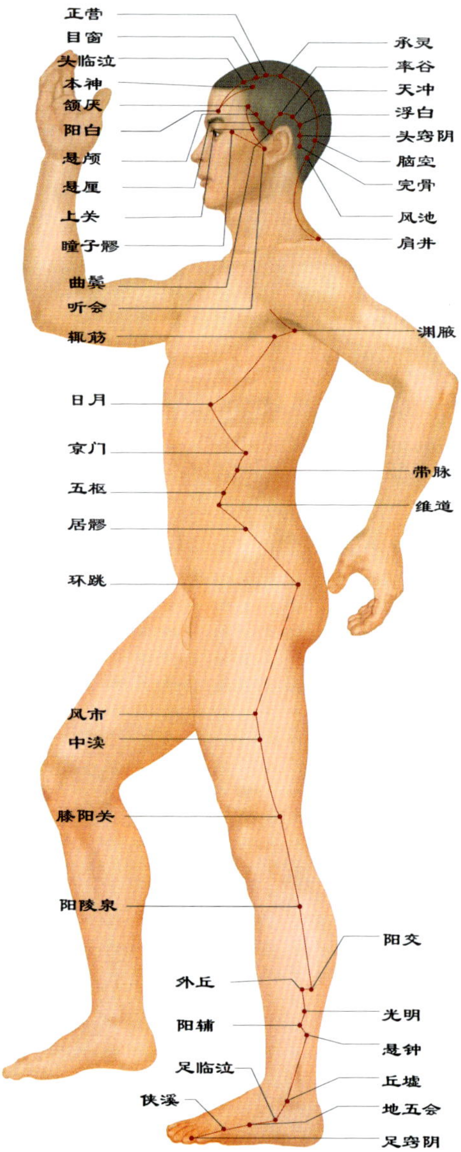

# 第二节 处暑（8月22日～24日）

## 黄帝内经处暑养生法

处暑在每年公历的8月22～24日之间。太阳到达黄经150°时是二十四节气的处暑。处暑既不同于小暑、大暑，也不同于小寒、大寒节气，它是代表气温由炎热向寒冷过渡的节气。节令到了处暑，气温进入了显著变化阶段，温度逐日下降，已不再暑气逼人，民间谚语也说“立秋处暑天气凉”、“处暑热不来”。

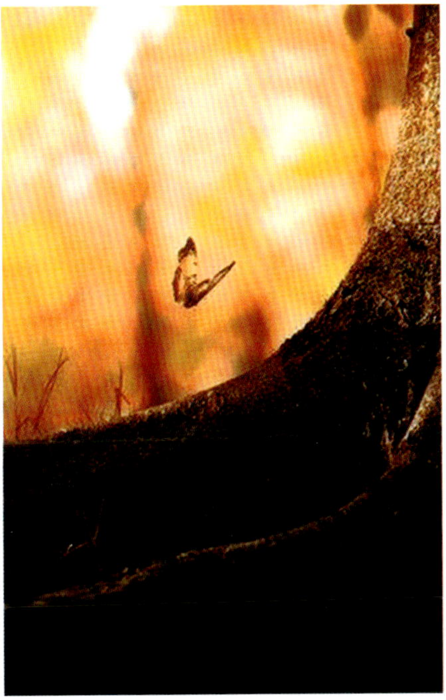

处暑时节，秋燥也逐渐明显，人容易出现口鼻干燥、咽干唇焦的燥证。因而，衣服不宜加得太多，忌捂，但也不能过凉。所以，此时节要注意防燥，饮食起居均要调剂周到。要注意早睡早起，早睡可以避免秋天肃杀之气，早起有助于肺气的舒畅。

在精神调养上，时至处暑，自然逐渐出现一片肃杀的景象，此时人们容易产生悲伤的情绪，不利于人体健康。处暑时节要注重收敛神气，使神志安宁，使情绪安静，切忌情绪大起大落，平常可听音乐、练习书法、钓鱼等，这些活动能安神定志。

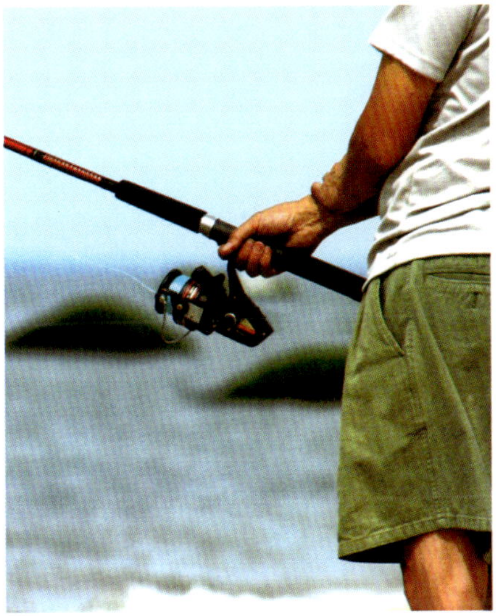

在饮食调养方面，这个节气肝心少气，肺脏独旺，饮食上宜增咸减辛，助气补筋，以养脾胃。顺应肺脏的清肃之性，还可结合药膳进行调理。

处暑时节运动不宜太过，运动量较小的、避免大量出汗的运动是这个节气运动的首选，以免伤阳气。也可多做广播体操、打太极拳、散步等。

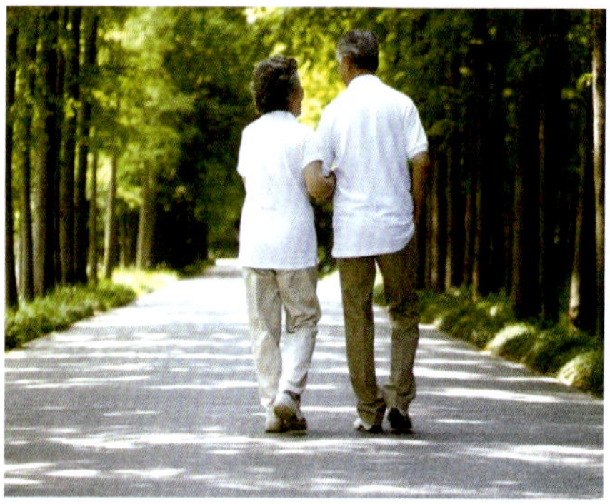

**处暑物语**

处暑，是暑气结束的时节，“处”含有躲藏、终止的意思，顾名思义，处暑表明暑天将近结束。《月令十二集解》曰：“七月中，处，止也，暑气至此而止矣。”这时的三伏天气已过或接近尾声，所以称“暑气至此而止矣。”

处暑一般在每年的公历8月22至24日，太阳此时运行到黄经150度，当日正午用圭表测日影，影长为古尺五尺三寸二分，相当于今天的1.1313米，当晚观测北斗七星的斗柄指向申的方位，也就是西南方。这个阶段一般在农历七月，又叫申月。

## 处暑季节特征

处暑分三候。“初候鹰祭鸟”，这时大地上的鸟类更多了，为鹰捕食提供了更多的机会，于是老鹰将捕到但是吃不完的鸟放到地上，就像是在祭祀。二候就是说田间的农作物，此时气温下降，于是草木开始发黄，顿时觉得出现了肃杀之气，于是称二候为“天地始肃”。三候时，田间的农作物到了收割的阶段，于是人们就开始忙碌收获，所以说“三候禾乃登”。并且还会出现“谷到处暑黄”“家家场中打稻忙”的秋收景象。另外，处暑后的绵绵秋雨时常会光顾大地，所以农民朋友要特别注意气象预报，抓住每一个晴天，不失时机地做好秋收工作。

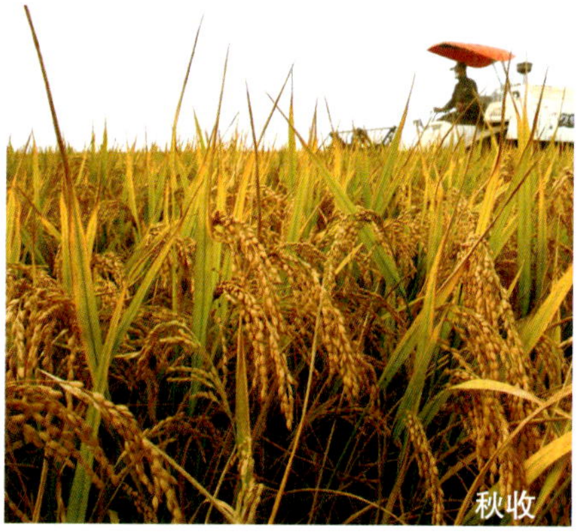
秋收

## 处暑习俗

处暑是真正的收获季节，田间果树上已经挂满了成熟了的果实等着人们采摘，庄稼，如大豆、玉米、花生等农作物也到了收获的季节。为了庆祝这收获的喜悦，人们还喜欢举行隆重的仪式来祭祀农神，非常热闹，这种仪式其实不只是答谢神灵，还有另外一层含义就是祈求神灵保佑能有个好的收成。

《东京梦华录·秋社》载：“八月秋社，各以社酒相赍送，贵戚宫院以猪羊肉、腰子、肚肺、鸭饼、瓜姜之属，且作棋子样片，滋味调和铺于饭上，谓之社饭，请客供养。”有些地区还搭起戏台，请戏班子唱大戏，有的村庄乡镇，白天敲锣打鼓绕村寨游行庆秋社，表达自己的喜悦心情，可见人们对于丰收的期盼。

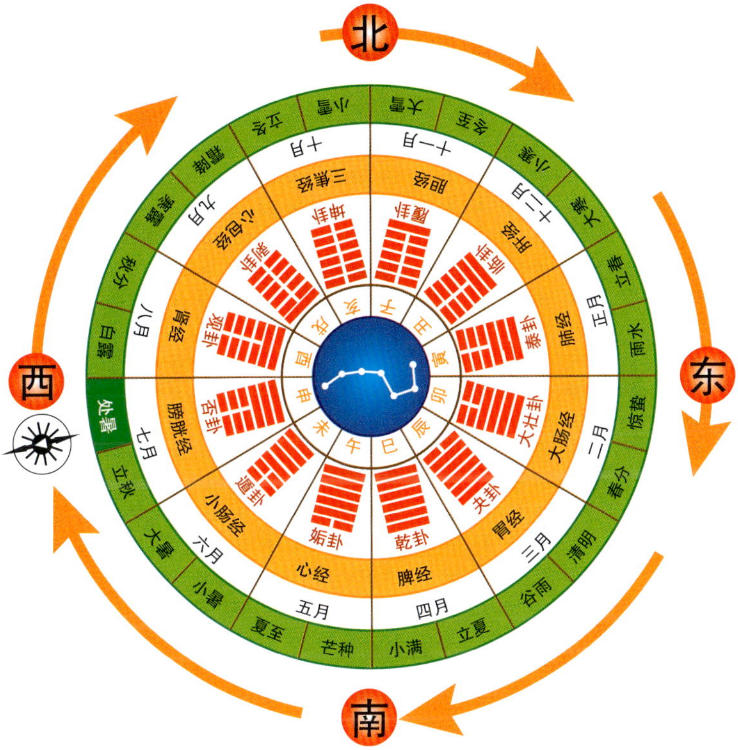


## 处暑时节人体生理反应

依照自然界规律，秋天阴气增，阳气减，对应人体的阳气也随着内收，导致人会有懒洋洋的疲劳感，早上不爱起，白天不爱动，这就是“秋乏”。

秋天主“收”，这个季节的情绪会慢慢地收敛，表现出不亢奋，也不畏缩郁结的特点。

## 养生原则

科学的养生保健需要全面地掌握睡眠规律及方法，因为睡眠有很好的养生作用。处暑节气正是处在由热转凉的交替时期，自然界的阳气由疏泄趋向收敛，人体内阴阳之气的盛衰也随之转换，此时起居作息也要相应地调整。进入秋季养生，首先调整的就是睡眠时间，早睡早起是人所周知的。

▶ **秋季养生贵在和** 立秋标志着秋季的开始。此后，气温开始下降，空气的湿度也随之下降。由于人体的生理活动与自然环境变化密切相关，秋季人体内阴阳也随之发生改变。秋季处于“阳消阴长”的过渡阶段，因此，秋季养生在对精神情志、饮食起居、运动导引等方面进行调节时，应注重一个“和”字，即“调和阴阳”，并结合“秋收”的特点进行养生保健。

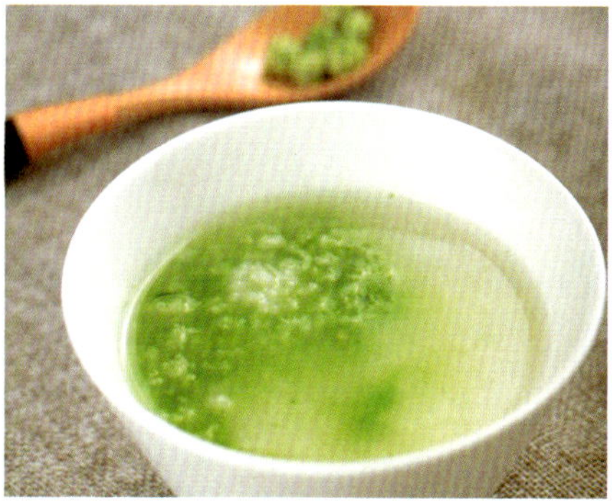

▶ **预防秋燥** 处暑时节后的养生重点是预防“秋燥”。由于秋天空气中的水汽含量小，其相对湿度下降，特别是空气的相对湿度低于30%以下时，人们就会感到皮肤干涩粗糙、鼻腔干燥疼痛或口燥咽干、大便干结等，需要及时采取预防措施以避免发展为“秋燥证”。

## 处暑食补

寒凉解秋燥，多喝水多食寒凉食品 饮食养生的方法对“秋燥”有很好的预防效果，特别提出要多吃一些寒凉多汁的蔬菜水果和流食，如黄瓜、番茄、冬瓜、百合、白萝卜、胡萝卜、梨、苹果、葡萄、荸荠、甘蔗、柑橘、香蕉、柿子、菠萝、罗汉果、红枣和汤、粥等，这不但有利于维生素的补充，还能够增加水分的摄入。饮食上要尽可能少吃花椒、辣椒等辛热食物，更不宜吃烧烤食品，以免加重秋燥的症状。

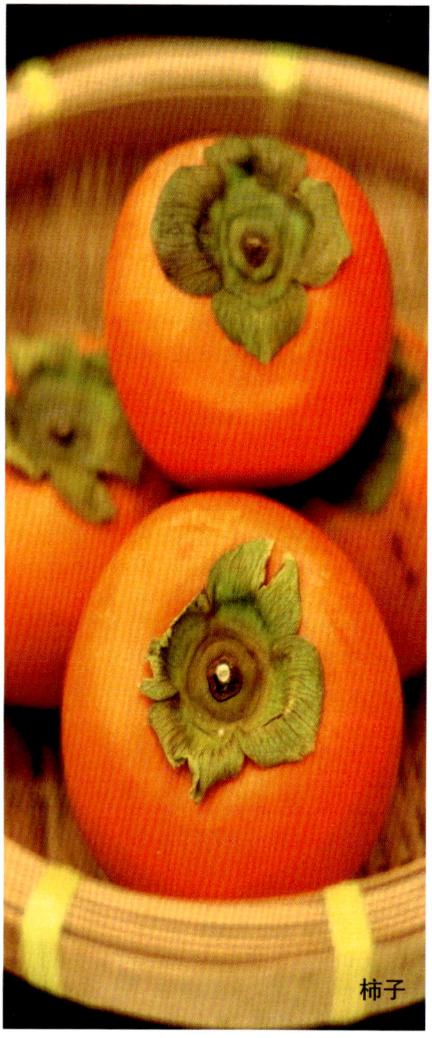

柿子

▶ 养阴润肺早滋补　秋季人体精气开始封藏，进食补品易吸收藏纳，有助于增强身体素质。因此，秋季是最佳的进补季节。秋季应当注意润补，即养阴生津润肺，采取平补、润补相结合的方法，以达到养阴润肺的目的。在此期间可适当多吃鸭肉、乌鸡、鸡肉、牛肉、猪肺、红枣、莲子、蜂蜜、山药、桂圆、薏米等食物。宜多食咸味食物，如沙葛、粉葛等，少食姜、葱、蒜、韭菜、大料、茴香等辛辣食品。

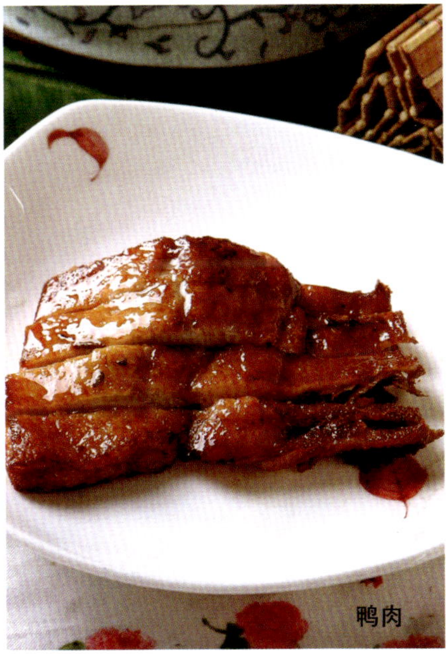

鸭肉

## 推荐处暑养生菜谱

### ◎芝麻菠菜◎

▶ 原料：鲜菠菜500克，熟芝麻15克，盐、香油、味精各适量。

▶ 制作方法：菠菜去根洗净，在沸水锅中焯烫一下，捞出浸入凉水中，凉后捞出沥干水分，切成段。将菠菜段放入盘内，分别加入盐、味精、香油，搅拌均匀，再将芝麻撒在菠菜段上即可。

▶ 功效：补肝益肾，开胸润燥。

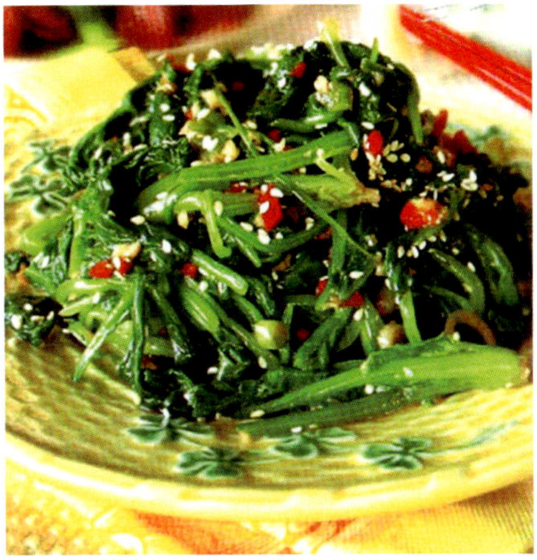

### ◎青椒拌豆腐◎

▶ 原料：豆腐1块，青椒3个，香菜10克，香油、盐、味精各适量。

▶ 制作方法：豆腐用沸水烫透，捞出晾凉，切成1厘米见方小丁；青椒用沸水焯一下，切碎。香菜切末。将豆腐丁、青椒末、香菜末及香油、盐、味精等搅拌均匀，盛入盘内即可。

▶ 功效：益气宽中，生津润燥，清热解毒。对胃口不开、食欲不振者尤其适合。

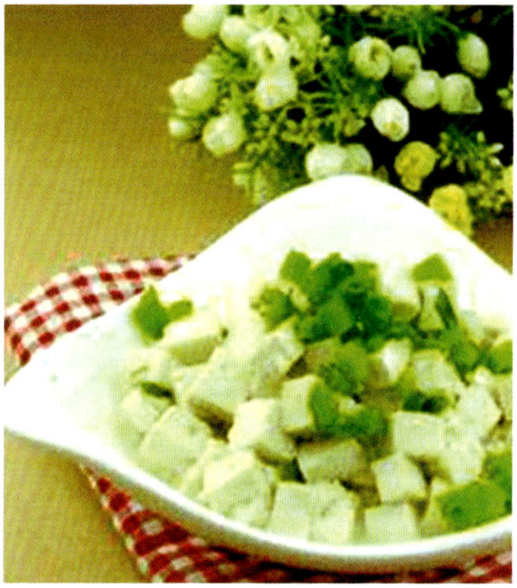

## ◎猪肺炖百合◎

▶ **原料：** 鲜猪肺200克，百合50克，料酒、盐各适量。

▶ **制作方法：** 将猪肺洗净后切成块状备用。炖盅中加入切好的猪肺、百合、料酒、少许盐，置蒸锅里烧沸后改小火炖约1小时，早晚趁热吃。

▶ **功效：** 润肺止咳，清心安神。

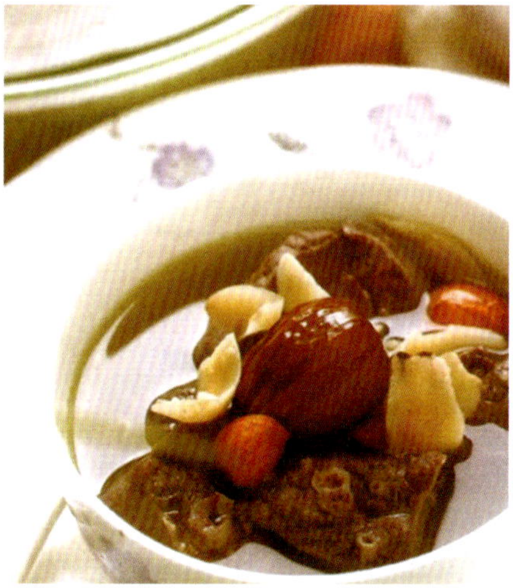

## ◎薏米党参粥◎

▶ **原料：** 薏米30克、党参15克、大米200克。

▶ **制作方法：** 把薏米洗净，去杂质。党参洗争，切片。大米淘洗干净。将大米、薏米、党参片一起放入锅内，加水1000毫升，置大火上烧沸，再用小火煮45分钟即可。每日1次，早餐时食用。

▶ **功效：** 健脾利湿，补气补血。

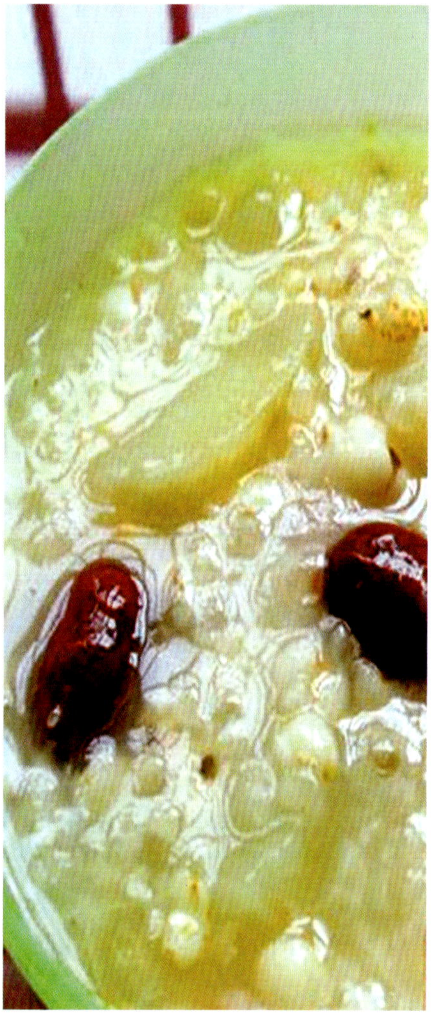

**处暑时令食物排行榜**

| 食物排行榜 | 1 | 2 | 3 | 4 | 5 |
|---|---|---|---|---|---|
| 食物名称 | 茄子 | 葡萄 | 红薯 | 辣椒 | 鸡蛋 |
| 食物的五色 | 紫色 | 紫红色 | 粉色 | 红、绿、黄色 | 红、白色 |
| 食物的五味 | 味甘 | 味甘、微酸 | 味甘 | 味辛 | 味甘 |
| 食物的性质 | 性凉 | 性平 | 性平 | 性热 | 性平 |
| 食物的功效 | 清热凉血，消肿解毒 | 补肝肾，益气血。生津液，利小便 | 补脾益气，宽肠通便，生津止渴 | 温中健胃，散寒燥湿，发汗 | 养心安神，补血，滋阴润燥 |
| 营养食谱 | 烧茄饼 | 葡萄丝糕 | 薯粉蜜膏 | 青椒炒豆豉 | 肉碎煎蛋 |
| 搭配禁忌 | 忌与黑豆、蟹同食 | 忌与四环素同食 | 忌与雀肉同食 | 忌与羊肝、南瓜同食 | 忌与鹅肉、茶同食 |
| 不适合人群 | 脾胃虚寒、哮喘者 | 糖尿病患者，便秘、脾胃虚寒者 | 胃酸多者、素体脾胃虚寒者 | 痔疮、眼病患者、肠胃不佳者 | 患有肾脏疾病者 |

## 起居养生指南

### 早睡早起，多跑步

▶ **睡眠充足** 夏天昼长夜短，很多人长期睡眠不足。处暑后天气变凉，应改变夏季晚睡的习惯，尽量晚上10点前入睡，以提前进入睡眠状态，防止上班犯困。适当午睡利于化解困顿情绪，特别是老年人要午休，因为老年人的气血阴阳俱亏，会出现昼不精、夜不瞑的少寐现象。

正确理解“秋冻”。中国自古以来流传“春捂秋冻，不生杂病”的谚语，符合秋天“薄衣御寒”的养生之道。但对“秋冻”要有正确的理解，不可机械套用。深秋季节，天气较冷，体质虚弱者及老年人夜间睡觉要关好门窗，入睡后腹部要多盖一些衣被，以防腹部受凉，诱发感冒、腹泻。

▶ **多在室外跑步** 跑步是一年四季都适合的健身方式，尤其在冷天。由于冷空气的刺激，身体的造血功能发生变化，对疾病的抵抗力增强。所以，冷天坚持跑步的人很少患贫血、感冒、气管炎和肺炎等疾病。冷天一般阳光较微弱，在室外跑步能弥补阳光的不足，阳光可促进身体对钙、磷的吸收，有助于骨骼健康。

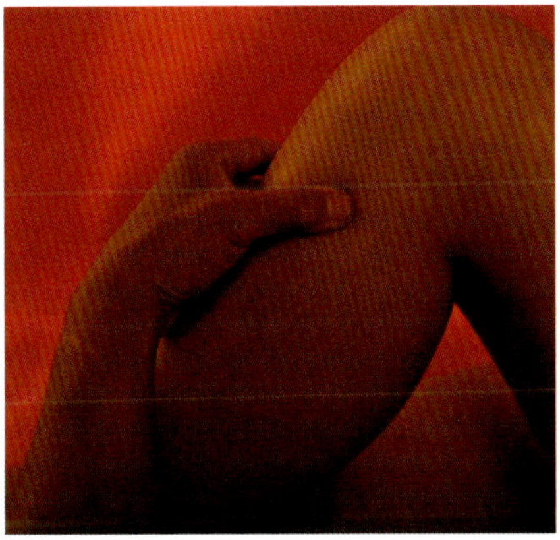

## 经络调养

### 降压找阳陵泉穴和风池穴

▶ **阳陵泉降压的作用明显** 曾有人在刺激阳陵泉前后进行血压测量，发现刺激5分钟后血压显著下降。所以高血压病人也可以常按此穴。研究还发现，刺激阳陵泉还可调节脑部的血流量，对急性缺血性中风患者有一定疗效。

▶ **妙用风池穴治疗多种疾病** 风池穴位于头部，在枕骨之下，与风府相平，胸锁乳突肌与斜方肌上端之间的凹陷处。风池穴的用处很大，当工作压力过大而导致失眠时，睡前按压风池穴还能减轻压力，起到催眠的作用；当用

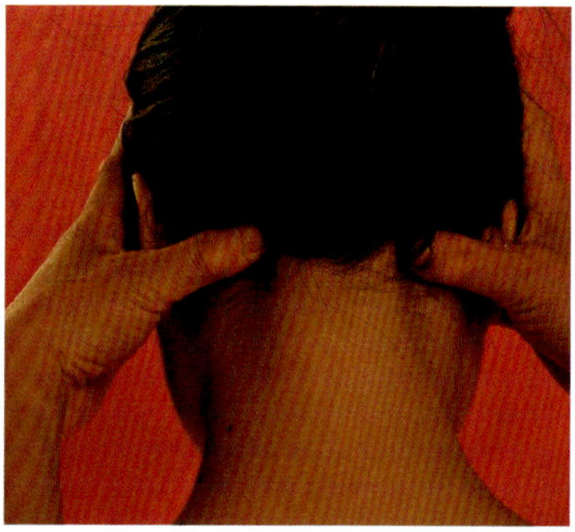

眼过度时，按压风池穴能缓解眼部疲劳，长期坚持还对纠正假性近视有极大的帮助。此外，像老年人经常发生的落枕、肩膀酸痛等，都可以按摩风池穴进行治疗。

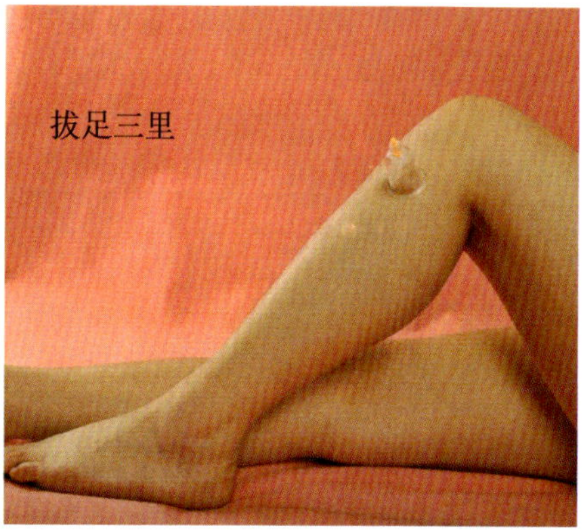


膝关节痛拔罐疗法让患者保持仰卧位或端坐。选用中号玻璃火罐，在患侧委中、足三里、膝眼、阿是穴拔罐，留罐10分钟左右。每日治疗1次，5次为1疗程。

## 第三节 白露（9月7日～9日）

### 黄帝内经白露养生法

白露时斗指癸，太阳黄经为165°，时值公历9月8日前后。进入白露节气后，冷空气转守为攻，暖空气逐渐退避三舍。冷空气分批南下，往往带来一定范围的降温。人们爱用“白露秋风夜，一夜凉一夜”的谚语来形容气温下降速度加快的情形。

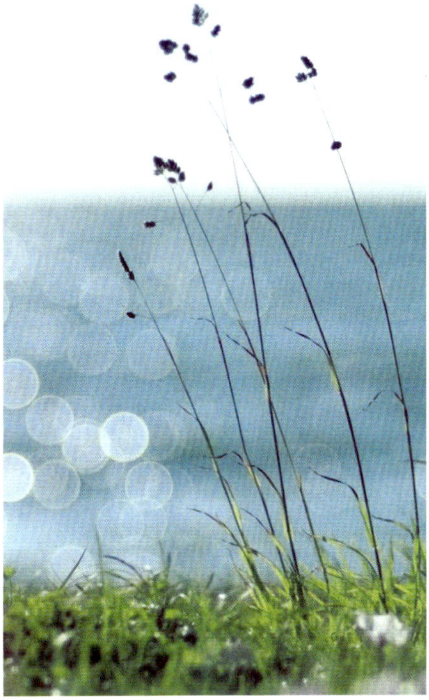

古语说：“白露节气勿露身，早晚要叮咛。”意在提醒人们此时白天虽然温和，但早晚已凉，打赤膊容易着凉。这时穿得过于裸露，冷空气会刺激皮肤，人体因着凉而免疫力下降，无力抵御寒邪，易出现肺部及呼吸道疾病，如发烧、咳嗽、支气管炎、肺炎等。若风邪侵犯经络筋骨，严重者可能出现四肢麻痹。

调整饮食，谨防秋燥。白露是典型的秋日节气，是真正凉爽季节的开始，秋季主气为燥，这个时候容易出现口干、唇干、鼻干、咽干及大便干结、皮肤干裂等症状，严重者会出现由于干燥导致的鼻腔出血。饮食上应多吃梨、枇杷、番茄、芝麻、蜂蜜等柔润食物，还应多喝水，以保持肺脏与呼吸道的正常湿润度。

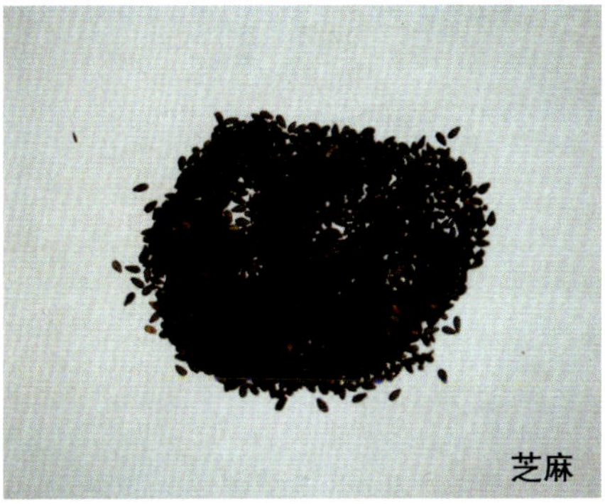

芝麻

白露时节，秋高气爽，正是人们外出旅游的大好时节，人们外出游玩时要当心“秋季花粉热”。如果游客在旅游期间出现鼻痒、连续打喷嚏、流清涕、眼睛流泪、咽喉发痒、耳朵发痒等类似感冒的症状时，就要想到是不是患了“秋季花粉热”。

**白露物语**

每年的阳历9月7日至9日为白露。白露是个典型的秋天节气，气温下降速度很快，夜间气温已达到水汽凝结成露的条件，露水在清晨的田野上晶莹剔透，因露珠呈白色而得名白露。农历言：“斗指癸为白露，阴气渐重，凌而为露，故名白露。”《礼记·月令》篇记载这个节气的景象“盲风至，鸿雁来，玄鸟归，群鸟养羞。”是说这个节气正是鸿雁南飞避寒，百鸟开始储存干果粮食以备过冬。可见白露实际上是天气转凉的象征。

农谚说：“白露秋分夜，一夜凉一夜”，这表明夏季的热空气已经被秋季的冷空气所替代，因为此时太阳的直射位置南移，北半球的日照时间越来越短，得到的热量就越来越少，加上冷空气带走了地面的热气，于是气温就会迅速地下降，天气变得越来越冷。

## 白露季节特征

白露分为三候，初候是指从这时开始北方温度渐渐变得很低，于是大雁成群结伴的飞往南方过冬，这就是所说的“初候鸿雁来”；“二候玄鸟归”，玄鸟就是我们所说的燕子，燕子也是因为北方的气温逐渐降低，而飞往南方过冬；三候的天气会更冷，鸟儿为了适应天气的变化都要换上丰厚的羽毛，来迎接寒冷冬天的到来，同时秋季也是一个收获的季节，各种鸟儿都可以觅到自己喜欢的食物，所以说“三候鸟养羞”，这里的“羞"就是指鸟儿的食物。

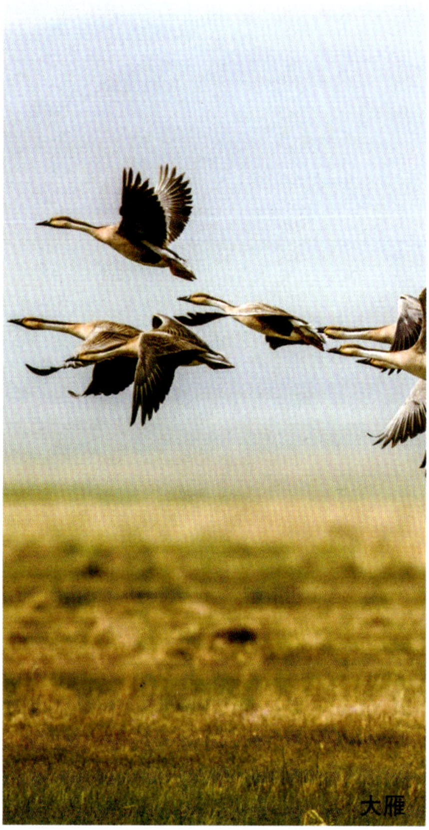
大雁

## 收获与播种

白露时节日照时间短，气温下降快，农田里的夏秋作物即将成熟或者是已经成熟，农民们辛勤地在田中收获庄稼。除了收获之外，农民们也要为播种做准备，尤其是黄河中下游地区播种冬小麦是一年中最重要的农事活动之一。

白露对农作物的播种及收获有着重要的影响，于是在有些地区就出现了过白露节的现象。因为这是个收获的季节，人们就在这一天将收获的粮食或者瓜果蔬菜拿出来供奉神灵，祈祷神灵保佑明年有一个好收成。

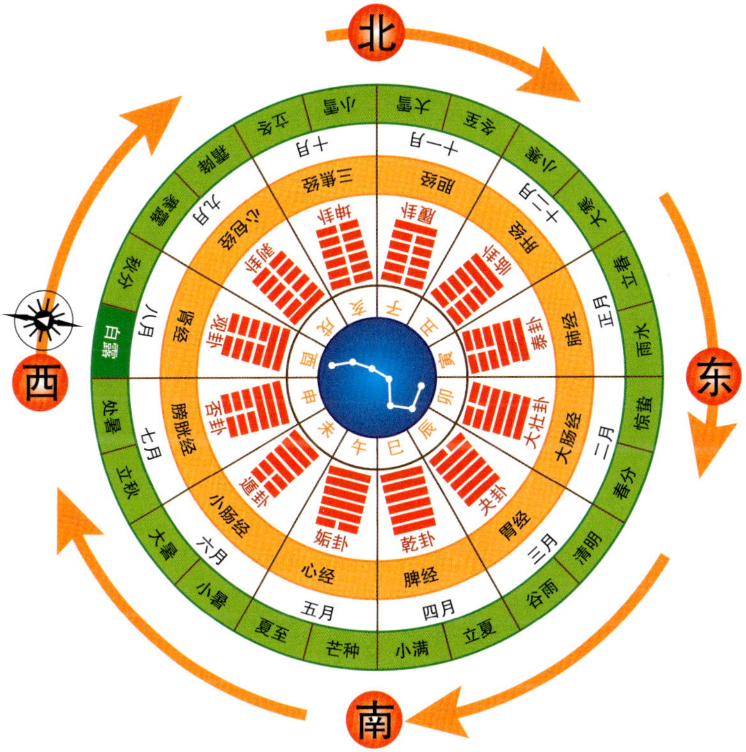


## 白露时节人体生理反应

气候的燥热使人的皮肤变得紧绷绷的，甚至起皮脱屑，毛发枯而无光泽，头皮屑增多，口唇干燥或开裂，鼻咽燥得冒火，大便干结。

▶ **人容易发胖**　人们在秋季时，往往吃得很丰富，因为既要补充夏季的消耗，又要为即将到来的冬天作准备，如此饮食有可能造成热量摄入过多，从而转化成脂肪堆积起来。

## 养生原则

白露节气已是真正的凉爽季节的开始，很多人在调养身体时一味地强调海鲜肉类等营养品的进补，却忽略了季节性的易发病，给自己和家人造成了机体的损伤，影响了学习和工作。在此要提醒大家的是，在白露节气中要避免鼻腔疾病、哮喘病和支气管病的发生。特别是对于那些因体质过敏而引发的上述疾病，在饮食调节上更要慎重。凡是因过敏引发的支气管哮喘的病人，平时应少吃或不吃鱼虾海鲜、生冷炙烩腌菜、辛辣酸咸甘肥的食物，最常见的有带鱼、螃蟹、虾类、韭菜花、黄花菜、胡椒等。

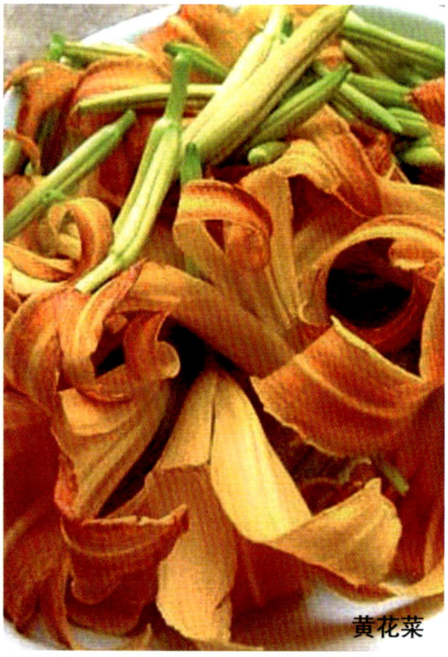

黄花菜

▶ 进补的大好时机　秋季人体的精气开始收藏，这有利于补品的吸收藏纳，有助于改善脏腑功能，增强人体体质，正是进补的大好时机，可选用补而不峻、防燥不腻的平补之品。具有这种作用的食品有桂圆、莲子、红枣、山药、银耳、枸杞、黑芝麻、核桃等。

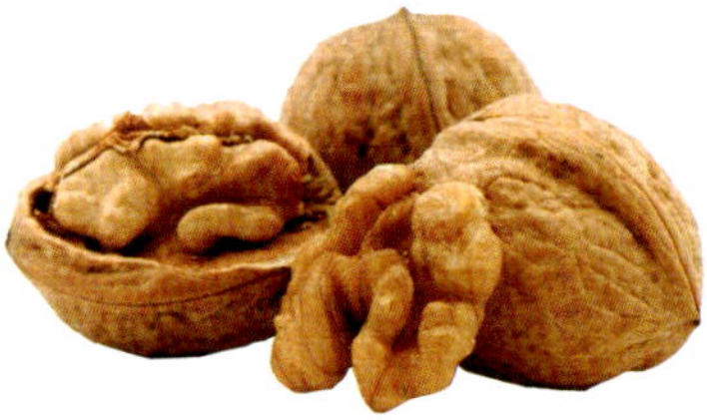

核桃

## 白露食补

### 勿太咸，补维生素，养阴润燥

▶ 避免吃得太咸　现代医学研究表明，高盐饮食能增加支气管的反应性，在很多地区，哮喘的发病率与食盐的销售量成正比，这说明哮喘病人不宜吃得过咸。在秋季养生中特别是节气的变更时，不但要体现饮食的全面调理和有针对性地加强某些营养食物用来预防疾病，还应发挥某些食物的特异性作用，使之直接用于某些疾病的预防。

▶ 补充维生素　白露是典型的秋季气候，具备了秋季最明显的干燥特点，也就是人们常说的“秋燥”。燥邪伤人，容易耗人津液，而出现口干、唇干、鼻干、咽干及大便干结、皮肤干裂等症状。预防秋燥的方法很多，可适当地多吃一些富含维生素的食品，也可选用一些宣肺化痰、滋阴益气的中药，如人参、沙参、西洋参、百合、杏仁、川贝等。

▶ **多吃养阴润燥的食物** 秋天雨少天干，在饮食方面要注意多喝开水、菜汤、豆浆、牛奶等，还要多吃青菜、香菇、白菜、萝卜、葡萄、柿子、梨、芝麻、蜂蜜等润肺生津、养阴润燥的食物，少食辛辣，以免引起咽干鼻燥等秋燥病症。

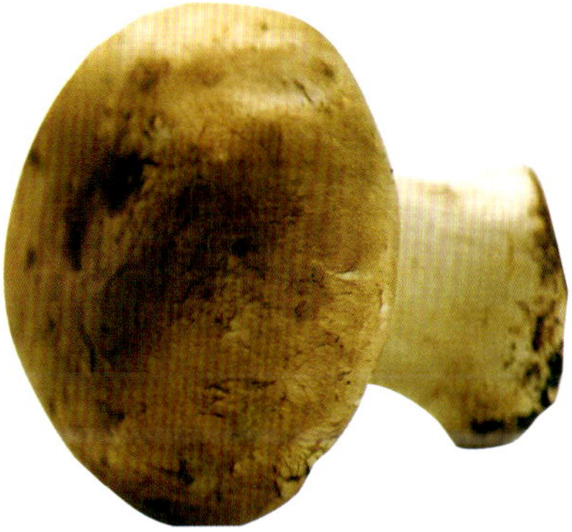

香菇

## 推荐白露养生菜谱

### ◎ 天冬炖猪肝 ◎

▶ **原料：**天冬25克，生地50克，陈皮1个，猪肝、猪瘦肉各150克，鲜菊花10朵，酱油、植物油、盐各适量。

▶ **制作方法：**将猪肝、猪瘦肉用酱油、植物油、盐腌渍15分钟。天冬、生地、陈皮用水浸泡后，水煎30分钟。将腌渍好的猪肝、猪瘦肉同菊花放入刚煎好的药材水里，煮熟，最后加入盐调味即可。

▶ **功效：**适用于肝血不足、肝气郁结引起的视物不清、心烦失眠、口干口苦、毛发不泽或白发早衰等。

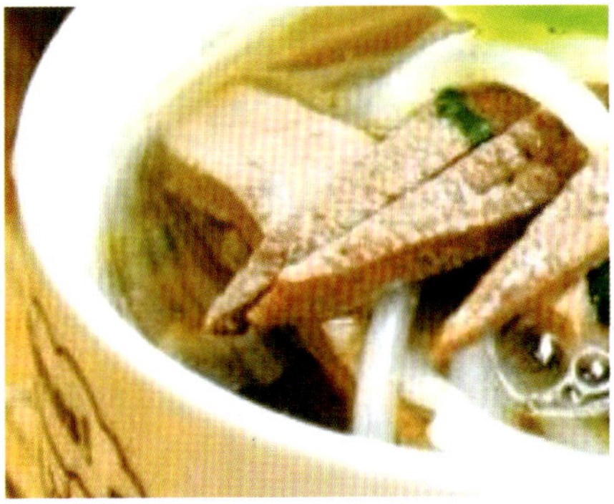

### ◎ 白萝卜煲羊腩 ◎

▶ **原料：**羊腩500克、白萝卜1个、姜3片、盐适量。

▶ **制作方法：**将白萝卜和姜洗净，白萝卜切成块状备用。羊腩用清水洗干净，切成块状备用。瓦煲内加入适量清水，放入羊腩、白萝卜、姜，先用大火煲至水沸，改用中火继续煲3小时左右，加入少许盐调味，即可食用。

▶ **功效：**补中益气，健脾消食，也可预防皮肤干燥、皲裂、冻疮等。

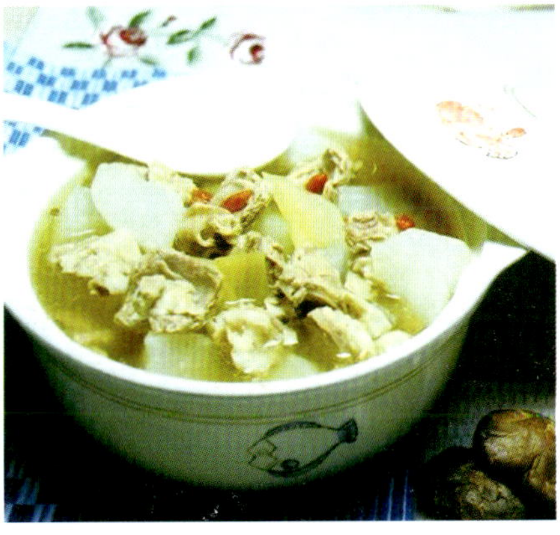

**白露时令食物排行榜**

| 食物排行榜 | 1 | 2 | 3 | 4 | 5 |
|---|---|---|---|---|---|
| 食物名称 | 萝卜 | 豆角 | 杏仁 | 蘑菇 | 薏米 |
| 食物的五色 | 白、红、绿色 | 绿色 | 棕黄色 | 灰、褐色 | 白色 |
| 食物的五味 | 味辛、甘 | 味甘 | 味甘、苦 | 味甘 | 味甘 |
| 食物的性质 | 性平 | 性平 | 生温 | 性凉 | 性微寒 |
| 食物的功效 | 消积滞、化痰清热、下气宽中、解毒 | 解渴健脾、补肾止泄、益气生津 | 祛痰止咳；平喘；润肠；下气开痹 | 消食，清神，平肝阳 | 健脾，渗湿，止泻，排脓 |
| 营养食谱 | 白萝卜煲羊腩汤 | 排骨炖豆角 | 银耳杏仁鹌鹑汤 | 鲜蘑益脾汤 | 薏苡瓜瓣桃仁汤 |
| 搭配禁忌 | 忌与胡萝卜、橘子同食 | 无 | 忌与小米、猪肉、栗子同食 | 忌与醋同食 | 无 |
| 不适合人群 | 脾胃虚寒者、慢性胃炎、胃溃疡患者 | 腹胀者 | 婴儿慎服，阴虚咳嗽及泻痢便溏者 | 便泄名 | 孕妇、便秘者 |

## 起居养生指南

### 多做运动，穿长衣长裤

▶ **睡前应关窗** 进入秋季后，不要因为贪凉而在夜间开窗而睡，因为此时正是冷空气开始活动的时节，如果入睡前开窗可能会导致寒湿之邪入侵。

▶ **经常去室外做运动** 金秋时节，天高气爽，是开展各种健身运动的好时期，但要注意“秋老虎”的威胁，不宜进行过激过量的运动，宜以游泳、散步、太极拳、瑜伽、羽毛球、乒乓球等为主。

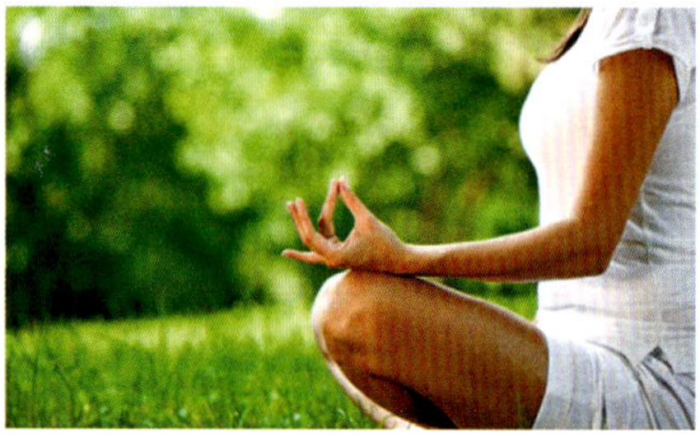

▶ **开始穿长衣长裤** 进入白露时节，炎热的“秋老虎”已经过去，天气也开始寒冷起来，一般不会再有酷暑天气了。民谚说：“白露白茫茫，寒露添衣裳。”这时不宜再赤膊短裤，宜穿长衣长裤了，故有“身不露”之说。

▶ **常做呼吸操** 做操时取平卧或站立位，两手放在上腹部，做腹式深呼吸。吸气时腹部隆起，呼气时腹部下陷，呼气时间比吸气时间长1~2倍，吸气用鼻，呼气用口；呼气时口唇紧缩做吹口哨的样子。同时可用两手按压上腹部，加强呼气的力量，排出肺中残留的废气。呼吸操可以加强支气管功能，保持呼吸道通畅，增强抗病力，防止感染。每次20～30分钟，每天1～2次。

## 经络调养

### 按摩足三里穴养护胃经

**▶ 消化紊乱就按摩足阳明胃经** 中医认为，白露时节对应的是人体的足阳明胃经。脾胃是人体的“后天之本”、“气血生化之源”，脾胃可以将人吃的食物、喝的水转化成人体所必需的“气”和“血”，而气血正是人体发挥功能的基础。胃经属于胃，络于脾，所以它和胃的关系最为密切，同时也和脾有关。如果老年人有消化紊乱问题，消化不良则腹胀，消化过度则易饥饿，都是胃经出现问题，这时候需要按摩胃经。每天上午7:00～9:00时，气血流注胃经，胃经旺，这个时间段进行敲打或者按揉胃经是最好的。

**▶ 常灸足三里活过九十九** 足三里是足阳明胃经的主要穴位之一，是一个强壮身心的大穴，它作为足阳明胃经之合穴，常被用于艾灸和按摩，有调节机体免疫力、增强抗病能力、调理脾胃、补中益气、通经活络、疏风化湿、扶正祛邪的作用。足三里穴位于外膝眼下四横指、胫骨边缘。灸足三里穴的方法如下：将艾绒捏成麦粒或黄豆大小的圆锥体艾炷。底面朝下置于穴位上，从顶尖点着，当艾炷将要燃尽，皮肤感到灼热的时候，迅速将其掐灭，同时左手按揉穴位周围。每次3～5壮，每日1次，以一周或十余日为一个疗程。

**▶ 按压足三里减轻腹痛** 《四总穴歌》中说：“肚腹三里留。”意思是说，凡是肚子、腹部的病痛，都可以通过按摩足三里穴来治疗。在按压时要注意按压的方向。胃部疼痛时，按足三里的时候要同时往上方使劲；腹部正中有不适时，就是脐周出现疼痛，只要往内按足三里就行了；如果疼痛在小腹部位，主要是针对一些妇科病，在按住足三里

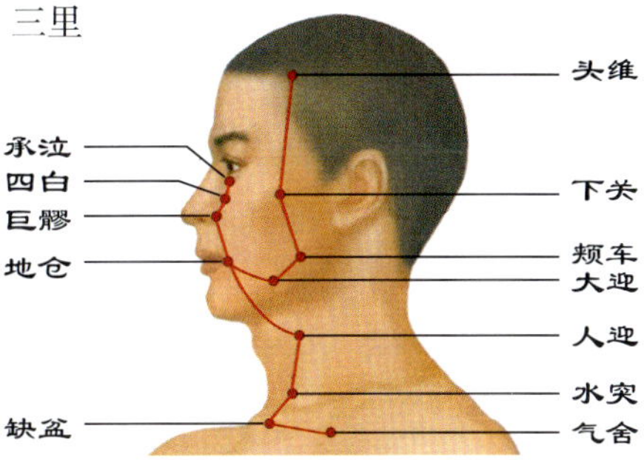


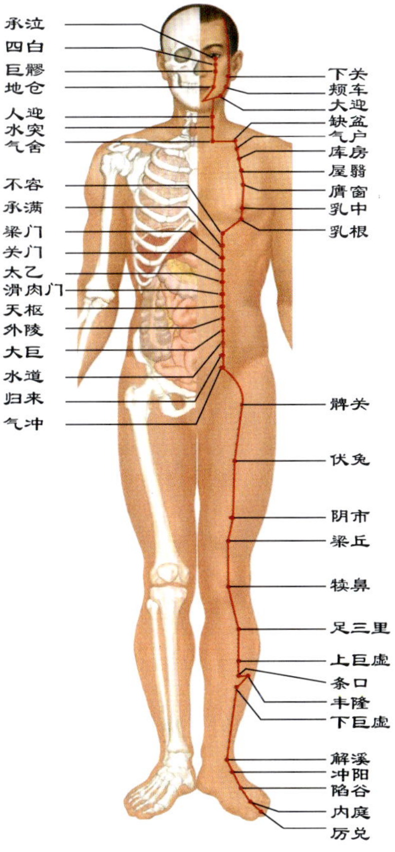

## 第四节

## 秋分（9月22～24日）

### 黄帝内经秋分养生法

秋分在每年公历的9月22～24日之间。秋分这天，太阳黄经为180°，阳光几乎直射赤道，昼夜几乎等长。秋分刚好是秋季九十天的中分点。《春秋繁录》中记载："秋分者，阴阳相半也，故昼夜均而寒暑平。"按农历来讲，立秋是秋季的开始，霜降为秋季终止，秋分正好是从立秋到霜降90天的一半。

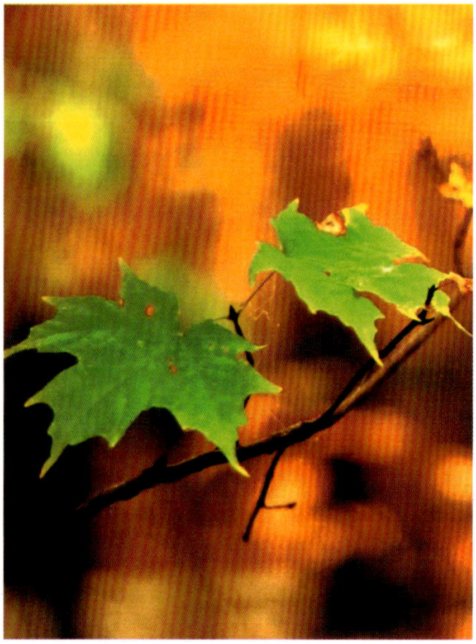

秋分节气的到来，意味着真正的秋季已经来临。这一天昼夜时间相等，人们在养生中也应本着阴阳平衡的规律，使机体保持"阴平阳秘"的原则，按照《素问·至真要大论》所说："谨察阴阳所在而调之，以平为期。"阴阳不可出现偏颇。

秋分过后，养生保健特别要注意防止寒凉之气伤身，起居最好要记得及时添衣保暖，特别是注意胃部的保暖，夜晚睡觉盖好被子。

饮食养生宜多吃"辛酸"果蔬。秋分的"燥"不同于白露的"燥"。秋分的燥是凉燥，而白露的燥是温燥，因此，在饮食方面还要注意多吃一些清润、温润为主的食物，比如芝麻、核桃、糯米等。秋分养生虽然以多吃"辛酸"果蔬为主，但也不可吃得太饱太多，以免造成肠胃积滞。需要注意的是，秋分后寒凉气候日渐浓郁，如果本身脾胃不好、经常腹泻的人，多吃水果反而容易诱发或加重疾病。

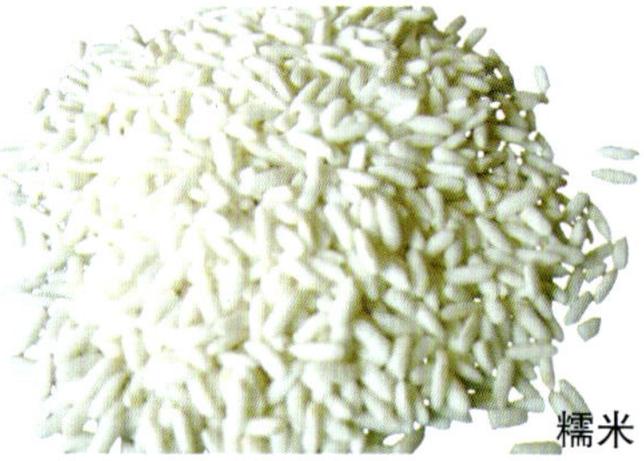

糯米

## 秋分物语

秋分是二十四节气中被最早使用的两个节气(春分、秋分)之一。每年的公历9月22日至24日为秋分。秋分日太阳黄经为180度。按旧历说，秋分刚好是秋季九十天的中分点。正如春分一样，阳光几乎直射赤道，昼夜时间的长短再次相等。从这一天起，阳光直射的位置继续由赤道向南半球推移，北半球开始昼短夜长。《春秋繁录》中记载："秋分者，阴阳相半也，故昼夜均而寒暑平。"可见秋分是夏季的结束，秋季的开始，我们甚至可以认为秋季就是从这一天开始的。从这一天开始我国大部分地区已经进入了凉爽的秋季，并且雨水开始频繁。但是雨水量不会很大，可雨水的到来也会使天气变得寒冷。

## 秋分季节特征

从各种表现来看，秋分是一个反映季节变化的节令，是根据日照变化而定的。秋分之后我国的所有地区都变得昼长夜短，北方的秋天很早就到来了，进入冬天也是比较早的，而南方的秋天则比北方的要长一些，秋天甚至可以延伸到冬季的开始。由于有这样的特征，秋分的三候也就有自己的特点。就秋分来说，就是进入秋天的开始，这之后暖空气减少，温度降低，水分蒸发减少，减少了冷暖空气的交汇，也就没有了雷声和闪电，所以初候被说成是"雷始收声"；"二候蛰虫坯俯户"就是说冬眠的动物和昆虫已经开始为冬眠做准备。"三候水始涸"，就是指这时的水开始干枯。

### 秋分收获忙

秋分这段时间虽然气温渐渐的地下来了，可是却是一个收获喜悦的时节。因为这时空气清新，秋风凉爽，不再有夏季的炎热，没有冬日里的那种寒冷，同时又是一个收获的季节，金黄的玉米已挂满房前屋后，成熟的老南瓜，被煮成南瓜粥，发出阵阵香气，各种秋果也已开始收获，苹果、橘子、梨，熟透了的瓜果摆满地，满囤的粮食，满筐的果子，看着这些五颜六色的果子，人人乐得合不拢嘴，就连这些微风都好像在向人们撒娇，时不时地吹动着人们的衣襟和头发。

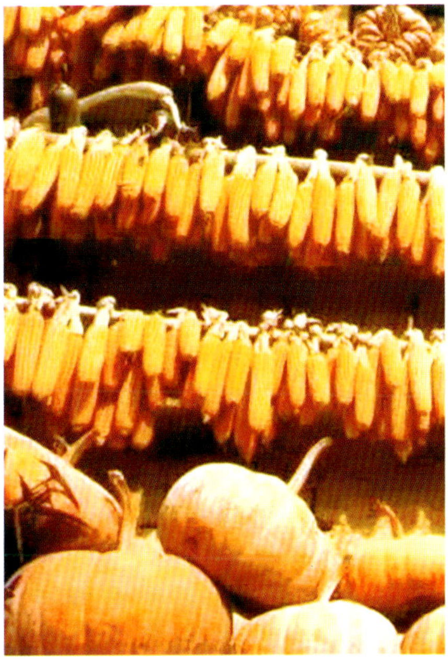

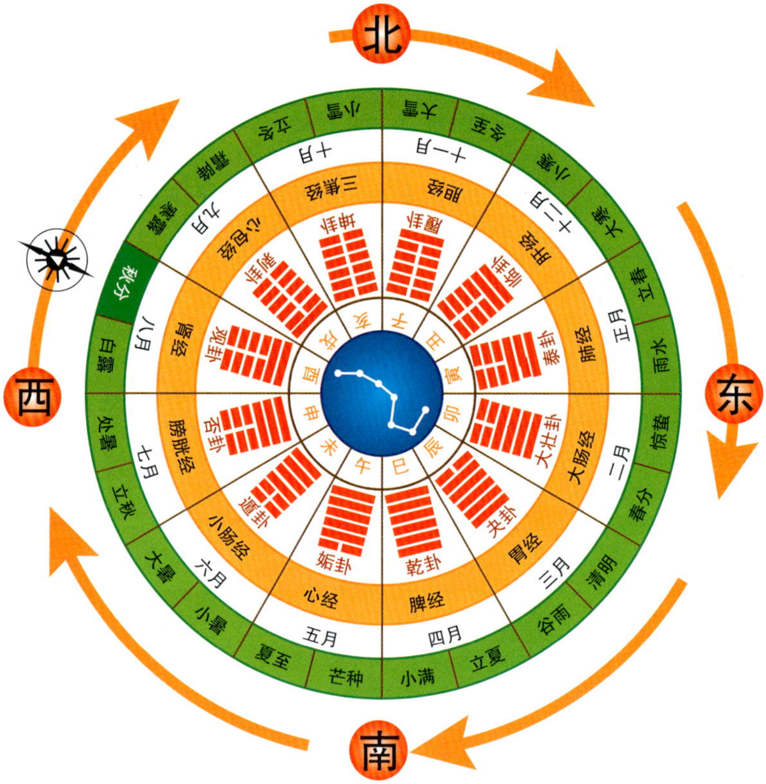

## 秋分时节人体生理反应

▶ **凉气入体、易秋燥**　秋分之后，阵阵秋风袭来，使气温逐渐下降，寒凉渐重，所以多出现凉燥。

▶ **胃肠道常感不适**　秋分以后，气候渐凉，是胃病的多发与复发季节。中医认为，胃肠道对寒冷的刺激非常敏感，如果不注意对其防护，就会引发胃肠道疾病而出现反酸等症状。

## 养生原则

▶ **精神调养**　培养乐观情绪，保持神志安宁，避肃杀之气，收敛神气，才能适应秋天的干燥之气。因此我们需要讲究心理卫生，保持精神愉快和情绪稳定，避免紧张、焦虑、恼怒等不良情绪的刺激。

▶ **预防秋燥**　秋分以前有暑热的余气，故多见于温燥。秋分之后，秋风渐紧，寒凉渐重，所以多出现凉燥。因此，在预防秋燥的同时，还要根据具体情况区别应对。

▶ **预防胃肠疾病复发**　天气逐渐变凉，人体胃部容易受寒邪引发胃部疾病，或使原来的胃病加重。所以患有慢性胃炎的人，此时要特别注意胃部的保暖，适时增添衣服，夜晚睡觉盖好被褥，以防腹部着凉而引发胃痛或加重旧病。胃病患者的秋季饮食应以温、软、淡、素、鲜为宜，做到定时定量，少食多餐，使胃中经常有食物和胃酸进行中和，从而防止胃酸侵蚀胃黏膜和溃疡面而加重病情。

## 秋分食补

### 食粥润肠，滋润生津

▶ **早晨食粥润肠道** 初秋时节，仍然是湿热交替，以致脾胃内虚，抵抗力下降，这时若能吃些温食，特别是食用大米或糯米，均有极好的健脾胃、补中气的功能，前人对此颇多赞誉。对中老年胃弱的人，早餐宜食粥，如芝麻粥、大米百合粥、核桃仁粥等，有利于益胃、生津、润肠通便。

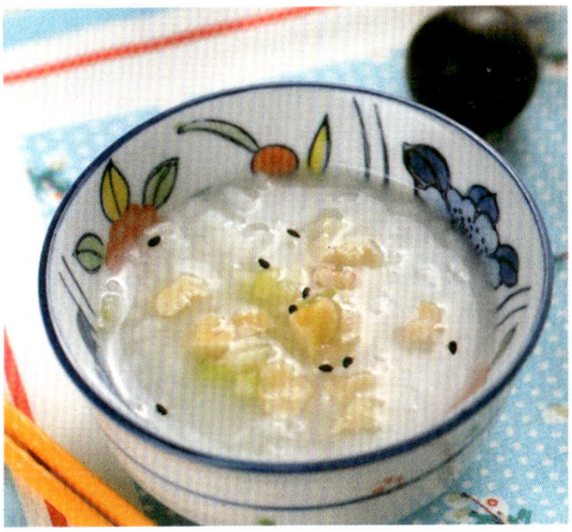

▶ **滋润生津防秋燥** 秋燥常会使人的皮肤和口角干裂，皱纹增多，口干咽燥，还可见毛发脱落增多，大便也易干结。这时除应注意保持室内一定的温度和湿度外，还要适当多吃水果和补充水分。中医养生学认为，秋宜甘润，润肺防燥。晨饮淡盐水，晚饮蜂蜜水，既是补充人体水分、防止便秘的良方，也是养生、抗衰老的重要法则。秋季要多吃些滋阴润燥的水果及其他食物，如甘蔗、梨、芝麻、银耳、鳖肉、鸡肉、莲藕、菠菜、竹笋、栗子、白菜、燕窝、猪肺、豆浆、橄榄等，可润肺生津、养阴润燥。对于确有阴伤之象，表现为口燥咽干、干咳痰少的人，可适当服用沙参、麦冬、百合、杏仁、川贝等中药材，这对于缓解秋燥有良效。

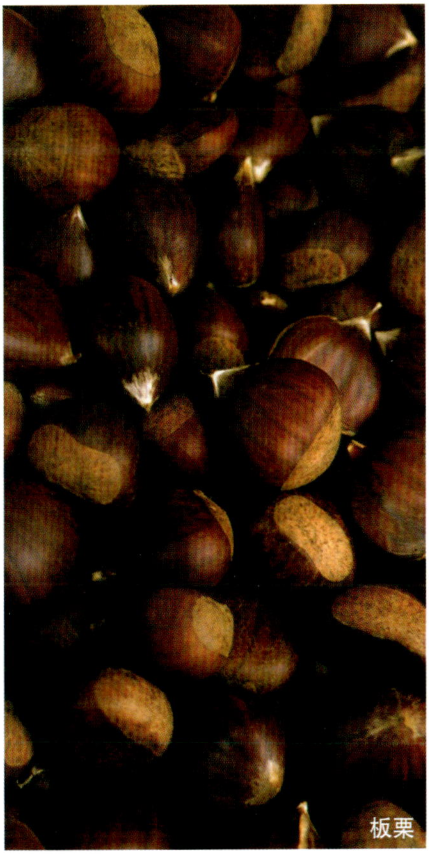

板栗

多吃百合和菊花。秋季易伤肺，易致皮肤干裂、咳嗽少痰等病症，而百合味甘微苦，性平，润肺止咳，清心安神，正可缓解以上症状。不过百合性偏凉，胃肠功能差者应该少吃。菊花有清肝明目、降压去火、强体延年之功效。

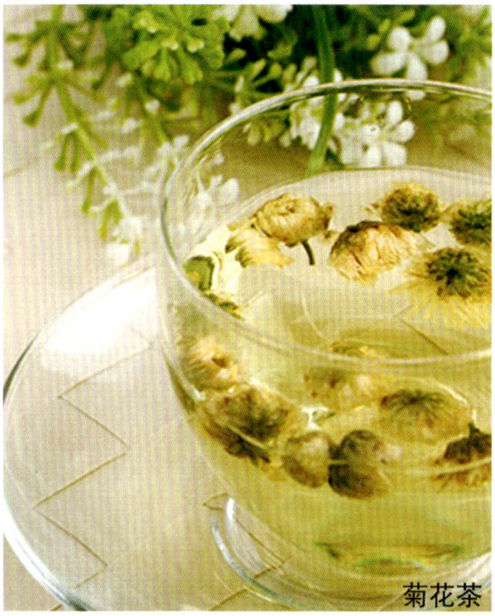

菊花茶

▶ **注意忌口** 由于此时是胃肠病的高发期，因此不宜多吃过冷、过烫、过硬、过辣、过黏的食物，更忌暴饮暴食，戒烟禁酒。

## 推荐秋分养生菜谱

### ◎香酥山药◎

▶ **原料：** 鲜山药500克，白糖125克，豆粉100克，植物油750毫升（实耗150毫升），醋、味精、水淀粉、香油各适量。

▶ **制作方法：** 山药洗净，上锅蒸熟，取出后去皮，切1寸长段，再一剖两片，用刀拍扁。锅烧热倒入植物油，等油烧至七成热时，投入山药，炸至发黄时捞出备用。另烧热锅，放入炸好的山药，加白糖和水适量，小火烧5～6分钟后，即转大火，加醋、味精、水淀粉勾芡，淋上香油起锅装盘即可。

▶ **功效：** 健脾胃，补肺肾。对于脾虚食少、肺虚咳嗽、气喘者更为适合。

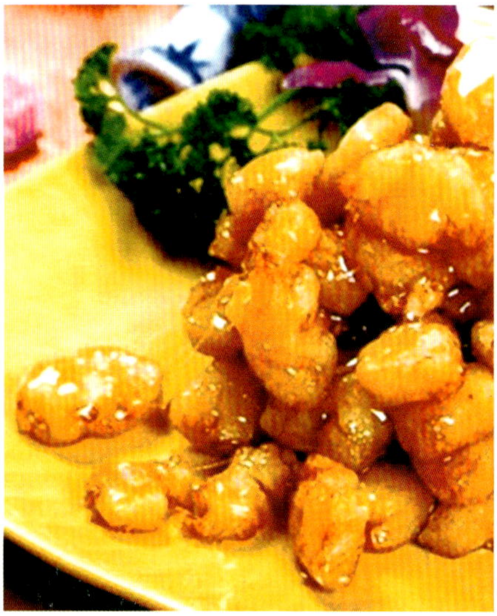

### ◎香菇白菜◎

▶ **原料：** 油菜100克，香菇50克，虾仁20克，姜、盐、植物油、味精、香菜各适量。

▶ **制作方法：** 将油菜洗净，香菇泡软切成小片，姜洗净切末。锅内放油，姜末爆香，放入香菇、油菜拌炒，再放入虾仁，加一碗水将油煮软，加盐、味精调味，出锅时拌上香菜即可。

▶ **功效：** 预防感冒，改善口臭，降低血压，解热清肠。

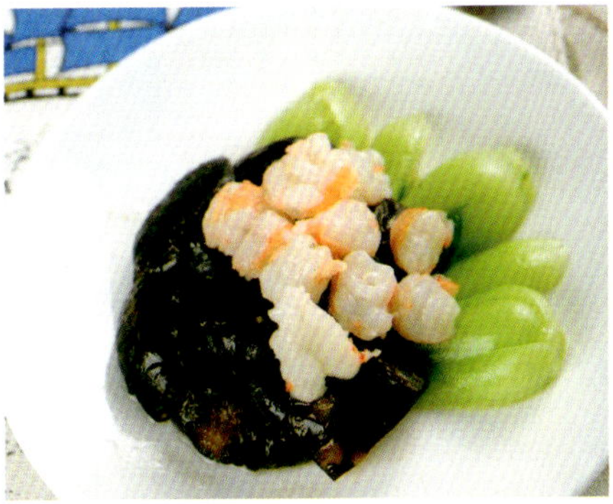

## 起居养生指南

### 宽松着装，适宜出游和锻炼

着装应宽松舒适，一般来说，秋季气候干燥，易引起人们的烦躁，在面料上应选择滑爽的衣料，衣裤不宜太紧，以宽松舒适为好。青年人在秋季衣着不宜穿多，过多的衣着会使身热汗出，汗液过多，阴津伤耗，阳气外泄，不利于养生。

▶ **头朝西睡** 《千金要方》中说：“凡人卧，春夏向东，秋冬向西。”意思是说：春夏属阳，头宜朝东卧；秋冬属阴，头宜朝西卧，以合“春夏养阳，秋冬养阴”的原则。因此，在秋分时节，睡眠时应头朝西卧。

▶ **注意精神调摄** 这一时节，要保持“心无其心，百病不生”的境界，养成“不以物喜，不以己悲”、神志安宁、乐观开朗、宽容豁达、淡泊宁静的性格，收神敛气，保持内心宁静，可减少秋季肃杀之气对身心的影响，以适应秋天容平之气。

▶ **适宜出游、锻炼** 秋高气爽，正是外出旅游的大好时节。到户外去运动既可游山玩水，使心情舒畅，又能增加活动量。但运动时，要注意防感冒，如不可穿着单衣去户外活动，在锻炼时不宜一下子脱得太多，锻炼后还切忌穿汗湿的衣服在冷风中逗留等。还需注意，此时因人体阴精阳气正处在收敛内养阶段，因此运动也要顺应这一原则，即运动量不宜过大，以防出汗过多，阳气耗损，运动宜选择轻松平缓、活动量不大的项目。

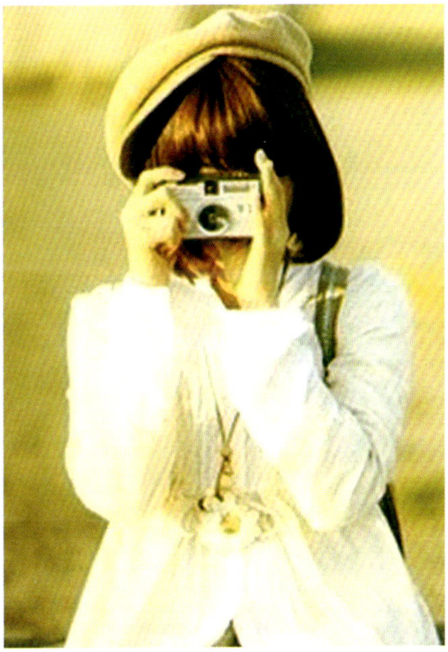

## 经络调养

### 按摩胃经的承泣穴和四白穴

按摩胃经治疗中风、偏瘫患有中风后遗症患者偏瘫的肢体肌肉难免出现萎缩现象，护理过程中应注意按揉足阳明胃经。中医认为，人体的阳明为多气多血之经，按摩阳明经则气血通畅，正气得以扶助，机体功能逐渐恢复。按摩时，可顺着胃经推，至肌肉放松、精神紧张缓解，起到通经活络、消肿活血、消痛散结的作用。这就是中医常说的“治痿独取阳明”。按摩方法：让家人帮忙按摩。患者躺在床上，家人按摩时站在患者的一侧，双手从肩推至足跟，至肌肉放松为止。轻揉肩至足尖4～6次，轻拿或滚推背部，重捏下肢4～5次，捏揉足跟肌腱1分钟，推涌泉穴半分钟，此体位操作共10～15分钟为宜。

**▶ 按摩胃经穴位可防治视疲劳** 很多老年人视物时间久了就会有眼干涩、异物感、眼皮沉重感、视物模糊、畏光流泪、眼胀痛及眼部充血等症状，这就是视疲劳。如果平时按摩胃经上的承泣、四白两穴，就可以防止视疲劳。

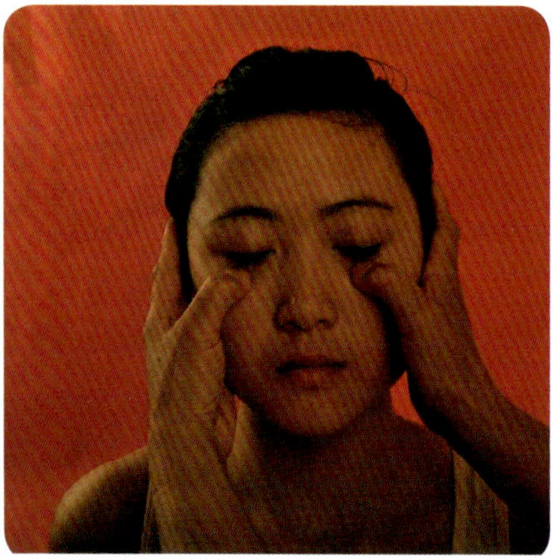

1．按摩承泣穴时，用双手中指指腹分别置于承泣穴上。在按下时吸气，呼气时还原，重复5～7次。

2．按摩四白穴时，先将双手拇指指腹分别置于四白穴上，按下时吸气，呼气时还原，以稍有酸胀感为佳，重复5～7次；然后用双手中指指端有节奏地敲打四白穴，重复16次；再以指腹揉四白穴，顺时针、逆时针各8次。

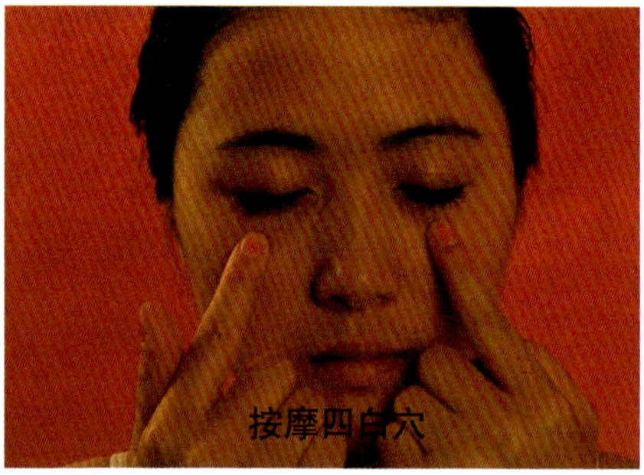

按摩四白穴

**▶ 急性腰扭伤按承泣穴** 操作方法：让患者保持坐位，由他人用大拇指或中指用力点按一侧承泣穴，按压3～5分钟，接着再点按另一侧承泣穴，按压3～5分钟。在点按后，患者应前后左右转动腰部，直至疼痛减轻。

如果是四肢扭伤，自己立即就地休息，并用手掌快速搓擦胃经上的足部诸穴位，持续搓擦2～3分钟即可。扭伤较轻者搓擦1次即可，重者则需搓擦2～3次。

## 第五节 寒露（10月8日～9日）

### 黄帝内经寒露养生法

寒露在二十四节气中排在17位，于每年公历的10月8～9日交接。时至寒露，太阳移至黄经195°。这个时期的气温比白露时更低，地面的露水更冷，快要凝结成霜了。

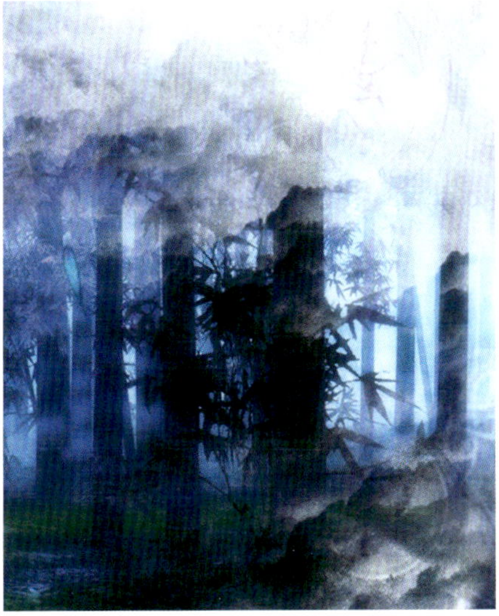

在自然界中，阴阳之气开始转变，阳气渐退，阴气渐生，我们人体的生理活动也开始调整以适应自然界的变化，确保体内的生理(阴阳)平衡，防止邪气入侵。邪气常从人体的七窍和四肢部位入侵。

寒露以后，随着气温的不断下降，感冒是此时最易发生的疾病。因此，要适时更衣，加强锻炼，增强体质。对于中老年人来说，其中最应警惕的便是心脑血管病，因为随着气温降低，可使体表血管弹性降低，外周阻力增加，使血压升高，进而导致脑血管破裂出血。对有这类疾病的老人，应注意防寒，并进行适当的御寒锻炼，合理调节饮食，保持良好的心境，切忌发怒、急躁和精神抑郁。

在饮食上，此节气养生以润肺生津、健脾益胃为宜，应多食用芝麻、糯米、大米、蜂蜜、乳制品等柔润食物，同时增强鸡、鸭、牛肉、猪肝、鱼、虾、红枣、山药等以增强体质。此时燥邪之气易侵犯人体而耗伤肺之阴精，如果调养不当，人体会出现咽干、鼻燥、皮肤干燥等一系列的秋燥症状。

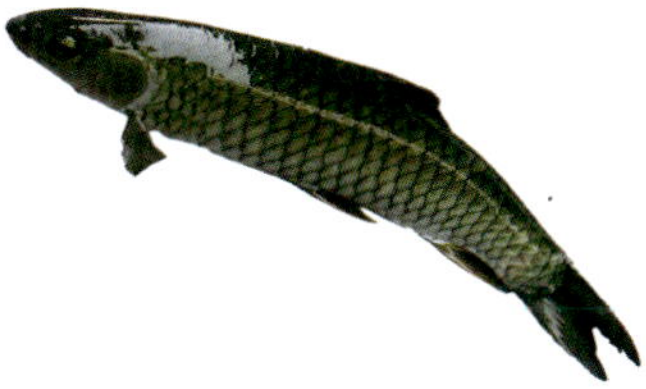

草鱼

## 寒露物语

寒露是一个反映气候变化特征的节气，与白露时相比气温下降了很多，地面上的露水也更冷了，因此称为寒露。一般寒露时节是在每年公历10月8日至9日这两天，寒露当天太阳到达黄经195度。当日正午用圭表测日影，影长为古尺八尺二寸，相当于今天的2.018米，夜晚观测北斗七星的斗柄指向戌的方位，也就是西北方，这个阶段一般在农历九月。

这个时节南方和北方依然差别比较大，随着气温的降低，北方的空气更加寒冷，有些地方还会出现零星的雪花，而南方的天气则明显的变凉了。《清嘉录》载："寒露乍来，稻穗已黄，至霜降乃刈之。"因此南方大部分地区，秋季真正的到来是在寒露之后，偶然间看见几片发黄的树叶也是等到寒露之后了。北方的大部分地区，寒露之后秋收已经完成，那么农民们又有了新的工作，那就是整理农田，深翻土地。"寒露到立冬，翻地冻死虫"。由于地表温度逐渐降低，准备蛰伏越冬的虫子以及一些地下虫卵被翻地时晾到地表或被破坏了孔洞，就会被冻死。

## 寒露季节特征

寒露三候为："一候鸿雁来宾；二候雀入大水为蛤；三候菊始黄华。"一候中的鸿雁来宾即是鸿雁排成"一"字形或"人"字形的队列大举南迁；二候中的大水即大海，古时传说，海边的蛤贝类是由三种雀鸟潜入水中变成的，深秋天寒，雀鸟都不见了，古人看到海边突然出现很多蛤蜊，并且贝壳的条纹及颜色都与雀鸟相似，所以便以为是雀鸟变的；三候的菊始黄华是说此时菊花已普遍开放。

### 九九重阳节

这个时节还有一个重大的节日，那就是九九重阳节。关于重阳节的命名和来历也和古代的历法有关。因为《易经》中把"六"定为阴数，把"九"定为阳数，九月九日，日月并阳，两九相重，故而叫重阳，也叫重九，古人认为是个值得庆贺的吉利日子，并且从很早就开始过此节日。人们在这一天中进行很多有益于身心健康的活动，比如登山，既可以在登山时锻炼身体，又可以观看大好风景；赏菊，可以陶冶情操，三五好友聚在一起还可以培养感情；吃重阳糕、喝菊花酒对身体有益，所以说重阳节的活动是浪漫的。

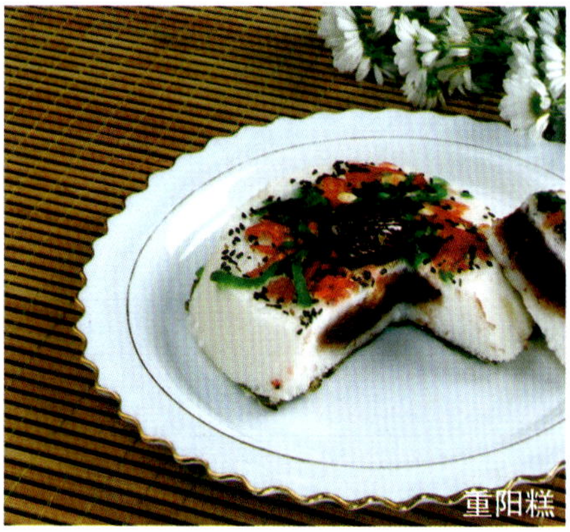
重阳糕

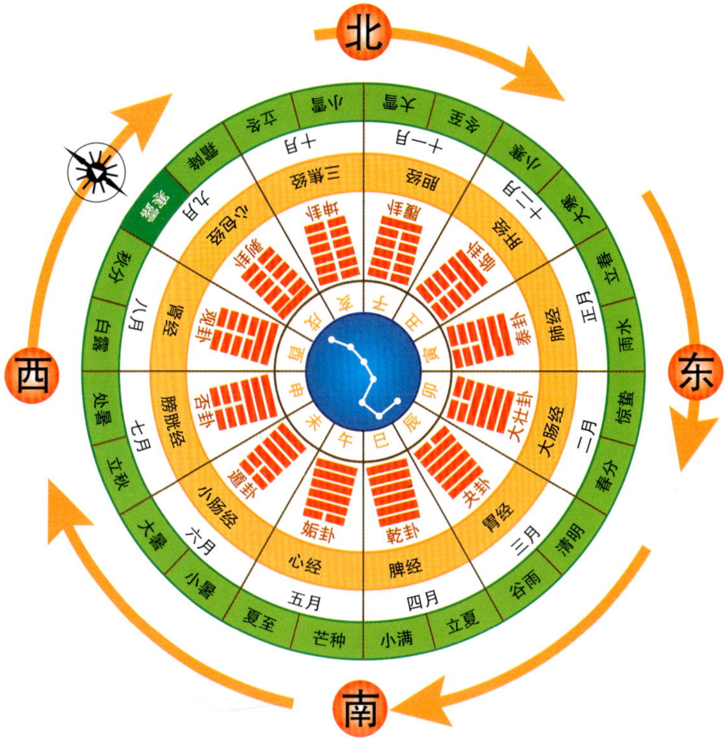


## 寒露时节人体生理反应

▶ **易染感冒**　人体阳气慢慢收敛，阴精开始潜藏于内，由于气温下降较快，感冒也成为此时的流行病。

▶ **汗液蒸发快**　从中医角度上说，寒露节气时，自然界中的阴阳之气开始转变，阳气渐退，这一时期人们的汗液蒸发较快，阴气渐生，因而常出现皮肤干燥、皱纹增多、口干咽燥、干咳少痰，甚至会毛发脱落和大便秘结等。

## 养生原则

润燥防病　从“寒露”时节起，雨水渐少，天气干燥，昼热夜凉。从中医角度上说，此节气在南方气候最大的特点是“燥”邪当令，而燥邪最容易伤肺伤胃。加之这时气候干燥，容易引起身体器官的燥邪上火，所以养生的重点是养阴防燥、润肺益胃。此时的气候实际上是夏秋暑热与秋凉干燥的交替，最容易患上季节交换的感冒发热。

▶ **寒露养生贵在和**　寒露过后，气温开始下降，空气湿度也随之下降。由于人体的生理活动与自然环境变化密切相关，秋季人体内阴阳也随之发生改变。秋季处于“阳消阴长”的过渡阶段，因此，秋季养生在对精神情志、饮食起居、运动导引等方面进行调节时，应注重一个“和”字，即“调和阴阳”，并结合“秋收”的特点进行养生保健。

## 寒露食补

### 多吃甘淡滋润的食物

▶ **润肺生津** 秋季由于干燥，会耗散精气津液，在饮食上宜多吃些芝麻、核桃、银耳、萝卜、番茄、莲藕、牛奶、百合、香菇、冬瓜、泥鳅、沙参等有滋阴润燥、益胃生津作用的食物。同时室内要保持一定的湿度，注意补充水分，多吃雪梨、香蕉、哈密瓜、苹果、提子等水果。

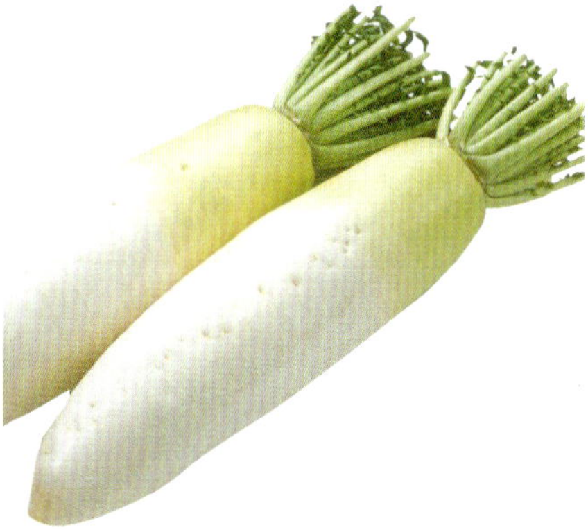

白萝卜

▶ **饮食清淡** 保持饮食清淡，合理营养。不吃或少吃辛辣烧烤类的食物，包括辣椒、生姜、花椒、葱、桂皮及酒等。从中医上讲，这些食物容易加重秋燥对人身体的危害。

▶ **忌吃肥甘，慢进补** 随着气温的降低，人们很自然地想到要进补了，但是这时脾胃功能尚未完全适应气候的变化，盲目进食肥甘厚味等滋腻补品，易使脾胃运化失常，从而导致疾病的发生。因此，秋季在饮食调补时，要甘淡滋润，以防过食肥甘，生火、生痰、生燥，更伤阴。

▶ **适当多食甘淡滋润的食物** 这类食物既可补脾胃，又能养肺润肠，可防治咽干口燥等症。水果有梨、柿、荸荠、香蕉等；蔬菜有胡萝卜、冬瓜、藕、银耳等及豆类、菌类、海带、紫菜等。中老年人和慢性患者应多吃些红枣、莲子、山药、鸭、鱼、肉等食品。早餐应吃温食，最好喝热药粥，因为大米、糯米均有极好的健脾胃、补中气的作用，如甘蔗粥、玉竹粥、沙参粥、生地粥、黄精粥等。

## 推荐寒露养生菜谱

### ◎香菇冬瓜球◎

▶ **原料：**香菇50克，冬瓜300克，植物油、盐、姜丝、味精、香油、鸡汤、水淀粉各适量。

▶ **制作方法：**香菇泡发，洗净；冬瓜去皮洗净，用钢球勺挖成圆球备用。将锅内放入适量植物油烧热，下姜丝煸炒出香味，入香菇继续煸炒数分钟后，倒入适量鸡汤煮沸，将冬瓜球下锅烧至熟时，用水淀粉勾芡，翻炒几下放入味精、盐，淋上香油，出锅即可。

▶ **功效：**补益肠胃，生津除烦。

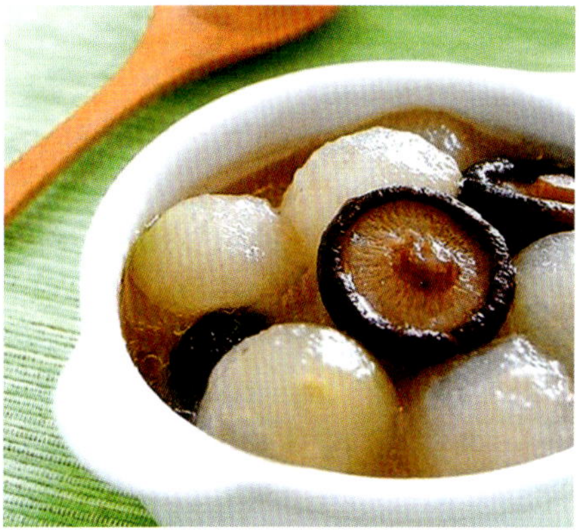

◎甘蔗粥◎

▶ **原料：**甘蔗汁800毫升，高粱米200克，清水适量。

▶ **制作方法：**高粱米淘洗干净。将甘蔗汁与高粱米一起放入锅中，再加入适量的清水，煮成薄粥即可。

▶ **功效：**补脾消食，清热生津。

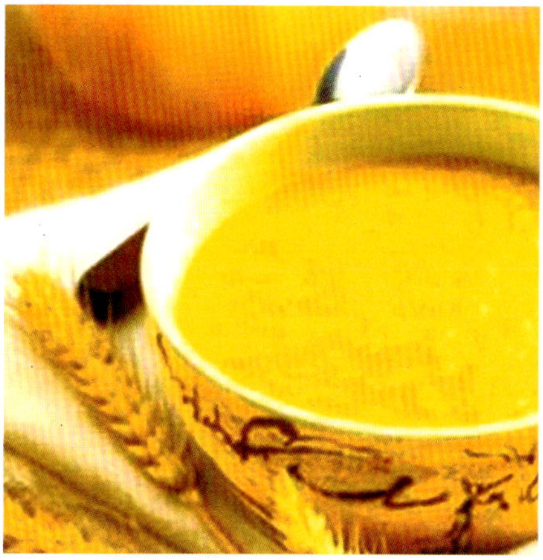

**寒露时令食物排行榜**

| 食物排行榜 | 1 | 2 | 3 | 4 | 5 |
|---|---|---|---|---|---|
| 食物名称 | 红薯 | 土豆 | 紫菜 | 枣 | 柿子 |
| 食物的五色 | 粉色 | 黄褐色 | 紫色 | 红褐色 | 红色 |
| 食物的五味 | 味甘 | 味甘 | 味甘、咸 | 味甘 | 味甘酸 |
| 食物的性质 | 性平 | 性平 | 性寒 | 性平 | 性微寒 |
| 食物的功效 | 补脾益气，宽肠通便，生津止渴 | 健脾利湿，解毒消炎．降糖降脂，活血消肿，美容 | 化痰软坚、清热利水、补肾养心 | 补益脾胃，滋养阴血，养心安神，缓和药性 | 生津止渴、健胃消食、清热解毒、降低血压 |
| 营养食谱 | 薯粉蜜膏 | 火腿土豆泥 | 发菜鸡卷 | 山楂大枣莲子粥 | 西瓜番茄汁 |
| 搭配禁忌 | 忌与雀肉同食 | 忌与雀肉同食 | 忌与柿子、柿饼同食 | 忌与海鲜、葱同食 | 忌与黄瓜同食 |
| 不适合人群 | 胃酸多者、素体脾胃虚寒者 | 糖尿病患者 | 腹痛便溏及脾胃虚寒者 | 肝炎、糖尿病患者等 | 糖尿病患者、胃寒的老人等 |

## 起居养生指南

### 分时调养，室内通风

▶ **分时调养**　秋季凉爽之时，人们的起居时间应做相应的调整。每到天气变冷，患脑血栓的病人就会增加，这与天气变冷、人们的睡眠时间增多有关，因为人在睡眠时，血流速度减慢，易于形成血栓。《黄帝内经·素问·

四气调神大论》明确指出："秋三月，早卧早起，与鸡俱兴。"早卧以顺应阴精的收藏；早起以顺应阳气的舒达。为避免血栓的形成，应顺应节气，分时调养，确保健康。

▶ **室内通风** 寒露以后，随着气温的不断下降，感冒是最易流行的疾病。在气温下降和空气干燥时，感冒病毒的致病力增强。此时很多疾病的发生会危及老年人的生命，其中最应警惕的是心脑血管病。另外，中风、老年慢性支气管炎复发、哮喘病复发、肺炎等疾病也严重地威胁着老年人的生命安全。因此，要采取综合措施，积极预防感冒。还要科学调理饮食，注意药物防治，改善居室环境，避免烟尘污染，保持室内空气流通、新鲜。在这多事之秋的寒露节气中，老年人一定要合理地安排好日常的起居生活。

## 经络调养

### 养护膀胱经，找委中穴

▶ **寒露节气对应人体的膀胱经** 膀胱经从内眼角的睛明穴一直走至足小趾的至阴穴，可以说是"从头到脚"，是人体当中穴位最多的一条经，我们说每一个穴都是人体当中的一味"大药"。所以，膀胱经可以说是药物资源最丰富的经络。不论是眼部的疾病，还是腿部的问题，抑或是脊柱的问题，都可以找膀胱经上的"大药"来解决。

▶ **腰背疼痛就找委中穴** 按摩方法：用双手拇指端按压两侧委中穴，一压一松为1次，力度以稍感酸痛为宜，一般可连续按压20次左右，同时与腿部的屈伸相配合。按压时，如果能涂抹上一点刮痧油或药酒，效果会更好。这样不仅可以治疗腰痛，还能有效地解除腿部的酸麻疼痛。

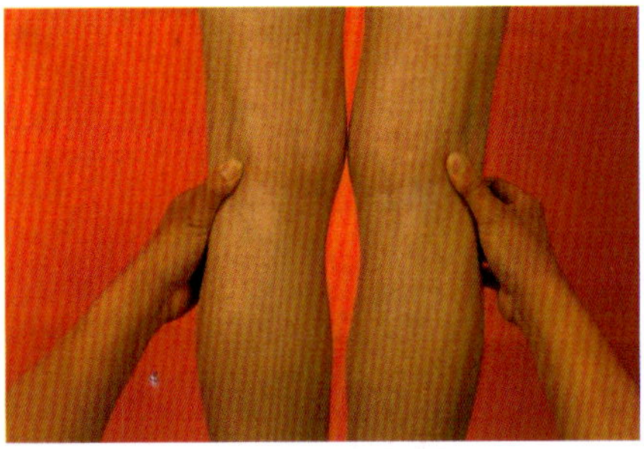

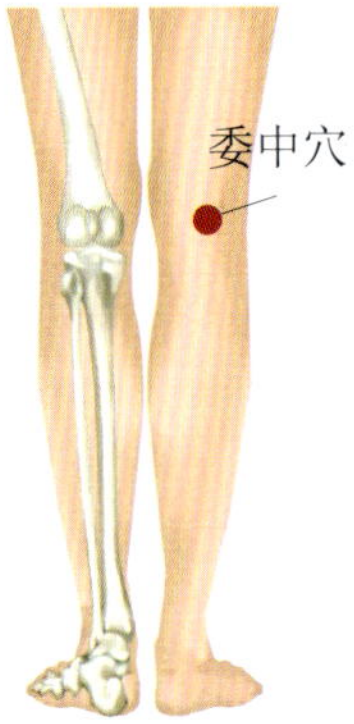

# 第六节 霜降（10月23日～24日）

## 黄帝内经霜降养生法

每年公历10月23日前后为霜降。古籍《二十四节气解》中说：“气肃而霜降，阴始凝也。”可见，霜降表示天气逐渐变冷，露水凝结成霜。此时，中国黄河流域已出现白霜，千里沃野上，一片银色冰晶熠熠闪光，此时树叶枯黄，开始落叶了。

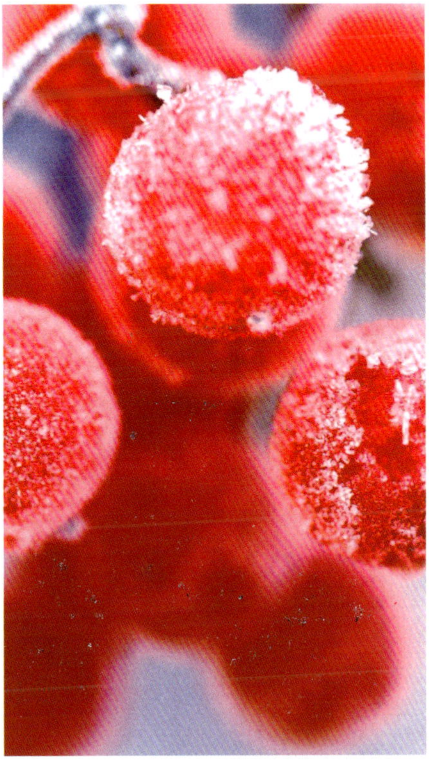

霜降时节是秋冬气候的转折点，也是阳气由收到藏的过渡，养生时应注意做好“外御寒、内清热”，这是关键。因为，霜降时节的气候特点是外寒内热，气温渐冷，人体内的血液见寒易凝，在这段时间人的手脚易凉，后背易冷，是气血遇寒循环不畅所致，但心里有燥热的感觉，这是“秋行夏令”的结果。因此，在霜降时节要注意添减衣物。面对这种气候，阴天时要适当地增加外衣，有阳光的天气适当减外衣，不要被寒气所伤，也不要热伤风。

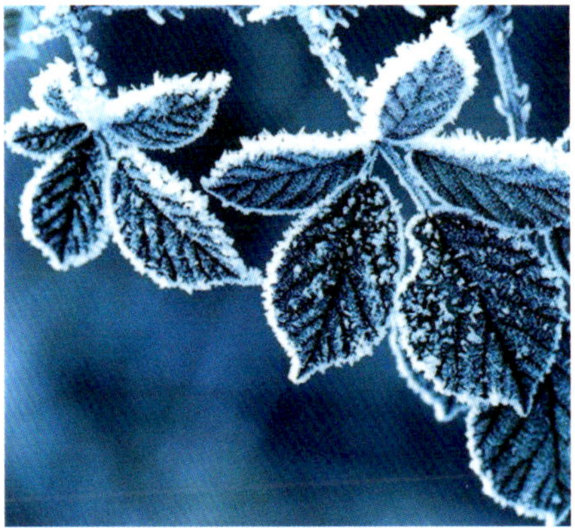

还应注意清郁热。现代生活中，因为快节奏与压力大，导致许多人的阳气不能与自然阳气同步变化，因而秋冬交接阳气不能收藏，受到自然界燥气压

迫形成体内郁火。阳气太过形成郁火，属于体内邪气。邪气太盛进入脏腑，百病开始横生。此节气还应注意防胃病，霜降时节，脾脏功能处于旺盛时期，由于脾胃功能过于旺盛，易导致胃病的发生，如胃炎和胃、十二指肠溃疡等。

**霜降物语**

霜降是秋天的最后一个节气，在每年公历的10月23日至24日，这是一个反映物候变化的节令。这天太阳运行到黄经210度，当日正午用圭表测日影，影长为古尺九尺一寸六分。相当于今天的2.05米，夜晚观测北斗七星的斗柄指向戌的方位，也就是西北方，这个阶段一般在农历九月，也叫戌月。

霜降表示天气更冷了，露水凝结成霜。《月令七十二候集解》："九月中，气肃而凝，露结为霜矣。"古籍《二十四节气解》中说："气肃而霜降，阴始凝也。"可见"霜降"表示天气逐渐变冷，开始降霜。气象学上，一般把秋季出现的第一次霜叫作"早霜"或"初霜"，而把春季出现的最后一次霜称为"晚霜"或"终霜"。从终霜到初霜的间隔时期，就是无霜期。也有把早霜叫"菊花霜"的，因为此时菊花盛开，北宋文学家苏轼有诗曰："千树扫作一番黄，只有芙蓉独自芳。"

其实在这个时节，虽然霜降会给农作物造成一定的影响，但是它还可以给原本毫无生机的秋天带来另外一种意想不到的惊喜。随着秋天的到来农作物也停止了生长，但是一些树木在经过秋霜的抚慰之后，开始漫山遍野地变成红黄色，在太阳光的照射中，像一片燃烧的红霞，为具有肃杀气息的秋天描上了重重的一笔；除了深秋的红叶美景外，荷塘中的荷叶经过霜打以后，叶片下垂但茎秆却依然挺立，形成另外一种美景，这样的美景被无数的画家和摄影家所描绘、记录，给人们留下了众多的深秋美景图画，使我们在感叹萧条之余，可以欣赏到大自然带给人们的美的享受。

## 霜降季节特征

霜降分三候。初候豺乃祭兽，豺是一种野兽，猎获其他野兽时会先排列出来再吃，看起来就好像是在祭拜天地；二候草木黄落，也就是到了这个时候绿色植物纷纷枯黄掉落；三候蛰虫咸俯，是指各种要过冬的小虫开始静止不动，准备封严洞口过冬了。

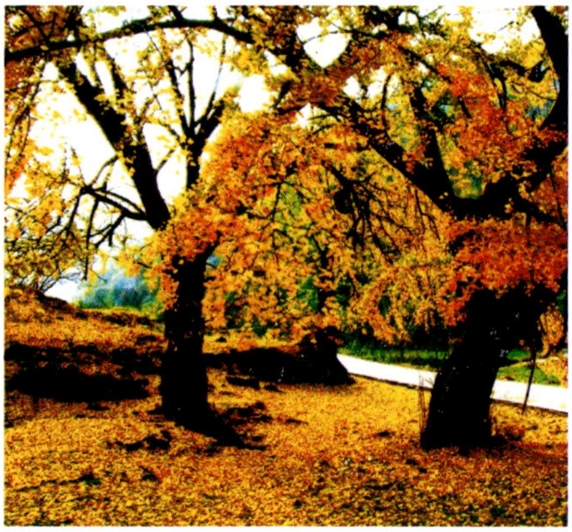

霜降也是向冬天过渡的一个节气，

因为此时气温已经比较低，很接近冬天的天气了。

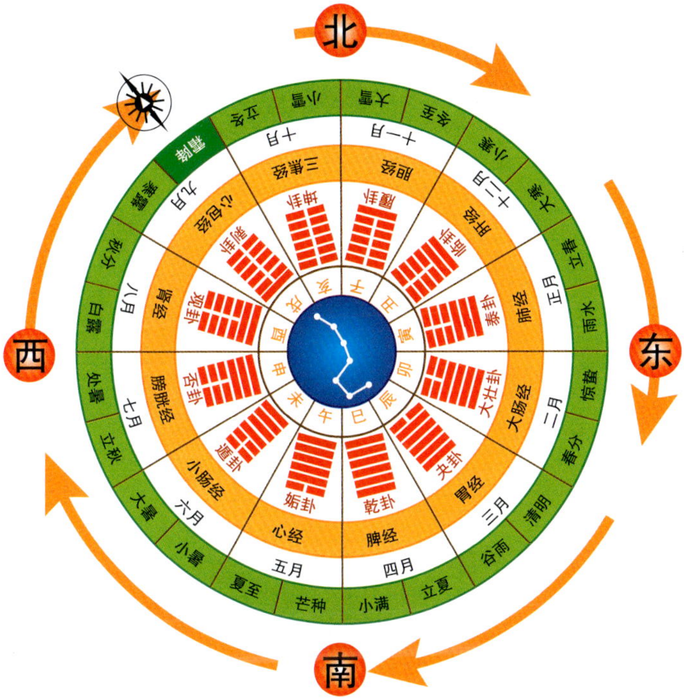


## 霜降节气人体生理反应

▶ **手脚凉，内心燥热**　这个时节天气渐冷，很多人手脚易凉，后背易冷，但心里有燥热的感觉，这是气血遇寒循环不畅所致。

▶ **脾胃功能旺盛**　人体新陈代谢增强，耗热量增多，胃液及各种消化液分泌增多，食欲改善，食量增加，脾胃功能过于旺盛，易导致胃病的发生。

▶ **胃肠疾病复发**　深秋及冬天外出，气温较低，且难免吸入一些冷空气，引起胃肠黏膜血管收缩，致使胃肠黏膜缺血缺氧，营养供应减少，破坏了胃肠黏膜的防御屏障，对溃疡的修复不利，还可导致新溃疡的出现。

## 养生原则

▶ **平补**　秋季是易犯咳嗽的季节，也是慢性支气管炎容易复发或加重的时期。霜降之时乃深秋之季，在五行中属金，五时中(春、夏、长夏、秋、冬)为秋，在人体五脏中（肝、心、脾、肺、肾)属肺，根据中医养生学的观点，在四季五补(春要升补、夏要清补、长夏要淡补、秋要平补、冬要温补）的相互关系上，应以平补为原则，在饮食进补中当以食物的性味、归经加以区别。

▶ **劳逸结合，冷暖得当** 在寒冷的深秋时节，要特别注意自我保养，增强自我保健意识。同时注意日常生活中的保养，保持情绪稳定，避免情绪消极低落。注意劳逸结合，避免过度劳累；适当进行体育锻炼，改善胃肠血液供应。注意防寒保暖，特别应注意腹部保暖；坚持定时定量进餐，食物冷暖适宜，切忌暴食和醉酒，同时要避免进食对胃肠黏膜刺激性大的食物和药物。

## 霜降食补

### 少吃过热、辛酸和辛燥食物

谚语有“补冬不如补霜降”的说法，认为“秋补”比“补冬”更要紧。《素问・藏气法时论》说：“肺主秋……肺欲收，急食酸以收之，用酸补之，辛泻之。”可见酸味收敛肺气，辛味发散泻肺，秋季宜收不宜散。

▶ **勿食过热食物** 霜降节气，是秋天的最后一个节气，按中医理论，此节气脾脏功能处于旺盛时期，由于脾胃功能过于旺盛，易导致胃病的发生。寒冷的季节里，大多数人喜欢热食，如吃火锅、喝热粥等，特别是有人常以烧酒御寒，这无疑是火上浇油，增加对胃黏膜的刺激，可促使溃疡面扩大加深，使病情加重，如溃疡损伤血管就会引起消化道出血。因此，此节气应避免吃过热的食物。

▶ **少辛增酸强肝功** 少吃辛味，肺气太盛易损伤肝的功能，故在秋天要“增酸”（肝五味主酸），以增强肝脏的功能。要少吃葱、姜、蒜、韭菜、辣椒等辛味之品，而要多吃一些酸味的水果和蔬菜，可选择苹果、石榴、葡萄、芒果、杨桃、柚子、柠檬、山楂等。

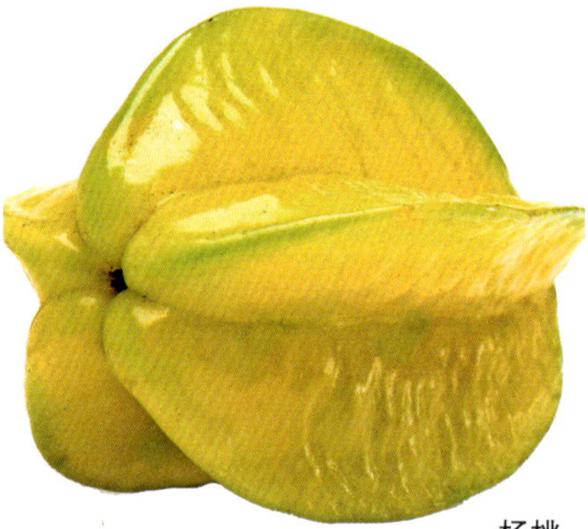

杨桃

忌食辛燥伤肺阴。秋季最好忌食辛辣、烧烤、油炸食品。使用少量的蒜、葱、生姜、大料、茴香等辛辣的调味品来调味，或以性温的食物来煲汤，应注意选配银耳、百合、荸荠之类滋阴润燥的食物同煲，就不会加重秋燥的症状。

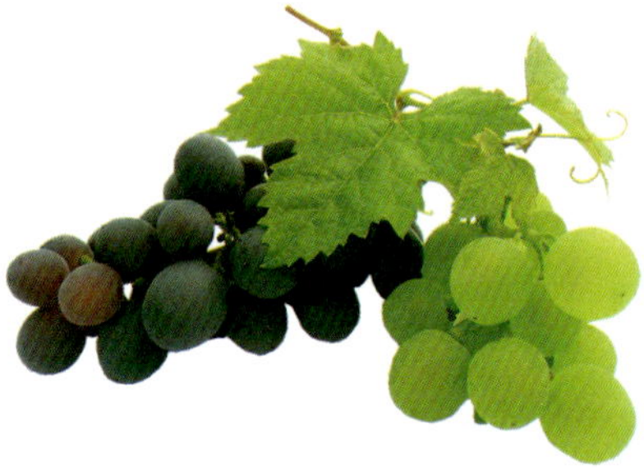

葡萄

从霜降开始，气候逐渐寒冷，秋补可以适当多吃些猪肉、羊肉和兔肉。秋季偏燥，易犯咳嗽，也是慢性支气管炎容易复发或加重的时期，应多吃些有润肺作用的水果和蔬菜，如梨、苹果、萝卜等。

## 推荐霜降养生菜谱

◎五味白肉◎

▶ **原料：** 猪肉（后臀肉）500克，熟芝麻面、花椒面、葱末、姜末、蒜泥、辣椒油、酱油、白糖、醋各适量。

▶ **制作方法：** 将猪肉洗净，下沸水锅煮至熟，捞出沥干，待凉后切成薄片备用。将辣椒油、酱油、白糖、醋、熟芝麻面、花椒面、葱末、姜末、蒜泥搅拌均匀制成调味汁，食用时浇在肉片上即可。

▶ **功效：** 滋阴润燥，补气补虚。

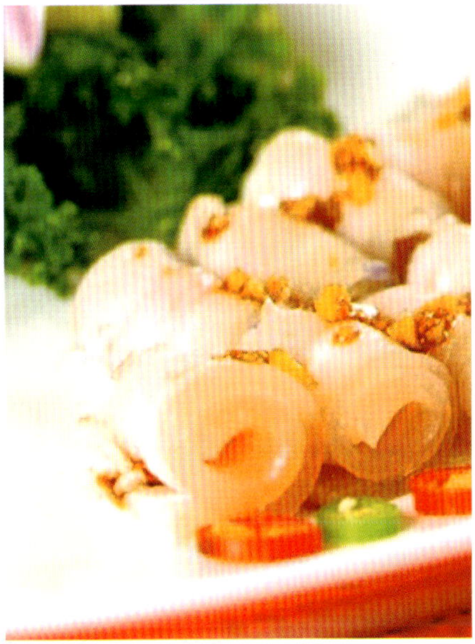

◎素炒三丝◎

▶ **原料：** 干冬菇75克，青椒2个，胡萝卜1根，植物油、白糖、料酒、味精、盐、水淀粉、鲜汤、香油各适量。

▶ **制作方法：** 将冬菇水发洗净，挤干水分，切成细丝；胡萝卜、青椒洗净切丝。锅内放油烧热，将三丝入锅煸炒后，放料酒、白糖煸炒，然后加鲜汤、盐，待汤烧沸后加味精，用水淀粉勾芡，淋上香油，盛入盘内即可。

▶ **功效：** 健脾，化滞，润燥。

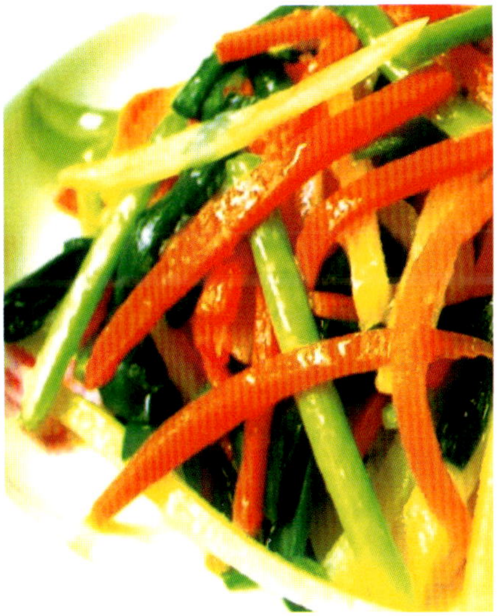

## 起居养生指南

### 注意保暖，锻炼强身

▶ **注意保暖**　膝关节骨性关节炎的发生，与气候变化关系密切。由于天气变得一天比一天寒冷，老年人容易患上“老寒腿”的毛病。“老寒腿”也就是膝关节骨性关节炎。因此，老人到了秋末应特别当心，注意膝关节的保健，尤其应做好膝关节的保暖防寒工作。

▶ **合理的体育锻炼** 打太极拳、慢跑、做各种体操等对身体关节十分有益。活动量以身体舒服、微有汗出为度，贵在持之以恒。有些老年人经常以半蹲姿势，做膝关节前后左右摇晃动作。这种锻炼方式是不可取的。因半蹲时髌面压力最大，摇晃则更会加重磨损，致使膝关节骨性关节炎发生。一旦发生膝关节骨性关节炎，应立即到医院治疗，以免病情加重。

▶ **常做呼吸导引功** 仰卧在床上，两脚分开与肩同宽，脚尖自然外分，全身放松，自然呼吸十二息，即改为口吸，吸要深长直吞入腹，再慢慢自鼻呼出，一吸一呼为一次，共做36次。此功法可散寒止痛，改善腹寒、腹痛。

## 经络调养

### 刮拭膀胱经，天柱穴是关键

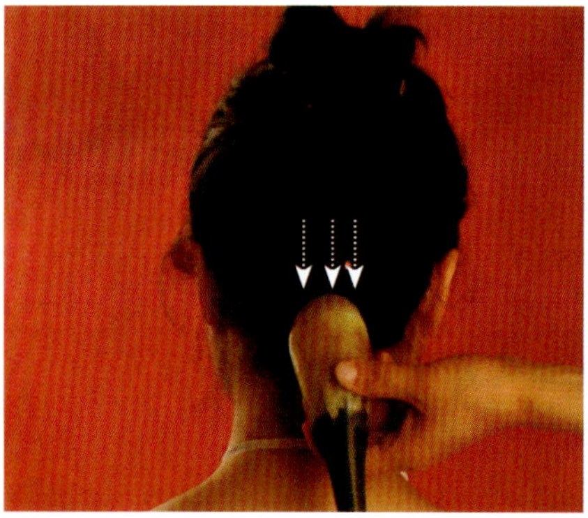

**呼吸导引功刮拭膀胱经** 可治疗肩膀肌肉僵硬、酸痛。长时间保持相同的姿势的人，如编辑、司机等，使肩颈长期处于紧张、收缩状态，如果这时再受寒、受凉，将会严重影响局部气血畅通，使紧张的肌肉发生痉挛、酸胀，并加剧疼痛感。刮痧可疏通经络，活血化瘀，最终缓解肩膀肌肉僵硬和酸痛感。刮拭方法：先用刮痧板的长边刮拭颈部的督脉处，从中府穴向下刮至大椎穴。然后用双角刮法刮拭颈部的膀胱经处，要从天柱穴刮至大杼穴。

▶ **按摩天柱穴** 天柱穴能治疗肩

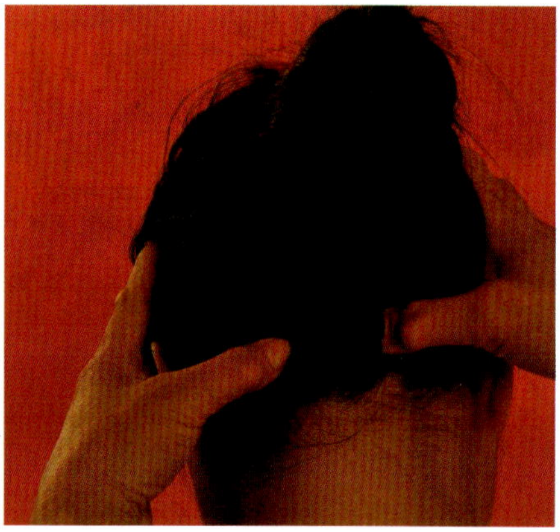

膀肌肉僵硬、酸痛。天柱穴是膀胱经上的重要穴位。按摩时，让患者取俯卧位，肌肉放松。在后头骨正下方凹陷处找到天柱穴，然后用手指按压天柱穴，按压时，患者一面缓缓吐气一面揉6秒，反复10次，就可治疗肩膀僵硬、酸痛。也可以用热敷，或在淋浴时用暖水喷射酸痛的部位，也有一定的舒解作用。

# 第四章

## 冬季养生　敛阳又护阴

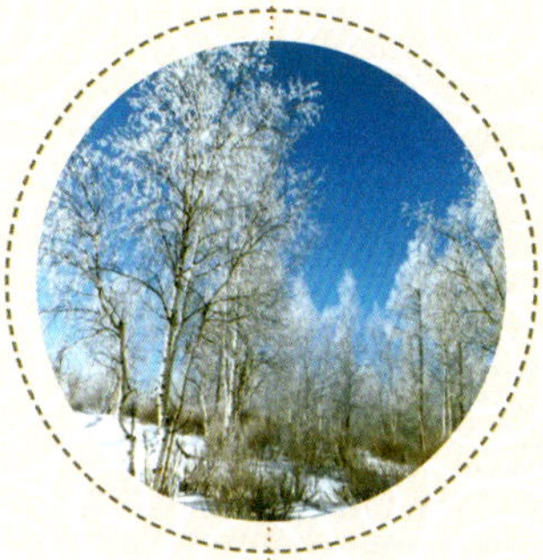

肆

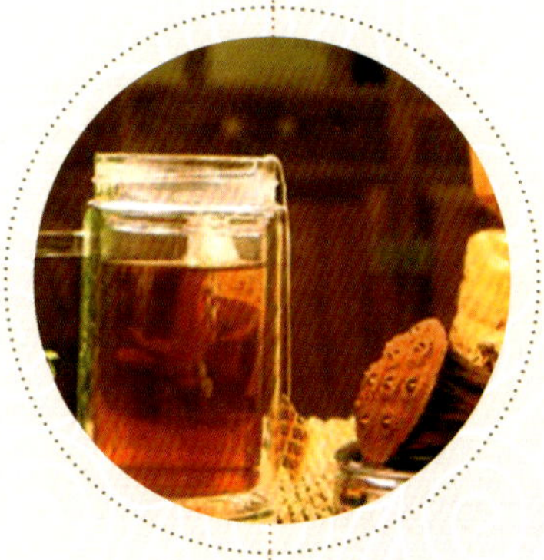

# 第一节 立冬（11月7日～8日）

## 黄帝内经立冬养生法

立冬时节，北方会因刮风而出现降温，南方也会有阴雨天气，但气候整体仍属偏暖。地球与太阳之间的位置关系决定了人的阳气到了藏的季节，可气候温而不藏，会使得阳气受到损伤。在此期间可适当补气。

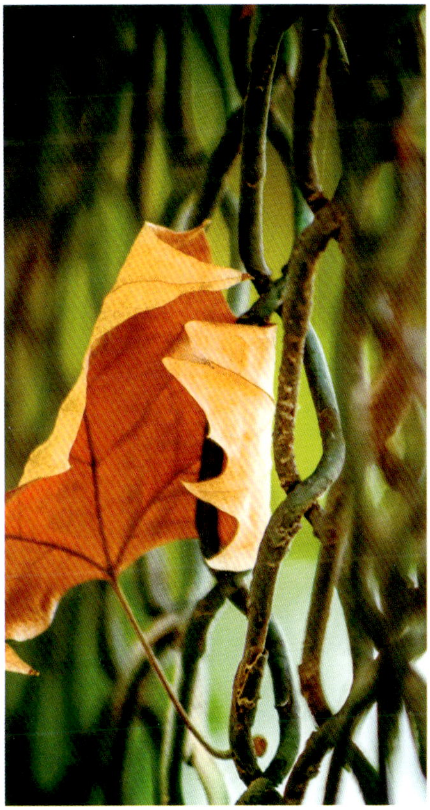

立冬是个大节气，标志着天地间生物的阳气到了藏的阶段，人的饮食、起居乃至行为方式，都应考虑“藏”的因素，这样才能进入人与自然和谐的状态。

冬季是饮食进补的最好季节，民间有“冬天进补，开春打虎”的谚语。饮食偏温补，以不上火为宜。在饮食调养上，要加强营养，增加热量。根据“秋冬养阴”、“冬季养肾”的原则，冬季可适量多吃点咸味食品，如海带、紫菜和海蜇等。此外，还应多吃温热护阳之品以抵御寒冷，如羊肉等。初冬时节是心血管病的高发期，这个时候要多吃清润甘酸的食物，不宜多吃麻辣类的火锅。比如饮食中适当多吃些醋，能起到软化血管、预防心血管病发生的作用。

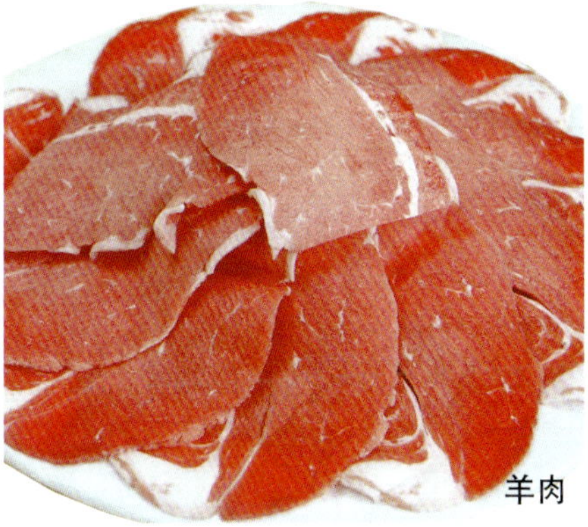
羊肉

冬季的起居作息要注意不可扰动阳气，应当早睡晚起，保证足够的睡眠。睡觉可养人体阳气，保持身体温热，迟起能养人体阴气。冬季锻炼不可少，适量的运动可增强身体抵抗力。立冬后，中老年人应尽量减少外出晨练，且不宜晚上锻炼；在有阳光的天气里，可外出或隔窗晒太阳，以吸收阳气。

**立冬物语**

“立冬”在每年公历的11月7日至8日，我国古时民间习惯以立冬为冬季的开始，《月令七十二候集解》说：“立，建始也”，又说：“冬，终也，万物收藏也。”立冬这天太阳到达黄经225度，正午用圭表测日影，影长为古尺一丈两寸三分，相当于今天的2.501米，夜观北斗七星，斗柄指向亥的方位，也就是西北方，这个阶段一般在农历的十月。

立冬前后，我国大部分地区降水显著减少。东北地区大地封冻，农林作物进入越冬期；江淮地区“三秋”已接近尾声；江南正忙着抢种晚茬冬麦，抓紧移栽油菜；而华南却是“立冬种麦正当时”的最佳时期。此时水分条件的好坏与农作物的苗期生长及越冬都有着十分密切的关系。华北及黄淮地区一定要在日平均气温下降到4℃左右，田间土壤夜冻昼消之时，抓紧时机浇好麦、菜及果园的冬水，以补充土壤水分不足，改善田间小气候环境，防止“旱助寒威”，减轻和避免冻害的发生。江南及华南地区，及时开好田间“丰产沟”，搞好清沟排水，是防止冬季涝渍和冰冻危害的重要措施。

## 立冬季节特征

立冬分三候。一候水始冰，这时河水已经开始结冰了，只是这时候看见的还是小冰凌；二候地始冻，这时节气温降到0℃以下，土地的表层已开始冻结了，随着温度的继续下降，冻层会不断加厚；三候雉入大水为蜃，雉指野鸡，蜃为大蛤，立冬后，野鸡便不多见了，而海边却可以看到外壳与野鸡的线条及颜色相似的大蛤。所以古人认为雉到立冬后便变成大蛤了。

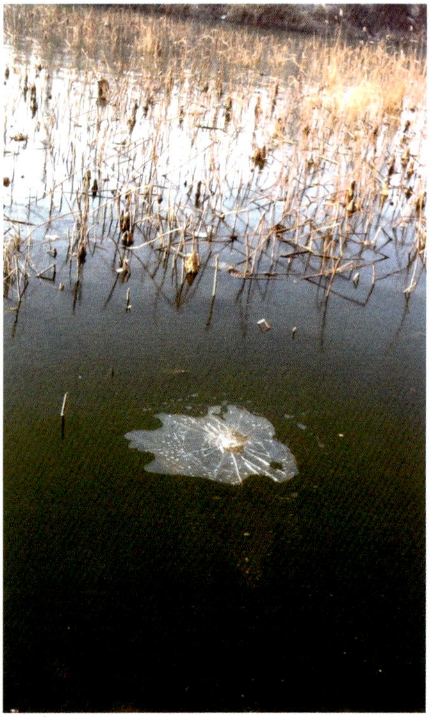

## 立冬的民俗

在古代，立冬是相当重要的日子。在这一天，天子去郊外迎冬，并赐群臣冬衣。

后来的制度也有很多效仿的。《吕氏春秋·孟冬》：“是月也，以立冬。先立冬三日，太史谒之天子，曰：‘某日立冬，盛德在水。’天子乃斋。立冬之日，天子亲率三公九卿大夫以迎冬于北郊。还，乃赏死事，恤孤寡。”高诱注：“先人有死王事以安边社稷者，赏其子孙；有孤寡者，矜恤之。”并且在这一天还有吃倭瓜饺子的习俗，可见立冬节被人们当作十分重要的节日来过。

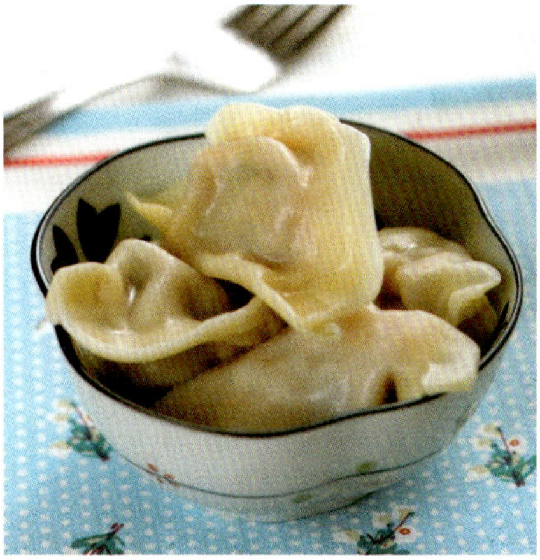

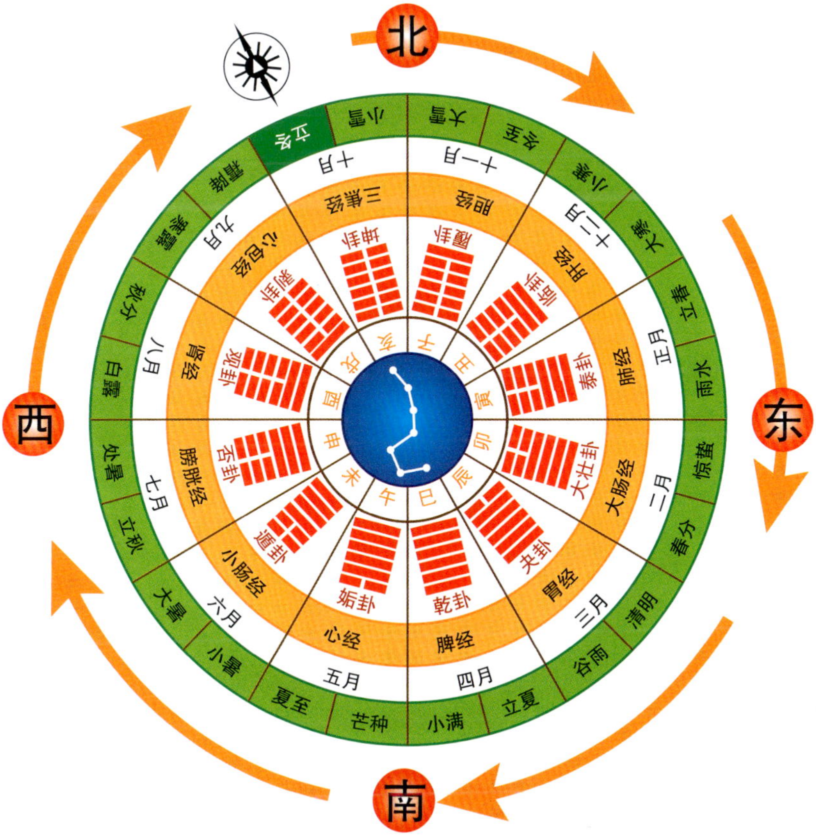

## 立冬时节人体生理反应

▶ **身体硬难舒展**　立冬之后，气候逐渐寒冷，人体各器官系统的保护性也逐渐减弱，肌肉、肌腱、韧带的弹力和伸展性都有所降低。同时由于空气湿度较小，易使人身体发僵，不易舒展。

▶ **代谢减慢**　人体新陈代谢处于相对缓慢的水平，冬季的低气温环境容易诱发冠心病、高血压、慢性阻塞性肺病，以及关节炎的发作。

## 养生原则

▶ **潜藏阳气**　人类虽没有冬眠之说，但民间却有立冬补冬之习俗。因为冬天是天寒地冻、万木凋零、生机潜伏闭藏的季节，人体的阳气也随着自然界的转化而潜藏于内。因此，冬季养生应顺应自然界闭藏之规律，以敛阴护阳为根本。在精神调养上力求其静，控制情志活动。保持精神情绪的安宁，含而不露，避免烦扰，使体内阳气得以潜藏。

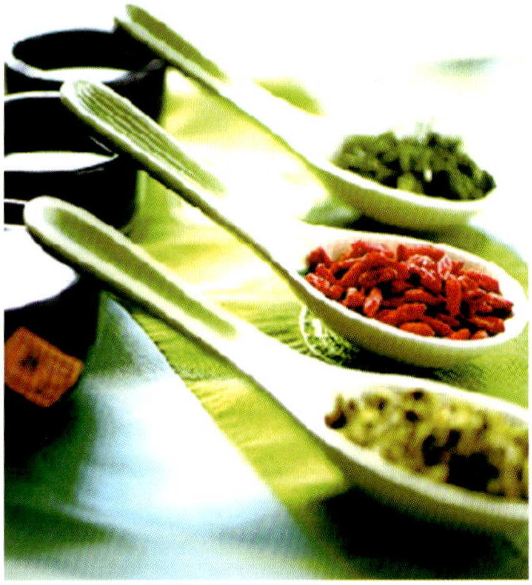

▶ **驱寒就温**　入冬以后气候寒冷，宜“驱寒就温”，衣着应以温暖舒适、利于气血通畅为原则，保暖的衣服有如养生之妙药，但也不可暴暖，不能穿得太厚。冬季进补仅适于阳虚或有寒、湿邪等人群，不适宜阴虚火旺及实热证人群。若出现大热、大渴、便秘、心烦等实热症状，或患有急性疾病，应暂停进补。

## 立冬食补

### 进补有方，宜养肾防感冒

▶ **不可盲目进补**　冬季天气寒冷，应有的放矢地食用一些滋阴潜阳，热量较高的膳食为宜，如牛肉、羊肉、乌鸡、鲫鱼、豆浆、牛奶，同时也要多吃新鲜蔬菜以避免维生素的缺乏，如萝卜、青菜、豆腐等。冬季的西北地区天气寒冷，进补宜大温大热之品。而长江以南地区进补应以清补甘温为主。冬令进补应根据实际情况有针对性地选择清补、温补、小补、大补，切不可盲目进补。

▶ **多吃养肾食物**　立冬食补宜吃栗子、花生、黑木耳。立冬时，心肺气弱，肾气强盛，饮食宜减辛苦，以养肾气。核桃、栗子、花生、黑木耳都是很好的养肾食物。此时饮食宜少吃生冷或燥热的食物，适合清补甘温的食物，如鸡、鸭、鱼、芝麻等，同时配以甘润生津的果蔬，如梨、冬枣、柑橘等。

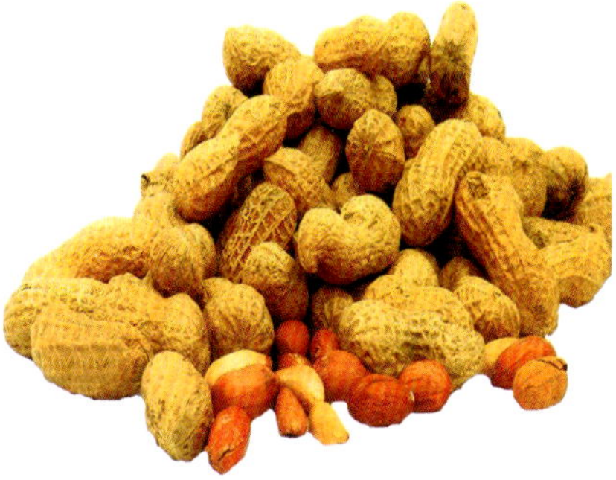

花生

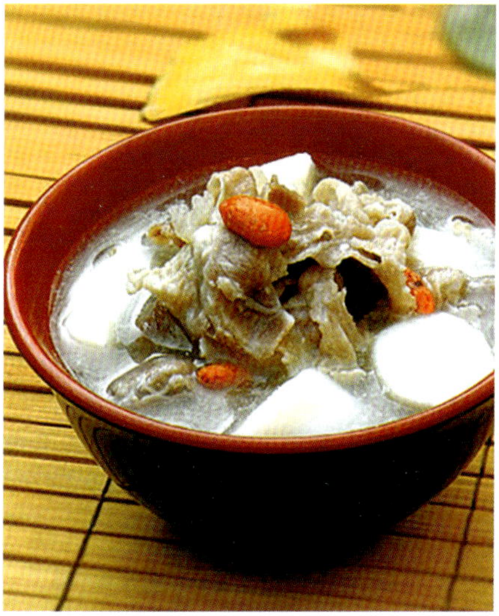

冬季饮食防感冒。立冬之日，气温骤降、多风，很容易感冒，平时可注意饮食调养以防流感的发生。民间一直流传这样一首防感冒的“神仙粥”歌：“一把糯米煮成汤，七个葱头七片姜，熬熟对入半杯醋，伤风感冒保安康。”

## 推荐立冬养生菜谱

### ◎山药羊肉汤◎

▶ **原料：** 羊肉500克，山药片150克，姜、葱、胡椒、料酒、盐各适量。

▶ **制作方法：** 羊肉洗净切块，入沸水锅内，焯去血水；姜、葱洗净，用刀拍破备用。山药片用清水浸透，与羊肉块一起置于锅中，加入适量清水，将其他配料一同投入锅中，大火煮沸后改用小火炖至熟烂即可。

▶ **功效：** 补脾胃，益肺肾。

### ◎芝麻白糖粥◎

▶ **原料：** 芝麻300克、白糖适量。

▶ **制作方法：** 将芝麻拣净，放入锅内用小火炒香后晾凉，捣碎，装入瓦罐内备用。食用时，每次2汤匙，放入碗中，再加白糖适量，用开水冲服。

▶ **功效：** 补阴血，养肝肾，乌须发。适用于平时调补，以抗早衰。

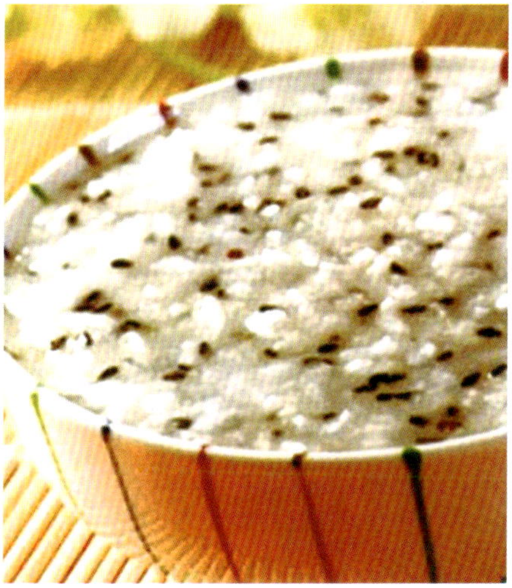

立冬时令食物排行榜

| 食物排行榜 | 1 | 2 | 3 | 4 | 5 |
| --- | --- | --- | --- | --- | --- |
| 食物名称 | 鸡肉 | 大白菜 | 萝卜 | 海带 | 大枣 |
| 食物的五色 | 红白色 | 白色 | 白、红、绿色 | 绿褐色 | 红褐色 |
| 食物的五味 | 味甘 | 味甘 | 味辛、甘 | 味咸，有腥味 | 味苦 |
| 食物的性质 | 性微温 | 性平 | 性平 | 性寒 | 性平 |
| 食物的功效 | 温中补脾，益气养血，补肾益精 | 通利肠胃、养胃生津、利尿通便、清热解毒 | 消积滞、化痰清热、下气宽中、解毒 | 泄热利水、止咳平喘、祛脂降压、散结抗癌 | 补益脾胃，滋养阴血，养心安神，缓和药性 |
| 营养食谱 | 姜椒煨鸡块 | 醋溜白菜 | 白萝卜煲羊腩汤 | 海带冬瓜苡米汤 | 山楂大枣莲子粥 |
| 搭配禁忌 | 忌与芝麻、菊花、芥末、糯米、李子、大蒜、鲤鱼、鳖肉、虾、兔肉同食 | 忌与维生素K同食 | 忌与胡萝卜、橘子同食 | 忌与甘草同食 | 忌与海鲜、葱同食 |
| 不适合人群 | 实证、热证或邪毒未清者 | 腹泻者、气虚胃寒者 | 脾胃虚寒者、慢性胃炎、胃溃疡患者 | 脾胃虚寒、身体消瘦者 | 胃病患者、腹部胀气者 |

## 起居养生指南

### 养精潜阳看睡眠和运动

▶ 保证睡眠　冬季起居调养强调“勿扰乎阳，早卧晚起，必待日光”。也就是说，在寒冷的冬季，不要因扰动阳气而破坏人体阴阳转换的生理功能。正如“冬时天地气闭，血气伏藏，人不可作劳汗出，发泄阳气”。因此，早睡晚起，日出而作，保证充足的睡眠，有利于阳气潜藏，阴精蓄积。

▶ 运动补阳　养生专家认为，在冬季更要坚持体育锻炼，以取得养肝补肾，舒筋活络，畅通气脉，增强自身抵抗力之功效。比如散步、打球、做操、慢跑、练拳舞剑等，都是适合冬季锻炼的项目。

## 经络调养

### 护肝经，按摩可强肾

▶ 足厥阴肝经养生法　中医理论认为，立冬节气对应的是人体的足厥阴肝经。足厥阴肝经丑时1:00 ~ 3:00旺。肝藏血，“人卧则血归于肝”，如果丑时不能入睡，肝脏还在输出能量支持人的思维和行动，就无法完成新陈代谢。所以丑时前未能入睡者，面色青灰，情志怠慢而躁，易生肝病，面色晦暗易长斑。此时必须进入熟睡状态，让肝脏得到最充足的休息。虚火旺盛的人，在丑时睡着，还能够降虚火。

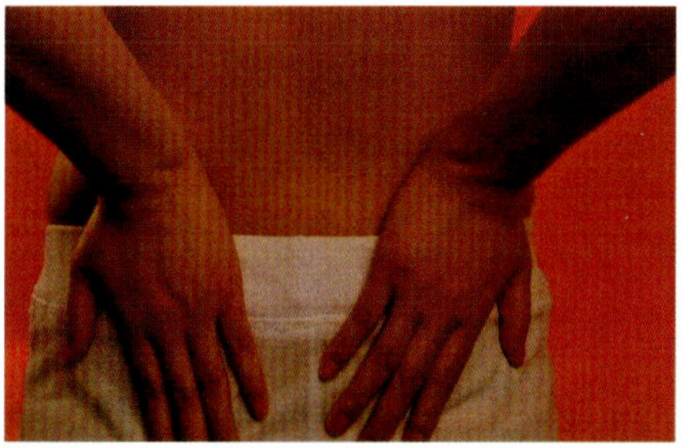

▶ **按摩足部、腰部可强肾**　按摩疗法分两种：一是搓擦腰眼，两手搓热后紧按腰部，用力搓30次。所谓“腰为肾之府”，搓擦腰眼可疏通筋脉，增强肾脏功能；二是揉按丹田，两手搓热，在腹部丹田按摩30～50次。常用这种方法，可增强人体的免疫功能，起到强肾固本、延年益寿的作用。另外，肾之经脉起于足部，足心涌泉穴为其主穴，冬夜睡前最好用热水泡脚，并按揉脚心。

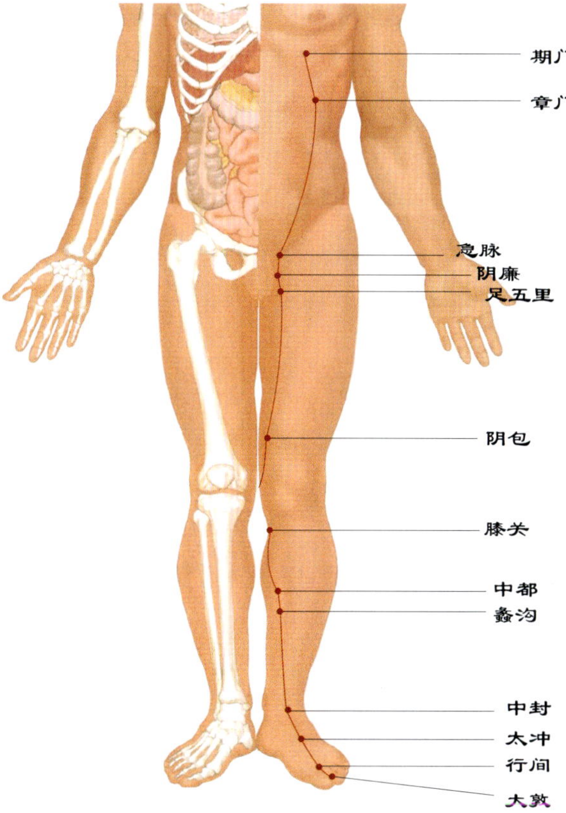

# 第二节 小雪（11月22～23日）

## 黄帝内经小雪养生法

每年公历的11月22～23日是二十四节气的“小雪”，太阳黄经达240°时，小雪节气开始。此时气温下降，气层温度逐渐降到0℃以下，开始降雪，但雪量不大。

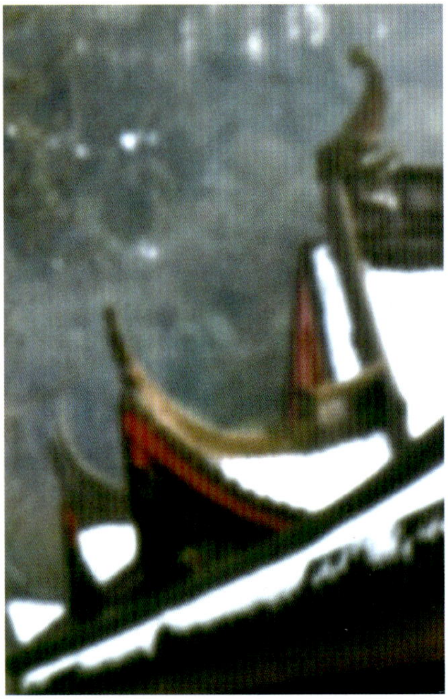

在起居养生上，要早卧晚起，保证睡眠充足。外出时，体质弱的人最好穿高领而且护腰的服装。注意脚部的保暖，坚持用温水洗脚、按摩和刺激双脚穴位，以促进血液循环。而对于患有心脑血管疾病的人来说，最需要保护的就是心脏。

还要注意防“内火”。此时节外面寒冷，屋内燥热，不少人会出现口干舌燥、口腔溃疡、皮肤干燥的症状，应多吃些苦味食物和清火、止咳、润肠的食物。

对于有晨练习惯的老年人来说，这段时间里，最好将锻炼安排在日出后或者午后。由于这一阶段室内外温差较大，到户外活动时，要注意提前做好热身运动。

此季节宜吃温补性食物和益肾食品，如羊肉、牛肉、鸡肉、腰果、芡实、山药、栗子等。食物烹调应以炖食为主，以保持营养较少流失，尤其适宜多食热粥。

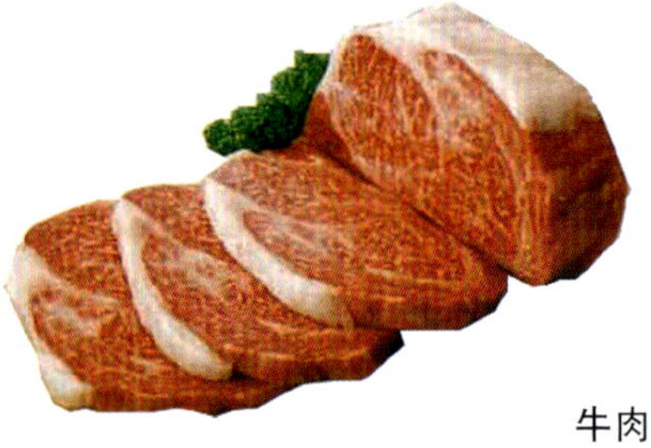

牛肉

在小雪节气里，要保持愉悦心情，可以经常参加一些户外活动以增强体质，多晒太阳，多听音乐，学会调养自己。

**小雪物语**

小雪，是反映降水变化的季节，这天太阳运行到黄经240度，用圭表测日影，影长为2.74米，也就是古尺的一丈一尺八分，杆影显然比立冬时要长了很多。这天是公历11月22日或23日。

关于小雪也有很多的历史记载，比如在《月令七十二候集解》中说："10月中，雨下而为寒气所薄，故凝而为雪。小者未盛之辞。"这是说在时间上10月中旬开始降雪，并且这时的雪并不大。另外在《群芳谱》中说："小雪气寒而将雪矣，地寒未甚而雪未大也。"这就是说，到"小雪"气节由于天气寒冷，降水形式由雨变为雪，但此时由于"地寒未甚"故雪量还不大，所以称为小雪。随着冬季的到来，气候渐冷，不仅地面上的露珠变成了霜，而且也使天空中的雨变成了雪花，但由于这时的天气还不算太冷，所以下的雪常常是半冰半融状态。这个时候除了下在地上融化的雪，由于天气的影响还有雨雪同降的情况发生，有时还会出现白色冰粒的现象，这些都与气温有关系。

## 小雪季节特征

小雪分三候。小雪三候为：一候虹藏不见；二候天气上升；三候闭塞而成冬。彩虹是雨后空气中含有水滴，并且经过太阳光折射形成的；小雪时已经告别了有雨水的时节，而天空飘下的只有纷纷扬扬的雪花，于是就不会出现彩虹了。二候时，由于天空中的阳气上升，地中的阴气下降，所以万物失去生机；三候时天气更加寒冷，家家户户只有闭门躲避寒冷。

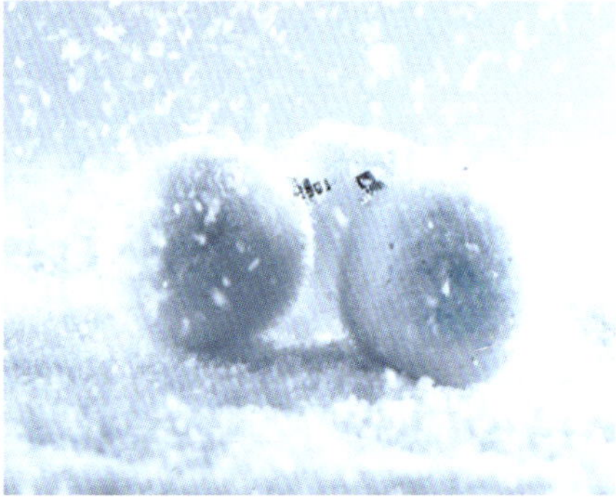

小雪之后，田间已经没有什么农活，于是人们为过冬做各种准备。比如养羊、喂牛、整理物资等。比如在寒冷的东北地区，人们就早早地在家点起炉火闭门不出了。这个时候不仅北方地区寒冷，就是在温度相对来说比较高的地方，空气也冷了下来，所以这时节要注意防寒保暖，及时添加衣服，尤其是年老体弱者更要注意保暖。在饮食上要多食热量较高的食物，并要尽量避免吃凉食，以免胃口不适，造成消化不良。并且在冬天人们活动量比较小，所以要注意适时地外出走走呼吸一下新鲜空气，这样对身体健康比较好。

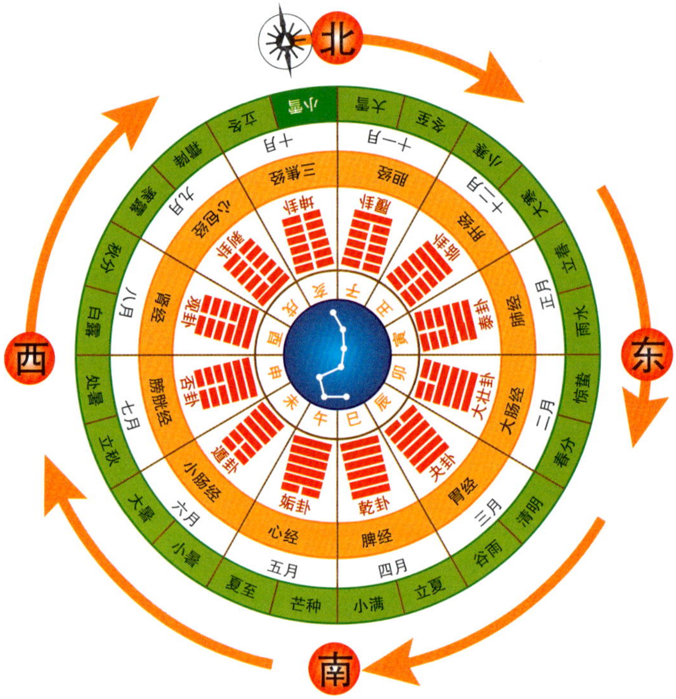


## 小雪时节人体生理反应

▶ **皮肤易生冻疮** 入冬以后，天气寒冷，不少人往往生冻疮。冻疮常常发生在手、脚、耳等部位，一般只有红、肿、痛的症状，严重的可能起水疱，甚至溃烂。

▶ **季节性情感失调** 严寒的冬季，朔风凛冽，草木凋零，阳气潜藏，阴气旺盛，人体的阴阳消长代谢也处于相对缓慢的水平。受到寒冷空气的影响，一些人在冬季发生情绪抑郁、懒散嗜睡、昏昏沉沉等现象。

## 养生原则

▶ **情志的调神养生** 小雪节气的前后，天气时常是阴冷晦暗的，此时人们的心情也会受其影响，从而影响到人体的正常生理，使脏腑气血功能发生紊乱，导致疾病的发生。因此，冬季应注意调节情绪，保持乐观开朗、愉悦畅怀的心态。

▶ **养肾的好时机** 冬季养生的基本原则是“藏”，而“肾者主蛰，封藏之本”。由于阳气闭藏后人体新陈代谢相应较慢，因而要依靠生命的原动力——“肾”来发挥作用，以保证生命活动适应自然界变化。“万物藏，肾气水旺”，冬季时节，养“藏”而固肾气，肾脏功能正常，则可调节机体适应严冬的气候变化。因此，冬天补肾最合时宜。

## 小雪食补

### 宜温热、增苦的食物

▶ **增加温热食物**　小雪季节，天气干燥，温度较低，人体中寒气旺盛。因此，在这个时节需要补充一些能够让我们“热”起来的食物。像羊肉、鹅肉、牛肉这些温补的食品就是不错的选择。另外养生专家推荐，在这个季节一些黑色的食物其实是更好的选择。黑色的食品有很多种，包括黑木耳、黑芝麻，甚至泥鳅、黄鳝等。它们都是能够迅速帮你产生身体热量的食物。像黑米、黑大豆、黑芝麻、黑枣、黑木耳等不仅可以补养肾气，还可以抵抗寒冷，而且能够润肺生津，具有很好的保健功能。

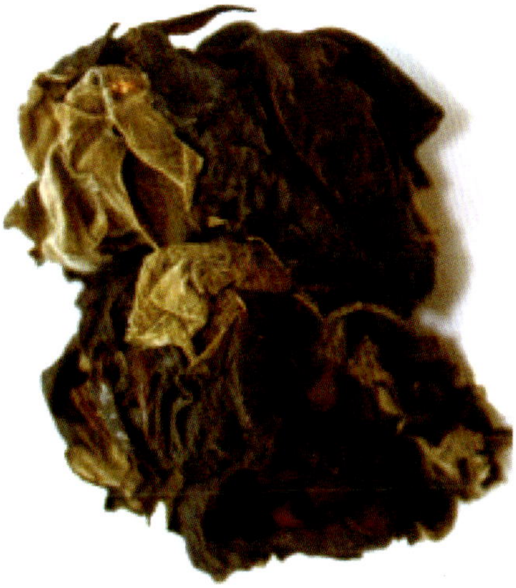

黑木耳

▶ **减咸增苦滋养心气**　小雪以后，自然界真正进入到万物收藏、阳蛰阴浮的时节，人体的肾气相对旺盛。《黄帝内经》中讲：“冬日肾水味咸，恐水攻火，故宜养心。”

意即冬季的饮食调养不宜过多食用咸味食物，以免使本来就偏亢的肾水更亢，致使心阳的力量减弱。所以，冬天的饮食原则是减咸增苦，抵御肾水，滋养心气，以保心神相，维持人体的阴阳平衡。

## 推荐小雪养生菜谱

### ◎小米桂圆粥◎

▶ **原料：** 小米1000克，桂圆肉15克，大米10克，白糖适量。

▶ **制作方法：** 将小米和大米分别淘洗干净，一起放入锅内，加入桂圆肉，加水适量，置大火上烧沸，再用小火熬熟，加入白糖搅匀即可。作早晚餐食用。

▶ **功效：** 补心肾，益腰膝。适用于心肾精血不足、失眠、腰膝酸软等症。

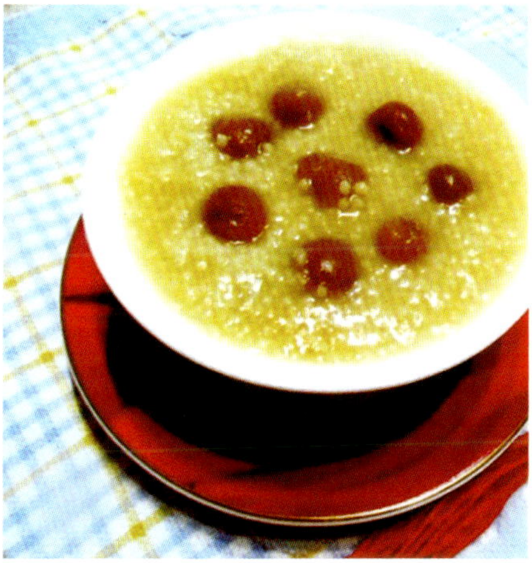

◎胡萝卜炖羊肉◎

▶ 原料：胡萝卜300克，羊肉180克，料酒3小匙，葱末、姜末、蒜末各1小匙，白糖、盐、植物油各适量，香油1/2小匙。

▶ 制作方法：胡萝卜与羊肉洗净沥干，并将胡萝卜及羊肉切块备用。将羊肉放入沸水焯烫，捞起沥干。锅放入植物油烧热，将羊肉放入大火快炒至颜色转白。将胡萝卜块、水和适量料酒、葱末、姜末、蒜末、白糖、盐一起放入锅内用大火煮沸。改小火煮约1小时后熄火，加入香油即可起锅。

▶ 功效：补虚弱，益气血，止咳。

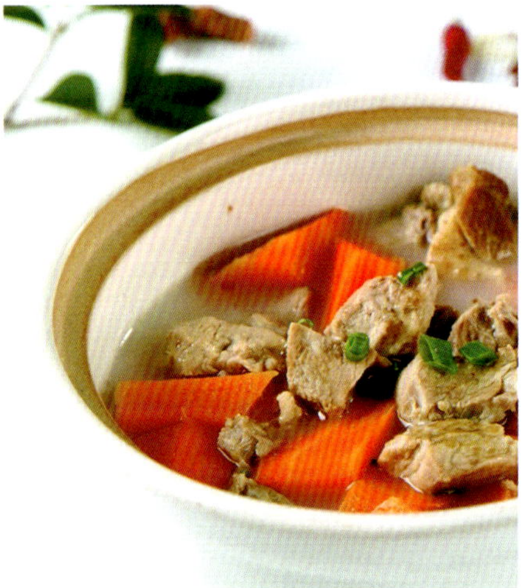

## 起居养生指南

### 保精防寒邪，常练干浴功

慎房事保精血。《寿世保元》说："精乃肾之主，冬季养生，应节制房事，不能恣其情欲，伤其肾精。"冬三月养藏之道的重要内容是保养肾精，做到房事有节。

▶ 暖足避邪侵　人的足部距离心脏最远，一旦受凉，将导致抵抗力下降，诱发多种疾病。手脚冰冷时用火烤不可取，如果马上用火烘烤会使血管舒缩紊乱，易造成组织坏死，易形成冻疮。

▶ 注意头部保暖　从这个节气开始，东北风刮得多了，由于气候虽冷却还没到严冬，很多人不太注意戴帽子、围巾。中医理论认为，"头为诸阳之会"，即头部是所有阳经汇集的地方，最不能受风寒，外出一定要戴帽子，注意防寒、保护阳气。

▶ 常做干浴按摩功可预防流感　具体方法如下：站、坐练功均可，全身放松，两手掌相互摩擦至热，先在面部按摩64次，用手指自前头顶至后头部、侧头部做梳头动作64次，使头皮发热，然后用手掌搓两脚心，各搓64下，最后搓到前胸，腹背部，做干洗澡，搓热为止。

## 经络调养

### 按摩太冲穴、肾俞穴和涌泉穴

▶ 按摩太冲穴缓解郁闷　太冲穴是肝经的原穴，原穴的含义有发源、原动力的意思，也就是说，肝脏所表现的个性和功能都可以从太冲穴找到形质。先按太冲，然后找痛点，没有痛点，就向行间穴推。这样做能给人注入能量，为人排解郁闷，让人心平气和。按揉太冲穴的手法也要注意，重按有泻的作用，轻揉有补的功效。一般按摩四五十次即可。

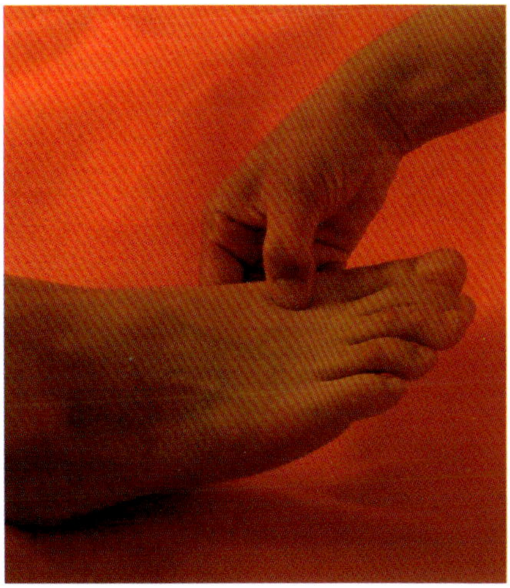

▶ **按摩肾俞穴缓解肾虚、腰痛** 肾俞穴位于第二、三腰椎间水平两旁一寸处，两手搓热后用手掌上下来回按摩50～60次，两侧同时或交替进行，对肾虚、腰痛等有较好的防治作用。

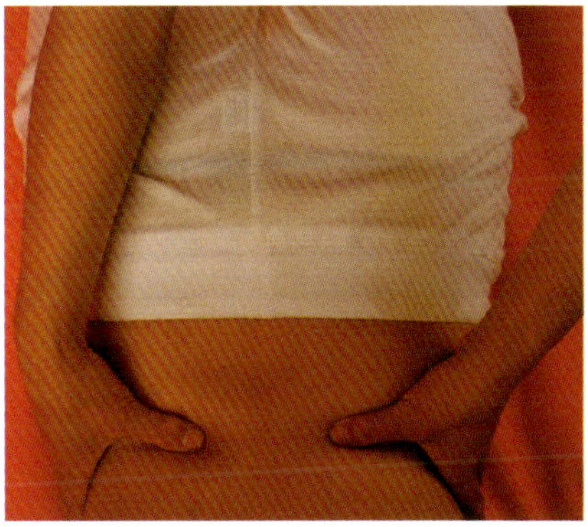

▶ **按摩涌泉穴缓解失眠** 涌泉穴位于足心凹陷处，为足少阴肾经之首穴。方法是用右手中间三指按摩左足心，用左手三指按摩右足心，左右交替进行，各按摩60～80次至足心发热为止。能强筋健步，引虚火下行，对心悸失眠、双足疲软无力等有防治作用。

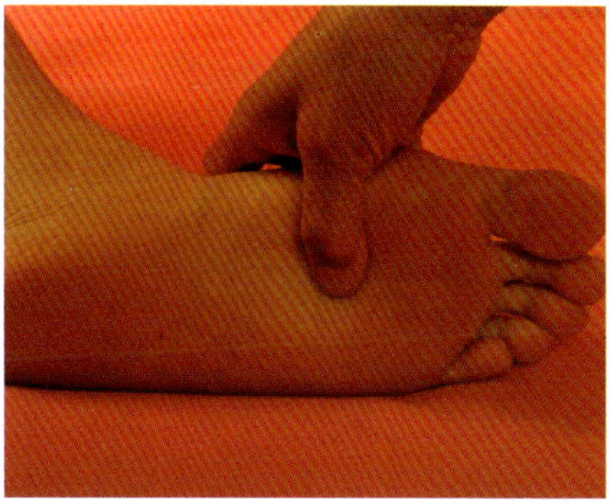

## 第三节
## 大雪（12月7日～8日）

### 黄帝内经大雪养生法

每年公历12月7日或8日，太阳黄经达255°时为二十四节气之一的“大雪”。

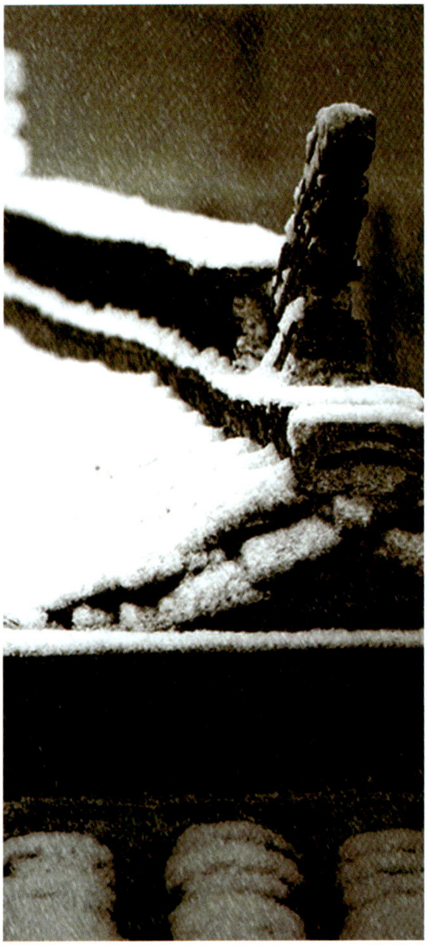

这个季节，老年人要防止摔伤，老年人摔伤以手腕、股骨等处骨折居多，从预防的角度看，老年人在雪天应减少户外活动。

饮食养生要注意养胃气，晨起服热粥，特别是羊肉粥、糯米红枣百合粥、八宝粥、小米牛奶冰糖粥等最适宜。晚餐宜节食。饮食忌黏硬生冷。多饮水，冬日虽排汗排尿减少，但大脑与身体各器官的细胞仍需水分滋养，以保证正常的新陈代谢。

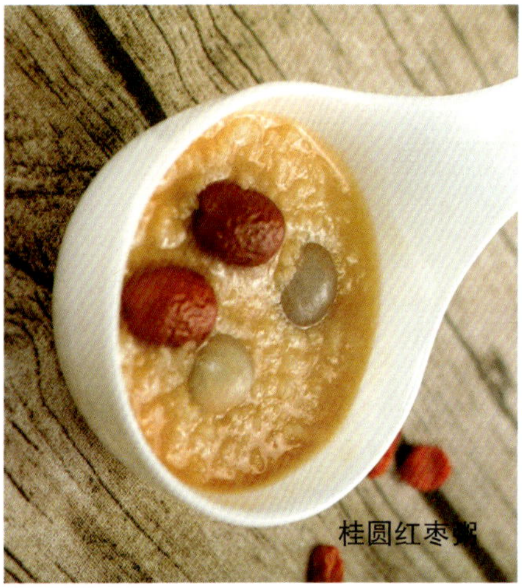
桂圆红枣粥

冬日阳气肃杀，夜间尤甚，起居养生应早睡晚起。早睡以养阳气，迟起以固阴精。冬属阴，注意保暖，以固护阴精为本，宜少泄津液。故冬“去寒就温”，预防寒冷侵袭是必要的。大雪节气，我们应注意风邪和寒邪的侵入，尤其是头部和脚部。这是因为，一些疾病的发生与不注意保暖有很大的关系。中医认为，人体的头、胸、脚这三部位最容易受寒邪侵袭。但不可暴暖，尤忌厚衣重裘。

注意精神调养，大雪时节易使人身心处于低落状态。改变情绪低落的最佳方法就是多做运动，如慢跑、跳舞、滑冰、打球等，都是消除冬季烦闷、保养精神的“良药”。

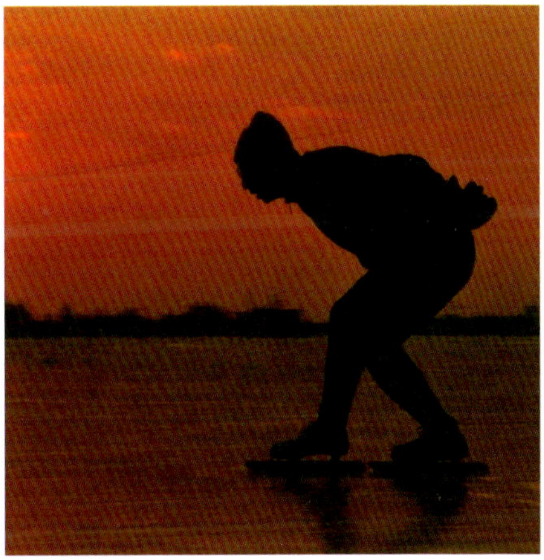

## 大雪物语

大雪是每年的公历12月6日至8日。这天太阳运行到黄经255度，当日正午，用圭表测日影，影长为古尺一丈二尺四分，相当于今天的3.05米，夜晚观测北斗七星的斗柄指向子的方向。也就是西北方，这个阶段一般在农历的十一月。

大雪是冬季的第三个节气，这就意味着天气越来越冷。《月令七十二候集解》“十一月节，大者盛也，至此而雪盛也。”这时节降雪量可能要比小雪时大，但是，大雪后各地降水量均进一步减少，东北、华北地区12月平均降水量一般只有几毫米，西北地区则不到1毫米。

大雪时，除华南和云南南部无冬区外，我国辽阔的大地已经进入寒冷的冬季，东北、西北地区平均气温已经下降到10℃以下，黄河流域和华北地区气温也在0℃以下，冬小麦已停止生长。江淮及以南地区的温度相对来说要高一些，小麦、油菜仍在缓慢生长，这时要注意给予它们足够的肥料，使它们安全度过寒冬，同时也是为来春生长打好基础。华南、西南小麦进入分蘖期，应该注意施肥和排水的处理。

人常说，“瑞雪兆丰年”。严冬积雪覆盖大地，可保持地面及作物周围的温度不会因寒流侵袭而降得很低，为冬作物创造了良好的越冬环境。同时积雪待到来年春天融化，为农作物的生长提供充足的水分，所以有“麦盖三床被，枕着馒头睡”的农谚。

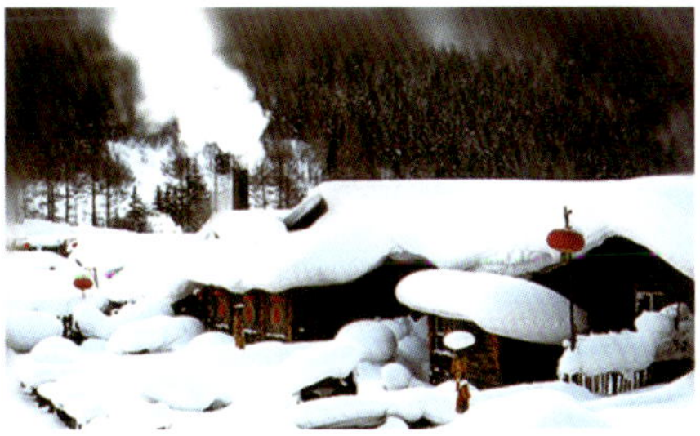

## 大雪季节特征

大雪三候为：一候鹖鸥不鸣；二候虎始交；三候荔挺出。一候鹖鸥不鸣，鹖鸥即寒号鸟，此时因天气寒冷，寒号鸟也不再鸣叫了；二候虎始交，虎本阴类，感一阳而交也，所以这个时候老虎有求偶的行动。三候荔挺出，“荔挺”为兰草的一种，也可简称为“荔”，也是由于感到阳气的萌动而抽出新芽。

近年来，随着旅游业的蓬勃发展和体育事业的需要，我国北方等地开办了许多的滑雪场、滑冰场，人们在这里感受冷的刺激，经受冷的锻炼，尤其是南方人，看着这洁白的大雪构成的纯净的世界，别有一番情怀，同时也享受着大雪带来的新鲜的感觉。

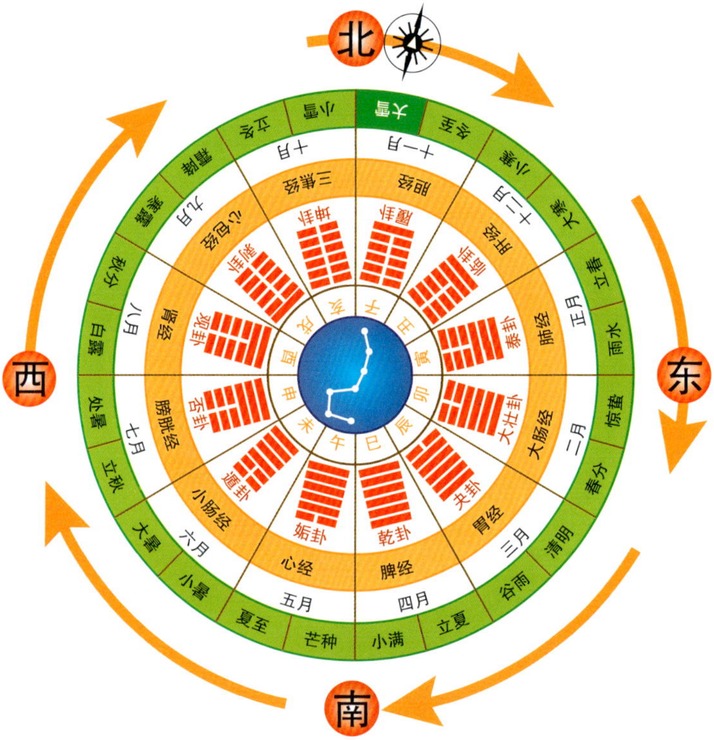


## 大雪时节人体生理反应

**▶ 血管收缩，血压升高**　冬季早晨的天气寒冷，血管和神经受到刺激，交感神经兴奋，血管收缩，从而增加了血液流动的阻力，一夜睡眠后，身体里的水分减少，增加了血液的黏稠度，使血压升高。

冬天的寒冷气候影响人体的内分泌系统，使人体的甲状腺素、肾上腺素等分泌增加，从而促进和加速蛋白质、脂肪、碳水化合物三大类热源营养素的分解，以增加机体的御寒能力，这样就造成人体热量散失过多。

## 养生原则

▶ **进补前，先养脾胃** 中医认为，大雪时节，积雪冰封，万物闭藏，阳气潜伏，是人体"进补"的大好时节，但应注意补宜适度、养勿过偏。古曰"秋冬养阴"，阳虚病人，冬季温补阳气的同时，也应注重养阴，补充人体的阴精。阴精的充沛，也有利于阳气的生长。同时，对冬不受补的人来说，要注意在进补前先调理脾胃。受补还是不受补，关键在脾胃。只有脾胃功能正常，消化吸收功能才好。

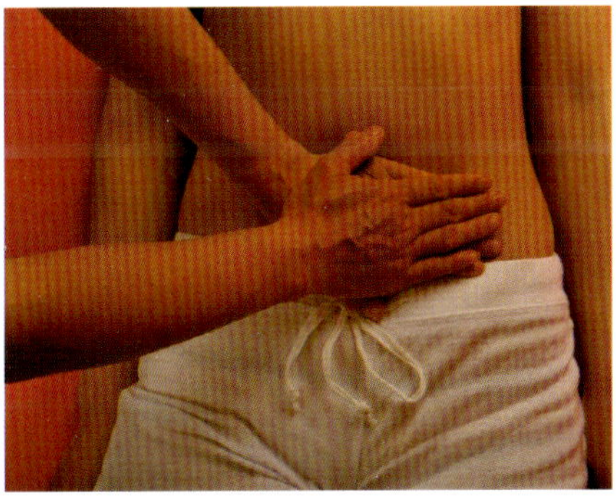

▶ **寒冬保暖防疾病** 冬季气候寒冷，容易诱使慢性病复发或加重，因此应注意防寒保暖，备好急救药品。同时还应重视耐寒锻炼，提高御寒及抗病能力，预防呼吸道疾病的发生。

## 大雪食补

### 温热补益，养阳滋阴

▶ **温热补益** 天气越来越寒冷了，在寒冷的天气中选择一些温热补益的食物来调节自己日常的饮食，以此来达到强身健体和暖身御寒的目的。可选择羊肉、牛肉、鸡肉、虾仁、桂圆、红枣等，这些食物中富含蛋白质及脂肪，产热量多，对于素体虚寒、阳气不足者尤其有益。

▶ **养阳滋阴以达阴阳平衡** 元代忽思慧《饮膳正要》中指出，冬气寒，主张进热食，并给予温补阳气类膳食。但同时还应以保阴潜阳为原则，为使"阴平阳秘"，防治上火，冬季宜配食鳖、龟、鸭、鹅、藕、黑木耳等护阴之品，尤其是一些体弱多病、精气亏损的中老年人，以求阴阳平衡。另外，每天还应补充水果，多吃柚子、苹果等生津类水果，对抵御冬季干燥有好处。

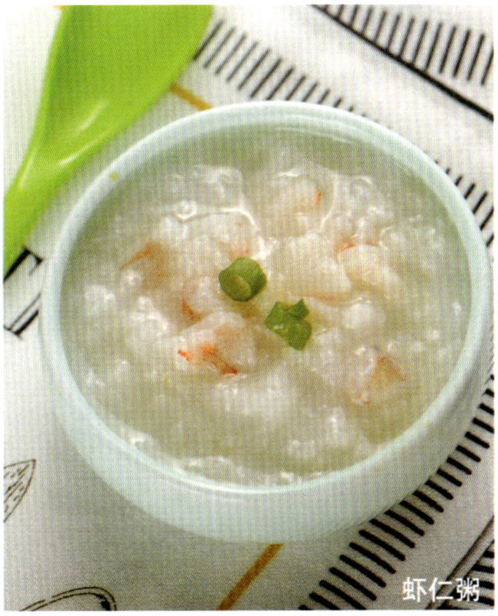

虾仁粥

▶ **饮食荤素搭配** 冬天是进补的季节，而过量吃油腻食物，往往又会产生内热，出现痤疮、烦躁和便秘等症状，这就具备患流感的内部环境。而辛辣食物又可加重内热，稍不注意即可外感风寒。所以，饮食要合理，蔬菜水果要多吃，如大白菜、萝卜、香蕉、梨和苹果等。还可以采用食疗方法，如每天喝梨水，就可以防止天气干燥所致的口干、咽干，又有润肺止咳的功效；还可以煮萝卜水，以白萝卜为好，有理气健脾、清热利尿的作用，也可以促进消化防流感。

▶ **进食不宜过饱**　冬季饮食摄入量相对增加，但是活动量相对减少，吃得过饱容易造成气血运行不畅。因此，晚餐要适当控制，饭后要适当活动一下，若有腹胀时，可以自己按摩腹部促进胃肠道蠕动，加快食物的消化吸收，以免积食，日久便秘等。

## 推荐大雪养生菜谱

### ◎老姜枸杞炖羊肉◎

▶ **原料：**羊肉600克，老姜1块，枸杞子30克，盐2小匙，醋、料酒各1/2碗，植物油2大匙。

▶ **制作方法：**羊肉洗净切块，倒入沸水中加醋，焯烫去腥，捞起；老姜不去皮刷净后，拍裂。炒锅加热放入植物油，爆香姜段，下羊肉块拌炒，续入8碗水和料酒，加枸杞子煮沸，改小火慢炖约1小时。待肉熟烂，加盐调味即可。

▶ **功效：**滋补肾气，可防治更年期综合症。

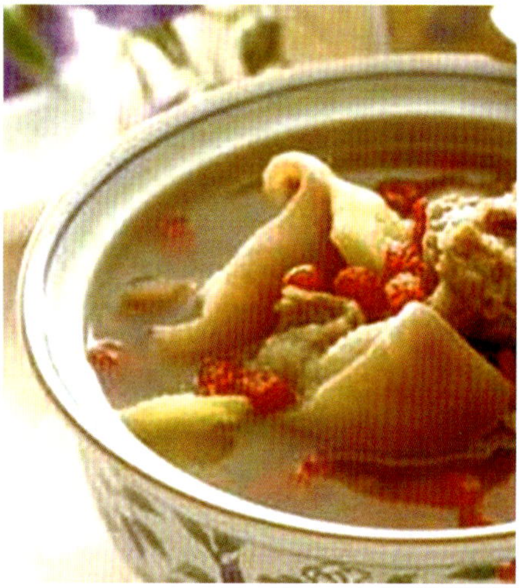

### ◎党参红枣炖排骨◎

▶ **原料：**党参30克，红枣8颗，排骨500克，姜、葱、盐、味精、胡椒粉、料酒各适量。

▶ **制作方法：**将党参洗净，切3厘米长的节；红枣洗净，去核；排骨洗净，剁成4厘米长的段；将姜、葱洗净，姜拍松，葱切段。将排骨段、党参段、红枣、姜、葱段、料酒放入炖锅内，加入清水适量，置大火上烧沸，再用小火炖熟，加入盐、味精、胡椒粉调味即可。

▶ **功效：**补气血，益健康。

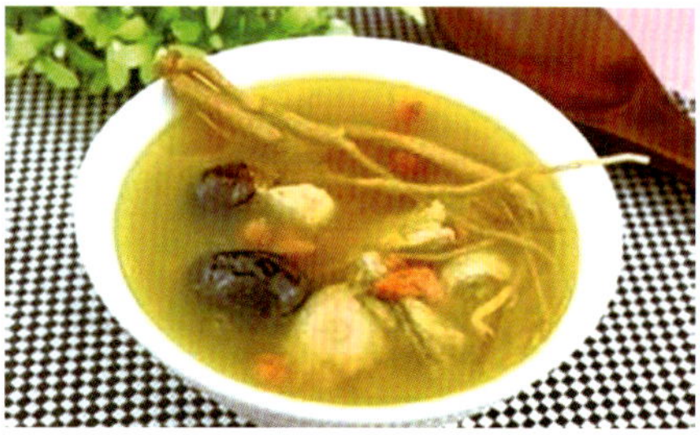

## 起居养生指南

### 防摔伤，早睡晚起，注意保暖

▶ **出行防摔伤** 大雪节气后，天气越来越冷，寒风凛冽，雪花飘飘，路滑不好走，容易摔伤，老年人摔伤以手腕、股骨等处骨折的居多，年轻人则多是软组织挫伤。从预防的角度看，老年人应减少户外活动，出行最好由他人搀扶。行人出行时则尽量放慢骑车或步行的速度，避免滑倒。

▶ **早睡晚起** 《黄帝内经》指出："早卧晚起，以待日光。"是指冬季人们不要扰动阳气，早睡以养人体阳气，保持身体的温热；迟起以养阴气，待日出而起(尤其对于老人而言)，可躲避严寒，用冬眠状态养精蓄锐，达到阴平阳秘，为来春生机勃发做好准备。冬天要到户外活动，须等到太阳出来，而且还应该避寒就温，不要让皮肤开泄出汗。但也不要过分受热，使阳气藏而不泄。

▶ **提高御寒能力** 大雪时最需预防的是心脑血管病、肺气肿、慢性支气管炎，尤其是中老年人，在早晨日出前和傍晚太阳下山后应尽量少出门，在居室中尝试脸部、手部、足部的冷水浴，来增加机体的抗寒能力。外出时一定要穿厚实的外套，戴上口罩、帽子和围巾。

注意胸腹部保暖。冬天风寒侵入人体，往往首当其冲的就是胸腹。胸腹部受寒之后，易折伤体内阳气，从而引发心脏病。此外，还可以诱发胃肠病，所以，胸腹部保暖是不容忽视的环节。

## 经络调养

护肾经，宜泡脚通经。足少阴肾经滋养肝脐，中医认为，大雪节气对应人体的足少阴肾经，肾经是与人体脏腑器官联系最多的一条经脉。肾是先天之本，是人体健康最基础的保证。肾经的经气充足与否，和人体的健康、疾病、衰老以及容颜等关系都非常密切。肾在酉时（17:00～19:00）进入储藏精华的阶段，肾经酉时最旺。此时不适宜做强度太大的运动，也不适宜大量喝水。对于肾功能有问题的人而言，在这个时候按摩肾经的穴位，效果最为明显。

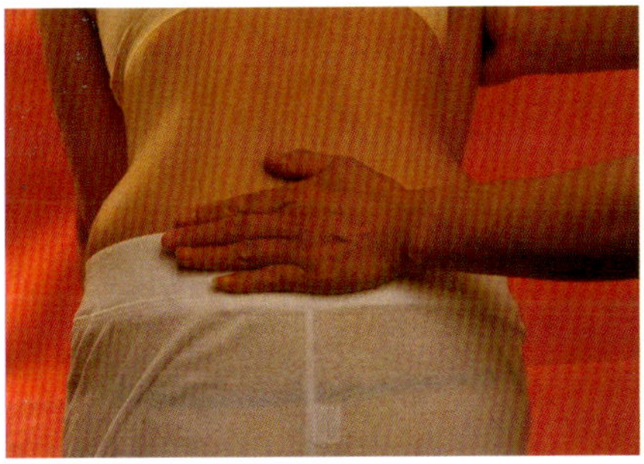

▶ **泡脚胜吃补药** 肾是人的根本，控制人的生长、发育、衰老，而足少阴肾经行走于足底，并且，脚是人体经脉汇集处之一，人体12条正经中有足三阳经终止于足，足三阴经起始于足，分布于脚部的经络穴位有60多个。所以脚对于全身的保养是非常重要的。用中药泡脚，不但可以促进腿部及下肢的血液循环，降低肌肉张力，缓解肌肉紧张，而且对消除全身疲劳和改善睡眠也大有好处。感冒时可在热水中加食盐约50克，50～70克生姜。泡脚时，先把脚放在热气上熏，待水温下降后再将双脚浸泡在水中互相搓擦，水凉时可续加热水2～3次，泡至全身微微汗出，待水尚温时及时擦干脚部即可。

▶ **泡脚的注意事项** 建议在睡前1小时泡脚，水面最好至脚踝，浸泡时间为15～30分钟。应根据季节的不同控制水温：冬季以不超过45℃为宜，夏季可控制在50℃左右。

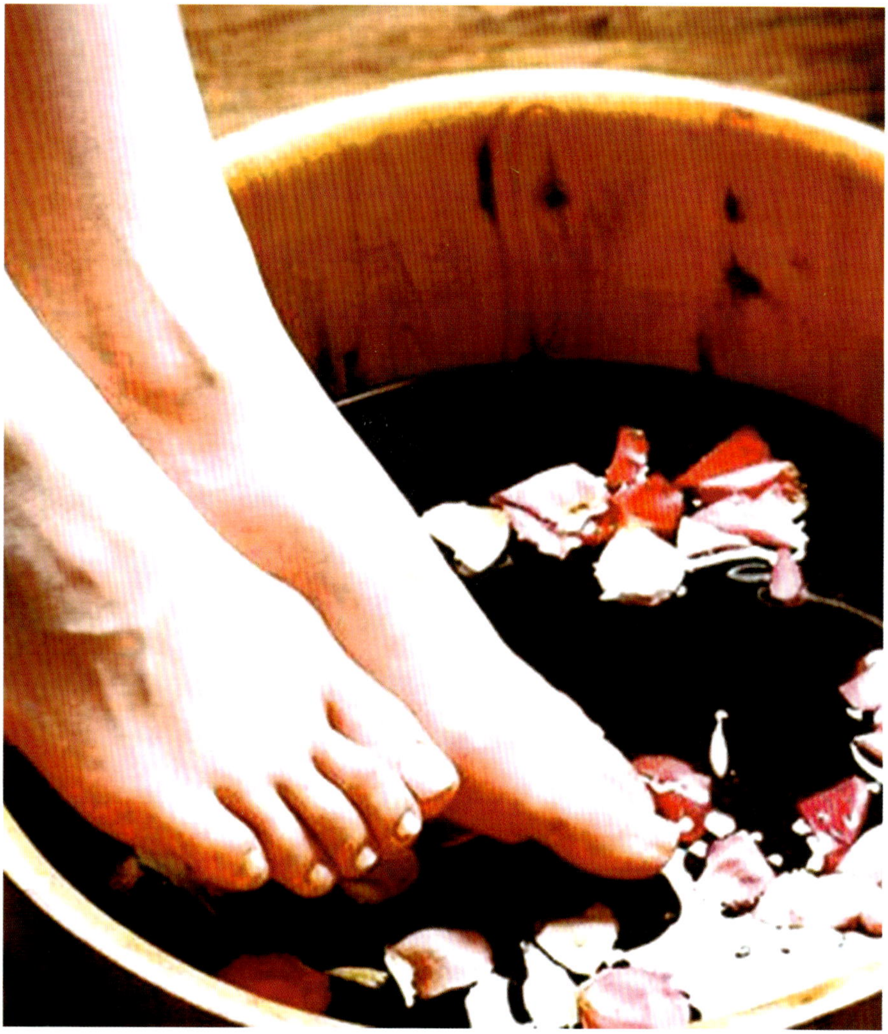

# 第四节
## 冬至（12月21日～23日）

### 黄帝内经冬至养生法

每年公历的12月22日前后，太阳黄经达270°时就是二十四节气的“冬至”。冬至时节意味着数九寒天开始了，每9天为一个“九”。冬至日太阳高度最低，日照时间最短，地面积蓄的热量最少，天气也最冷，中国民间有“冷在三九，热在三伏”的说法。

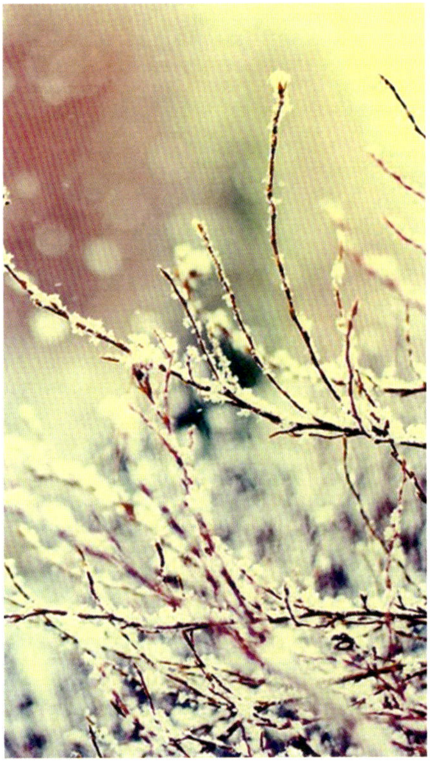

中医认为“气始于冬至”，冬至是养生的大好时节，此时科学养生有助于保证旺盛的精力而防早衰，达到延年益寿的目的。

冬至时节饮食宜多样，谷、果、肉、蔬合理搭配。食宜清淡，不宜吃浓浊、肥腻和过咸的食品。

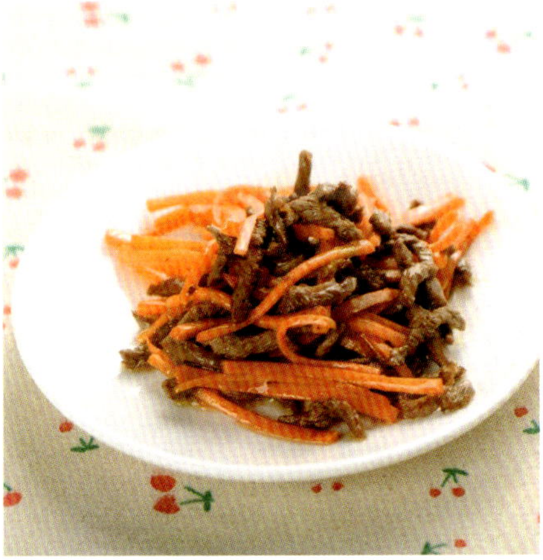

在精神调养方面，要尽量保持精神畅达乐观，心态平和，不要强求名利、患得患失。有意识地发展心智，培养良好的性格。在日常生活中发现生活乐趣，合理用脑，不为琐事劳神。避免劳累过度，积劳成疾，同时要注意加强身体锻炼。

还要预防疾病。冬至是最冷季节的

开始，患心脏病和高血压病的人往往会病情加重，患中风者也增多。随时观察和注意病情变化，定期去医院检查，服用必要的药物，控制病情的发展，防患于未然。

**冬至物语**

冬至是二十四节气之一，时间大约在阳历的12月21日至23日。冬至日这天，白天最短，夜晚最长；自此之后，昼夜短长开始变化，夜消昼长，直到九九八十一天，转入春天。冬至还被人们看作是仅次于春节之后的最重要的节日。

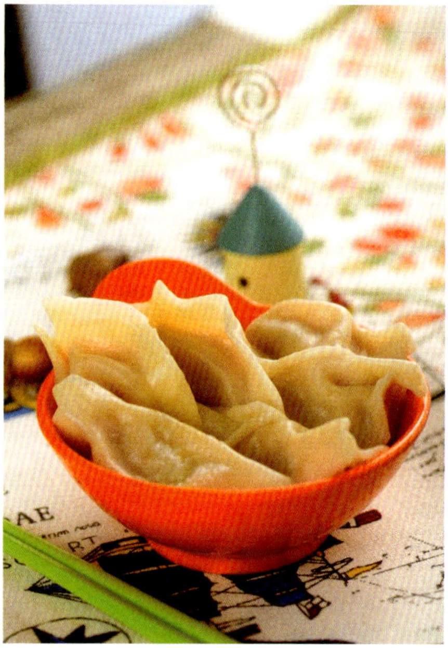

## 冬至季节特征

我国古代将冬至分为三候：“一候蚯蚓结；二候麋角解；三候水泉动”，传说蚯蚓是阴曲阳伸的生物。此时阳气虽已生长，但阴气仍然十分强盛，土中的蚯蚓仍然蜷缩着身体；古人认为麋的角朝后生，所以为阴，而冬至一阳生，麋感阴气渐退而解角；由于阳气初生，所以此时山中的泉水可以流动并且温热。

在冬至这一天历史悠久，所以风俗比较多，其中有一项非常隆重的风俗，那就是祭天。古代，许多自然现象人们无法解释，于是就把它们看作是天神在操纵。原始信仰认为夏霜、冬雪、风霾、流星、彗星、日食、月食、水旱、红雨、地震等异常现象，全都是天神所为，也是天神对人世的惩罚。于是他们就想要用祭祀天神的方法来摆脱这种灾害。

## 冬至民俗

现在，一些地方还把冬至作为一个节日来过。北方地区有冬至宰羊，吃饺子、吃馄饨的习俗，南方地区在这一天则有吃冬至米团、冬至长线面的习惯。各个地区在冬至这一天还有祭天祭祖的习俗。

冬至民间有贴绘“九九消寒图”的习俗。消寒图是记载进九以后天气阴晴的。以卜来年丰歉。关于九九消寒图的方式很多。比如格子消寒图、文字消寒图、梅花消寒图、美人晓妆消寒图等，这些消寒图的绘制方法是一样的，只是在形式上有所区别而已。

分成九九八十一个，每天画去一个九九八十一天之后消寒图画完，也就说明冬天已经过去，进入了温暖的春天了。另外九九消寒歌是一种民间节令歌谣。旧时，冬季来临时，小孩子们常会吟唱这样的歌谣：一九二九不出手；三九四九冰上走；五九六九，沿河看柳；七九河开，八九雁来；九九加一九，耕牛遍地走。这便是流传于我国各地的脍炙人口的九九歌。

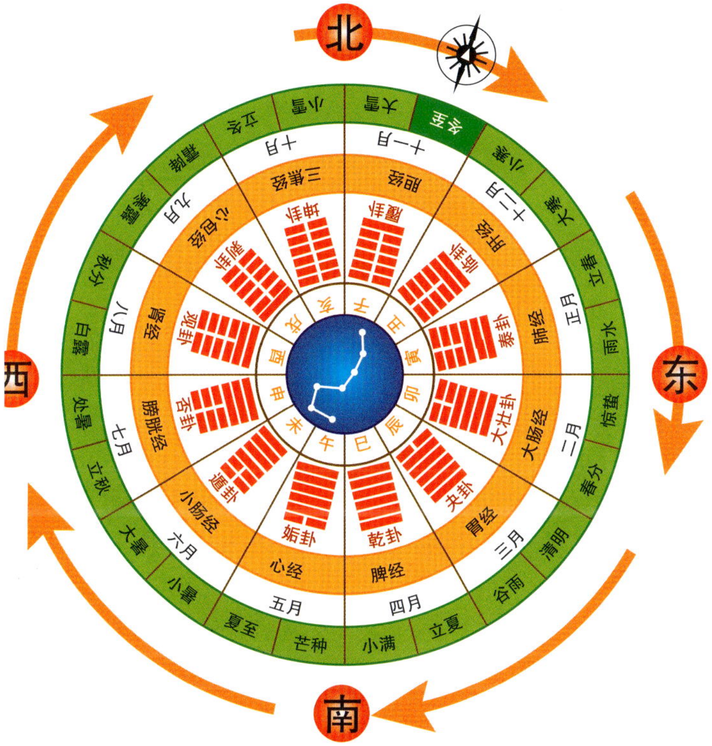


## 冬至时节人体生理反应

▶ **阳气减弱**　冬至时分，生命活动开始由盛转衰，由动转静。此节气气温骤然下降，人体不能适应这种变化，就会感受寒邪，发生疾病，而寒为阴邪，易伤人体阳气。

▶ **心血管神经脆弱**　寒冷能刺激交感神经兴奋，导致交感和副交感神经的失调，使细小动脉收缩，外周血管阻力增大，同时血液黏稠度增高，血凝时间缩短，血流速度缓慢，容易引起血液瘀滞或血管梗阻，从而诱发中风、心绞痛、心肌梗死等危重病症。

## 养生原则

“今年冬令进补，明年三春打虎”，由这句谚语就能看出，冬至在养生保健方面是一个多么重要的节气。按八卦学说，此时为地雷复卦，卦象中上面五个阴爻，下面一个阳爻，象征阳气的初生。中国古时曾以冬至定为子月，即一年的开始。在一天十二时辰中，子时也是人体一阳初生的时间。古代养生修炼非常重视阳气初生这一时期，认为阳气初生时，要像农民育苗、妇人怀孕一样，需小心保护，精心调养，使其逐渐壮大。因为只有人体内的阳气充足，才会达到祛病延年的目的。所以子时、子月便在养生学中有着重要的地位。

## 冬至食补

### 增加糖类和维生素的摄取

多吃萝卜。“冬吃萝卜夏吃姜，不劳医生开药方”。萝卜具有很强的行气功能，还能止咳化痰、除燥生津、清凉解毒。萝卜可与菊花茶搭配食用，有诗云：“青菜萝卜糙米饭，瓦壶天水菊花茶。”萝卜的养生、保健、药用效应与菊花茶有着相融之处。

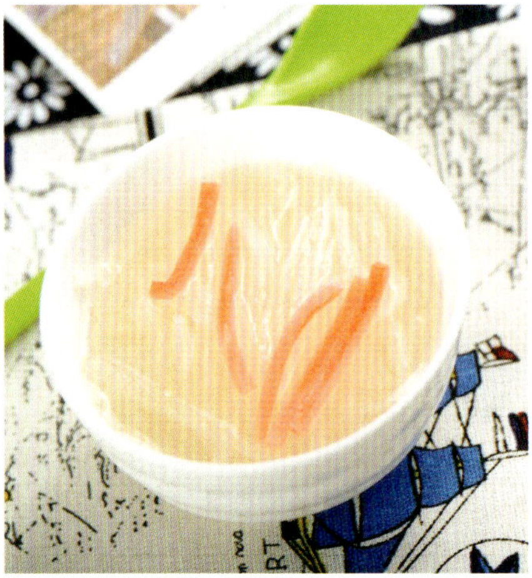

▶ **增加糖类的摄取** 冬季适度增加全麦面包、稀粥、糕点、苏打饼干等糖类的摄入，既有助于御寒，又可以振奋情绪。专家建议把面食、点心类食物当做可以吃的抗抑郁剂。还可吃复合性的糖类营养品改善心情，效果虽然慢一点，但更合乎健康原则。

▶ **增加维生素的摄取** 冬季缺少蔬菜，容易导致维生素的缺乏，因此饮食中应特别注意增加含维生素C的蔬果，如白萝卜、胡萝卜、辣椒、土豆等蔬菜，柑橘、苹果等水果。还要增加动物肝、瘦肉、鲜鱼、蛋类、豆类等食物，以保证身体对维生素A、维生素$B_1$、维生素$B_2$等的需求。

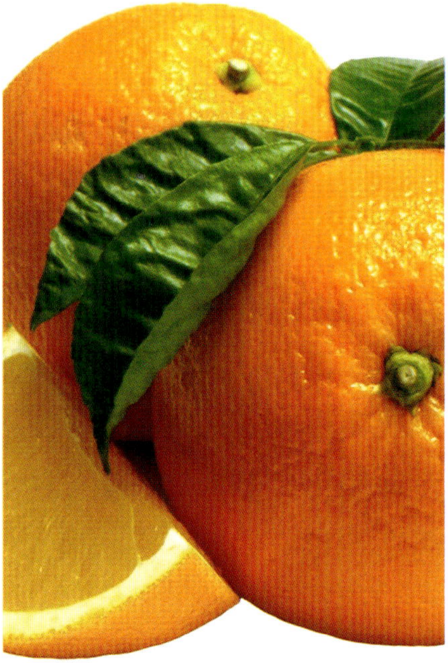

柑橘

## 推荐冬至养生菜谱

### ◎桂圆羊肉汤◎

▶ **原料：** 羊肉500克，桂圆肉15克，生姜20克，葱结、盐、味精、料酒各适量。

▶ **制作方法：** 将羊肉切成大块，放入锅中加水750毫升，大火煮沸后捞出洗净。取砂锅，放入羊肉块、桂圆肉、拍碎的生姜、葱结、料酒，水（以淹没羊肉为度），先用大火烧沸，再用小火炖2小时至酥烂，加入盐、味精调味即可。

▶ **功效：** 益气补虚，养心安神，适宜冬季食用。有潮热盗汗等阴虚火旺症状者忌服。

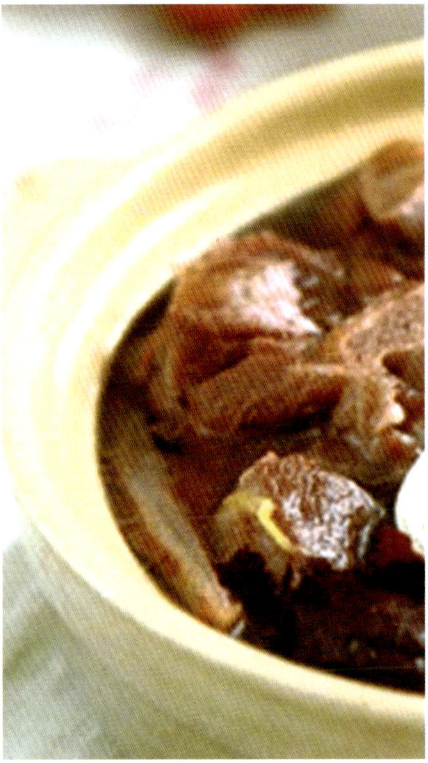

### ◎丝瓜炒双菇◎

▶ **原料：** 丝瓜60克、水发香菇、鲜蘑菇各250克，植物油、酱油、白糖、水淀粉、味精、盐、料酒、姜末、鲜汤、香油各适量。

▶ **制作方法：** 丝瓜切片，香菇、鲜蘑洗净切片；炒锅烧热入油，下双菇煸炒后，放姜末、酱油、白糖、料酒继续煸炒，使之入味。加入丝瓜鲜汤烧沸后，放味精、盐，用水淀粉勾芡，淋上香油，装盘即可。

▶ **功效：** 补益肠胃，化痰散寒。可增强机体的免疫功能，对高脂血症患者更为适宜。

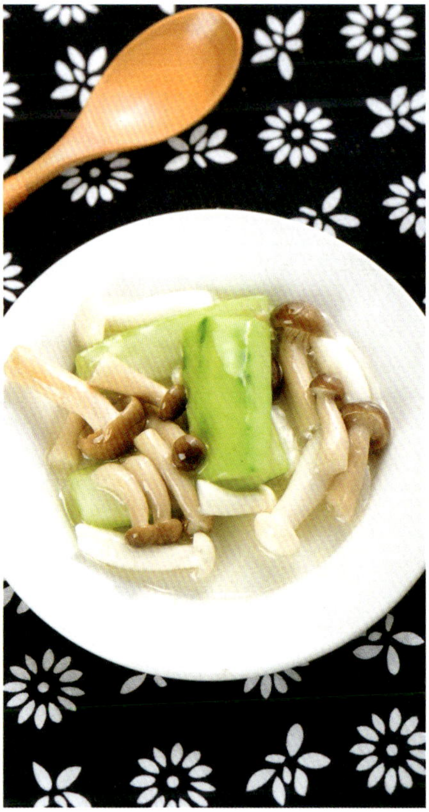

## 冬至时令食物排行榜

| 食物排行榜 | 1 | 2 | 3 | 4 | 5 |
| --- | --- | --- | --- | --- | --- |
| 食物名称 | 羊肉 | 萝卜 | 蘑菇 | 菠菜 | 山药 |
| 食物的五色 | 红白色 | 白、红、绿色 | 灰、褐色 | 绿色 | 白色 |
| 食物的五味 | 味甘 | 味辛、甘 | 味甘 | 味甘辛 | 味甘 |
| 食物的性质 | 性温 | 性平 | 性凉 | 性凉 | 性温 |
| 食物的功效 | 补虚劳，益肾气，开胃健力；补益产妇 | 消积滞、化痰清热、下气宽中、解毒 | 消食，清神，平肝阳 | 通血脉，开胸膈，下气调中，止渴润燥 | 健脾益胃、滋肾益精，益肺止咳 |
| 营养食谱 | 羊肉炖萝卜 | 白萝卜煲羊腩汤 | 炒双菇 | 麻油拌菠菜 | 土鸡炖山药【煨汤】 |
| 搭配禁忌 | 忌与西瓜同食 | 忌与胡萝卜、橘子同食 | 忌与醋同食 | 忌与豆腐同食 | 忌与甘遂同食 |
| 不适合人群 | 发热病人、水肿、骨蒸、疟疾、外感、牙痛及一切热性病症者 | 脾胃虚寒者、慢性胃炎、胃溃疡患者 | 便泄者 | 脾虚便溏者 | 不宜直接接触 |

## 起居养生指南

### 防寒保暖，经常锻炼

▶ **注意防寒保暖**　冬至以后，气温比较低，天气寒冷，尤其是夜晚多在0℃以下，因此白天要及时添加衣服。衣裤既要保暖性能好，又要柔软宽松，不宜穿得过紧，以利血液循环。夜晚要多盖棉被，不要开窗睡觉。

▶ **经常锻炼身体**　平时应进行适当的御寒锻炼，如平时坚持用冷水洗脸等，偶尔洗一洗冷水浴，以提高机体对寒冷的适应性和耐寒能力。

▶ **谨防老年病复发**　老年人的体温本身就低，进入冬季，体温会更低，容易诱发各种疾病，同时由于天气寒冷，血管收缩，也是老年人心血管疾病的高发期。因此老年人应注意居室保暖，少外出，不得已要外出时，要多穿衣服以御寒。在公园晨练时，家人应陪伴在其身旁。

▶ **勤搓手可防冻伤**　在严冬手脚冻伤后，进屋后不要立即将冻僵的手脚放到取暖器旁边烤，或放入热水里烫泡。这样对手脚皮肤保健非常不利，日后很容易生冻疮。应在距离取暖器不远的地方，将裸露的手脚互相搓擦，使手脚的温度自然回升，待皮肤表面变红时，再移到取暖器旁或放入热水中取暖。严冬时节养成搓手的习惯对身体很有好处。搓手的方法很容易，就是双手抱拳，双手从虎口接合，双手捏紧，再移动双手转动，使双手在转动过程中手的各部分互相摩擦。搓手的时间可长可短，平时可经常这样做。

## 经络调养

### 治足跟痛靠太溪穴

**▶ 多种方法缓解足跟痛** 40岁以上的中老年女性常有足跟痛，在冬季容易频发，中医认为主要是气血运行不畅、湿热下注、过度劳累、增长骨刺以及各种外伤等因素导致足跟软组织损伤和退行性病变，但根本原因是肾虚。按摩太溪穴可治疗足跟痛。太溪穴是足少阴肾经之输穴，是足诊三脉“决生死，处百病”三大独特要穴之一，古代又称其为“回阳九穴之一”，其重在补肾，具有明显提高肾功能的作用。顺着太溪穴可把肾经的气血引到涌泉穴。只要太溪穴被激活了，新鲜血液就会把淤血带走，足跟自然就不痛了。除了用手指按揉太溪穴外，有时也可以使用按摩棒或光滑的木棒按揉，注意力度要柔和，以感觉酸胀为度，不可力量过大，以免伤及皮肤。

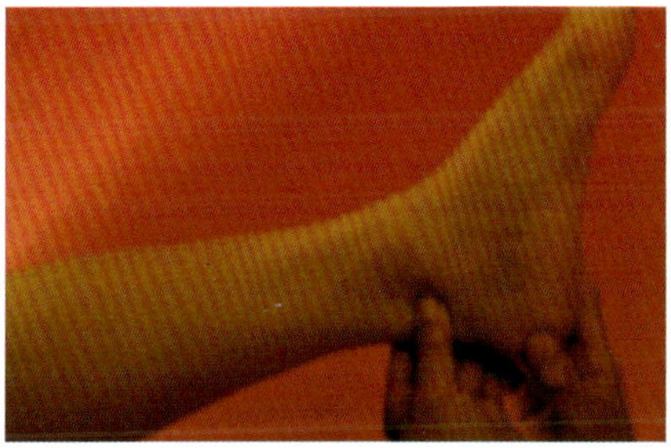

**泡脚治疗足跟痛** 用苏木、透骨草各30克，桃仁、红花、当归、独活各15克，乳香、没药、血竭各10克。先将药物一起加水煎煮，然后将滤过的药液倒入盆中，趁热洗脚，保持水温在50℃～60℃左右。每日2次，每次15分钟左右，10日为1疗程。

刮痧治疗足跟痛先重点刮拭阿是穴和踝部内、外侧区，每个部位都要刮到出现痧痕为宜，刮后用指端点揉阿是穴5～10分钟，需要用重手法。然后再刮拭足背、足底区；最后刮小腿内、外、后侧区和膝弯区。如果配合外敷阿是穴，会有更好的效果。此法要每日1次，坚持治疗效果更好。

**▶ 按摩太溪穴治疗手脚冰冷** 冬天很多老人会被手脚冰冷困扰，刺激太溪穴能起到去寒作用。睡前刺激太溪穴，每天坚持，症状会渐渐好转。也可以在白天，将米粒贴在太溪穴上，也可同时刺激次髎穴、涌泉穴。

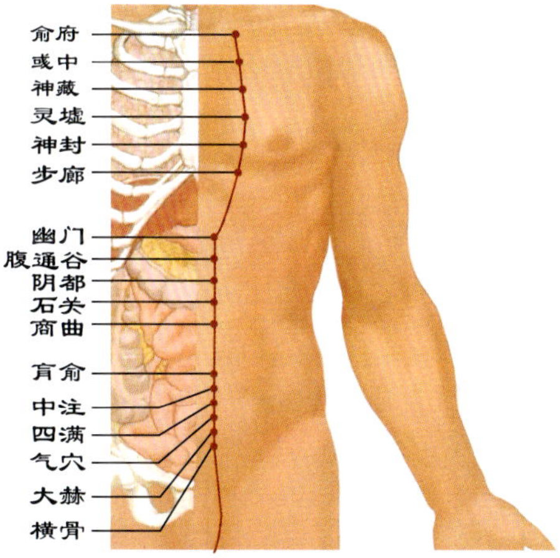


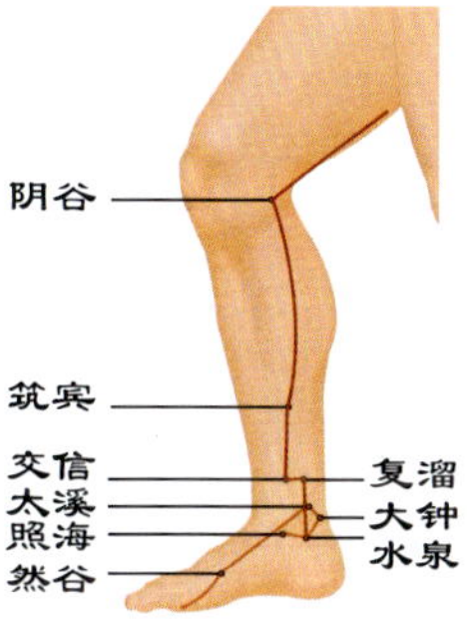


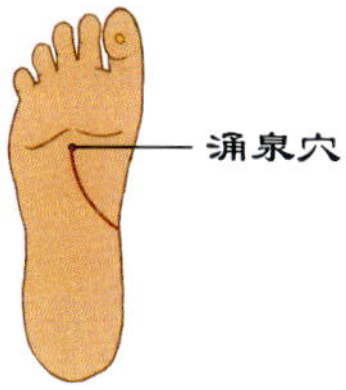

# 第五节 小寒（1月5日～7日）

## 黄帝内经小寒养生法

每年公历的1月6日前后是小寒节气。小寒时，太阳运行到黄经285°。小寒之后，中国气候开始进入一年中最寒冷的时段。俗话说，冷气积久而寒。此时，天气寒冷，大冷还未到达极点，所以称为小寒。

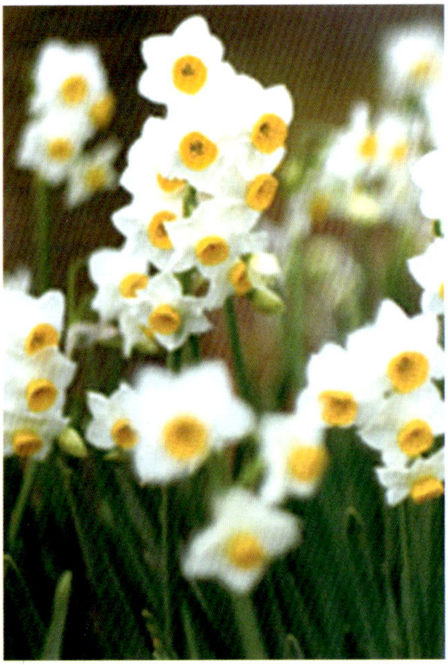

小寒正值“三九”，可以说是全年二十四节气中最冷的节气。中医认为“寒性凝滞，寒性收引”，因此这个时候正是关节痛、颈椎病、心脑血管疾病的高发期，这时除了要防以上疾病之外，还要注意防“四低”：一防低血压，二防低血糖，三防低体温，四防气脱。

小寒时节还要注意养肾、保胃。“寒为阴邪，易伤阳气”。由于人身阳气源于肾，所以寒邪最易中伤肾阳。可见，数九寒冬若欲御寒，首当养肾。另外，天气突然转凉，温度的降低会直接刺激人体，使得胃肠功能变得紊乱，如果不注意胃部保养，就会影响正常的消化和吸收。

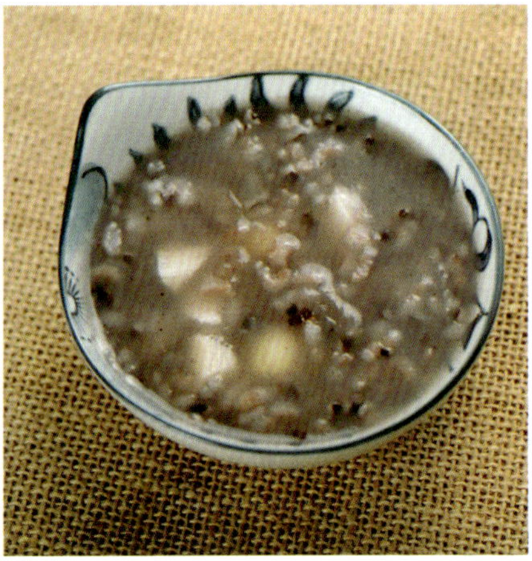

这个时期，虽是寒冷，但阳气也在缓慢地积攒、上升，是饮食进补的大好时节。说到进补，并非吃大量的滋补品就可以了，一定要有的放矢。按照传统中医理论，滋补分为四类，即补气、补血、补阴、补阳。切不要贪恋腻厚、辛辣的食品。气候干燥寒冷，贪恋腻厚食物，很容易长出小痘痘。这一时段还是以补气润燥为主。

**小寒物语**

小寒是一个反映气温变化的时令，这个时节是一年中最寒冷的时期。从字面上来看似乎这个时期还不是最冷的，因为在小寒后面还有大寒。可是在这个时节温度确是最低的。俗话说“热在三伏，冷在三九”一般说的就是这个时节。

小寒是每年的公历1月5至7日，当天太阳运行到黄经285度，正午用圭表测日影，影长为3.05米，等于古尺的一丈二尺四分，当晚观测北斗七星的斗柄指向丑，即东北方向，这个阶段一般是农历的十二月。

小寒时节全国都处于温度最低的时期，这个时节全国各地区的气温不同。我国东北北部地区的气温在零下30℃左右，午后最高气温平均也不过零下20℃，特殊的自然条件造就了东北这样一个冰雕玉琢的世界。黑龙江、内蒙古和新疆以北的地区及藏北高原，平均气温在零下20℃上下，而附近的河套以西地区平均气温在零下10℃上下，都是一派严冬的景象。到秦岭、淮河一线平均气温则在0℃左右，此线以南已经没有季节性的冻土，冬作物也没有明显的越冬期。这时的江南地区平均气温一般在5℃左右，虽然田野里仍是充满生机，但亦时有冷空气南下，造成一定危害。可见我国广阔的疆土使得各地区的气温呈现出不一样的景象。

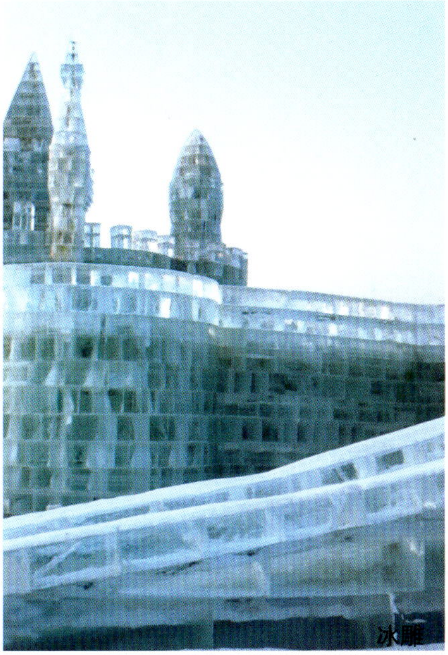

冰雕

## 小寒季节特征

小寒中的三候其物候反映分别是：一候雁北乡；二候鹊始巢；三候雉始鸲。古人认为候鸟中大雁是顺阴阳而迁移，此时阳气已动，所以大雁开始向北迁移；二候天气寒冷，喜鹊也耐不住寒冷，不得不筑巢度过一个温暖的冬天；到了三候，野鸡接近四九时会感阳气的生长，穿行于落叶枯枝中，在冰天雪地中寻找食物，不时地鸣叫，寻觅着自己的伙伴。

## 小寒民俗

小寒节中还有一个腊八节。腊八节就是腊月初八这一天，这是我国一个重要的节日。它是我国一个重要的节日，这个节日源于中国的祭祀活动，据说这一天是释迦牟尼的成佛日，所以在这一天有吃腊八粥的习俗，另外民间还腌制腊八蒜，吃腊八豆腐，腊八面的习俗。

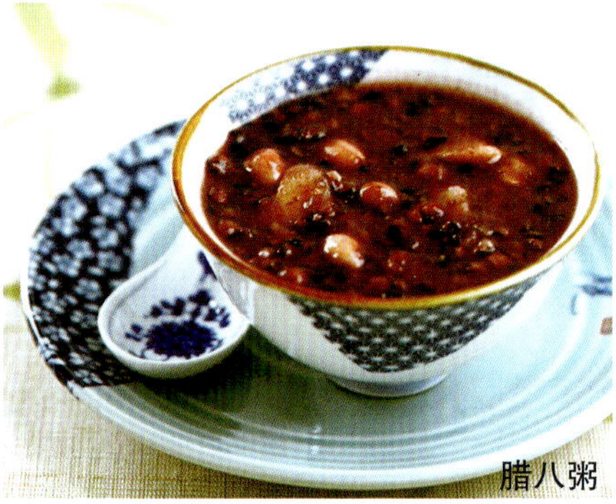

腊八粥

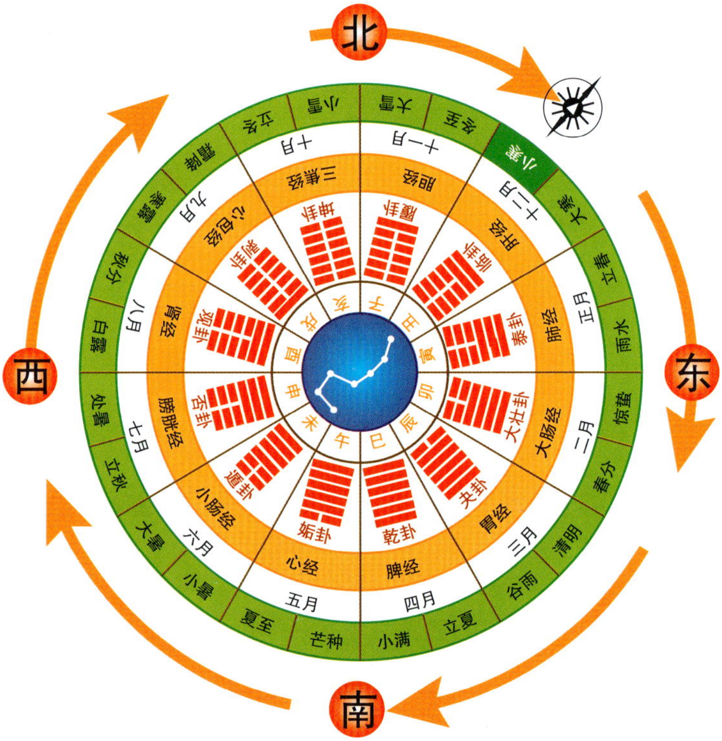


## 小寒时节人体生理反应

气血不通。天气寒冷，容易伤害人体的阳气，寒邪侵袭人体后，使体内经脉拘急，气血运行不畅，肌肉及关节失去了阳气的温煦及血液的滋养，出现肌肉关节疼痛和麻痹，这也就是中医所谓的“不通则痛”及“不荣则痛”。

对热能的需求增多。小寒节气的天气愈加寒冷，人体热能消耗也会明显增加，因此人们对高热量食物的需求也高了。人体会摄入更多的富含碳水化合物和蛋白质的食物，增加热动力，储备能量，抵御严寒的侵袭。

## 养生原则

▶ **冬季不宜乱补阳** 寒冬腊月是进补壮阳的好时机，一些体弱多病者常服用一些壮阳药食进行调理或御寒，但是效果不一定好。补阳药食主要适用于阳虚患者，一般人不存在阳虚的问题，如果随便或者刻意服用一些“壮阳品”，往往会对身体造成损伤。

▶ **天寒地冻多食粥** 提倡晨起服热粥，晚餐节食，以养胃气。民间有冬至吃“红小豆粥”，腊月初八吃“腊八粥”的习惯，常吃此类粥有增加热量和营养的功能。另外，还有补阳驱寒的羊肉粥、养心除烦的小麦粥、益精养阴的芝麻粥、消食化痰的萝卜粥、养阴固精的核桃粥、健脾养胃的茯苓粥、益气养阴的红枣粥等，都适宜在冬季食用。

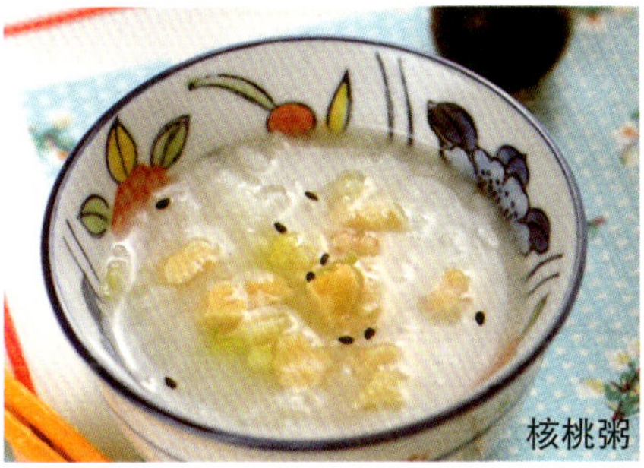
核桃粥

## 小寒食补

### 忌燥热和寒凉，多苦少咸

▶ **饮食温补忌燥热** 冬季是四季进补的最佳时机。冬季多寒，宜食温性食物。煎、烤、炸等燥热食品应当少吃，葱也要少吃。

▶ **多苦少咸养心气** 冬季饮食养生遵循“少食咸，多食苦”的基本原则，以“藏热量”为主。冬季宜多食的食物有羊肉、鹅肉、虾、韭菜、桂圆、黑木耳、甲鱼、萝卜、核桃仁、栗子、红薯等。

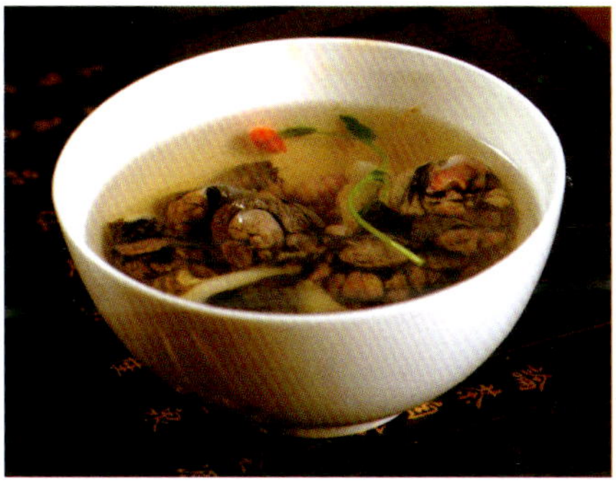

▶ **忌食寒凉** 饮食不当，是导致人体阳气损伤的第一因素。冬天，人的脾胃功能相对虚弱，若再食生冷寒凉性食物，易损伤脾胃阳气。因此冬季应少吃荸荠、柿子、生萝卜、生黄瓜、西瓜、鸭肉等性凉的食物。

## 推荐小寒养生菜谱

### ◎姜丝枸杞炒山药◎

▶ **原料：** 山药350克，枸杞子30克，姜25克，植物油15毫升，盐、味精各2克。

▶ **制作方法：**山药去皮，切象眼片，放沸水中焯过；枸杞子用水泡开；姜去皮后切细丝。锅内加植物油烧热，加姜丝炒香，即放入山药片炒，加入盐、味精和枸杞子炒熟即可。

▶ **功效：**健脾益胃，助消化。小寒时节多食用还能滋补肾阳。

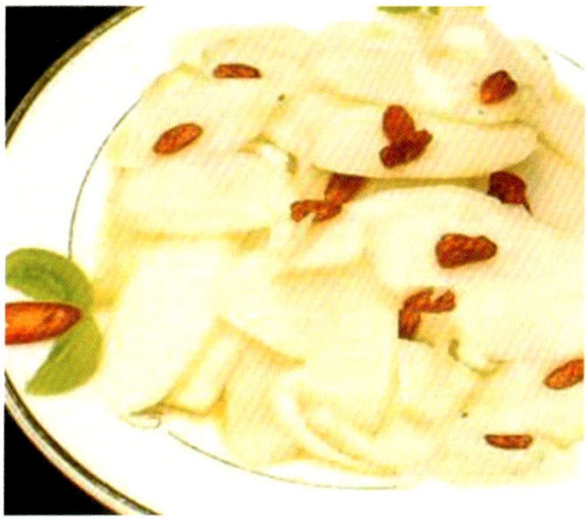

### ◎山药炖羊肉◎

▶ **原料：**番茄、山药各200克，羊肉（瘦）400克，香菜30克，葱15克，植物油20毫升，料酒10毫升，味精、胡椒粉各2克，盐、花椒各3克，高汤1000毫升。

▶ **制作方法：**番茄去皮切滚刀块，山药去皮切滚刀块，油锅烧热，投入花椒，炸出香味，羊肉(小山羊)切条块，用沸水焯过。捞出花椒不要，花椒油留用。锅内加葱段煸炒，加入羊肉块翻炒，烹入料酒，加高汤、盐烧沸，用小火煨炖至八成熟，加山药块炖熟，再加入番茄块炖软，加入味精、胡椒粉，撒香菜，淋花椒油即可。

▶ **功效：**有补肾、补虚的功效。

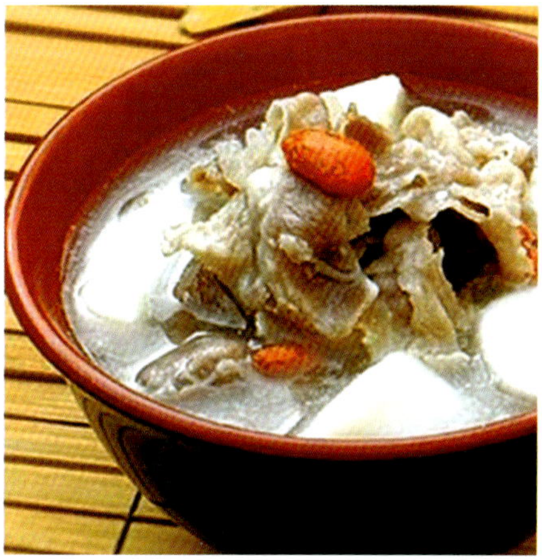

## 起居养生指南

### 正确锻炼很重要

▶ **合理安排呼吸方式**　冬季运动换气时，宜采取鼻吸口呼的呼吸方式，因为鼻腔黏膜有血管和分泌液，能对吸进来的空气进行加温，并抵挡住空气里的灰尘和细菌，对呼吸道起保护作用。嘴巴微微张开即可，把舌头卷起抵住上腭，让空气从牙缝中出入。

▶ **合适的锻炼环境**　对于坚持冬跑的人，要特别防止滑跌。遇到冰封雪飘的天气，可在室内、阳台或屋檐下原地踏步跑，在能收到锻炼效果的同时，又能避免意外的发生。

在大风、大雾、大寒等冷高压影响下的早晨，低层空气会受到严重的污染，不适宜进行露天锻炼。冬季应该“早睡晚起，必待日光”，所以锻炼时间最好在日出之后。

▶ **冬季穿衣有技巧**　寒冷时节衣

服不宜穿得太厚。有的人穿得鼓鼓囊囊，以为穿得越多越暖和。其实，衣服的保暖程度与衣服的多少没有太大的关系，而是与衣服内空气层的厚度有关系。当一件一件衣服穿上后，空气层厚度随之增加，保暖性也就随之增大。但当空气层总厚度超过15毫米时，衣服内空气对流明显加大，保暖性反而下降了。

锻炼前热身运动要做好俗话说“冬练三九”，意为此时正是人们加强身体锻炼，提高身体素质的大好时节。由于冬季人体血液流动缓慢，关节僵硬，在锻炼前一定要做好充分的准备活动，因为这时肌肉的黏滞性增高，关节的灵活性降低，运动过猛，极易发生运动损伤。可采用慢跑、擦面、浴鼻及拍打全身肌肉等方法完成运动前的热身准备。

## 经络调养

### 养脾经，血海穴是关键

▶ **足太阴脾经养生法** 中医认为小寒时节对应人体的足太阴脾经。足太阴脾经，归属于脾脏，与胃相联系，沟通脾胃及肢体内外。脾经感受的各种刺激，可以传至所属的脾脏所联络的胃腑。反过来，脾胃的生理功能失常，也可以通过脾经反映于体表。早上9:00 ~ 11:00时，气血流注于脾经，脾经最旺。此时运动脚趾养脾胃。脾经起于足大趾，胃经经过第二、三趾间，所以对脾胃虚弱的人，经常活动脚趾，可达到健脾的作用。

▶ **血海穴治疗一切血疾** 血海为足太阴脾经穴，是专门治疗血疾的要穴，具有活血化瘀、补血养血、引血归经的作用。血海穴既可以益气养血、理血调经，又可以行血化瘀、清热凉血、祛除湿浊，故可用于各种与血有关的妇科病症。长期按揉血海穴，并配伍三阴

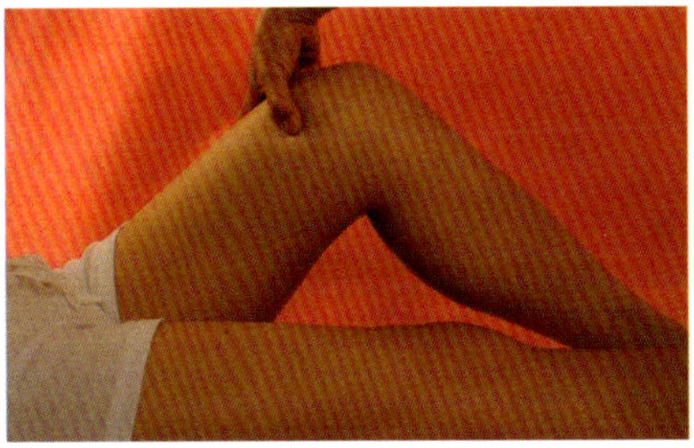

交穴，甚至可以治疗痛经、闭经、不孕等妇科疾病。

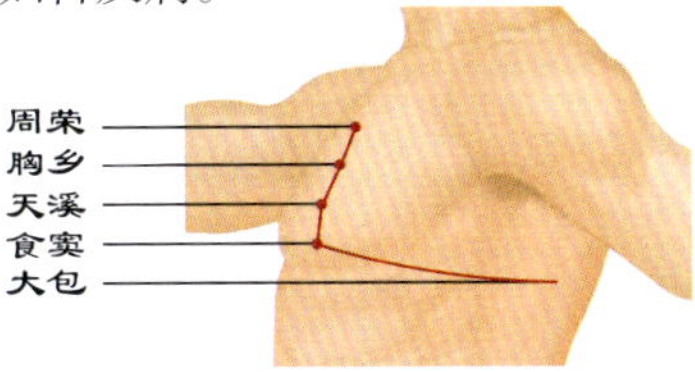


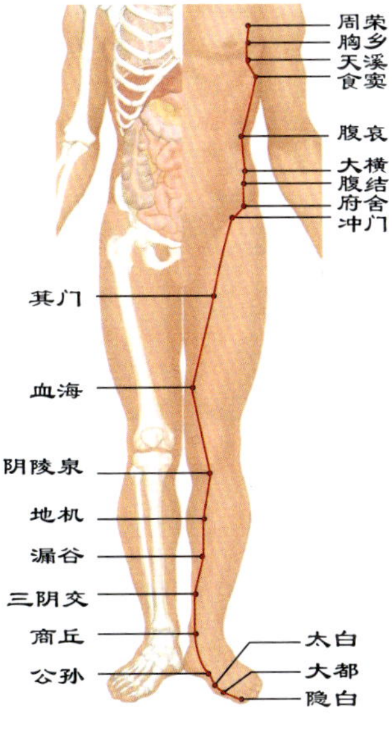

## 第六节

## 大寒（1月20日～21日）

### 黄帝内经大寒养生法

大寒是一年中最后一个节气。这时寒潮南下频繁，是中国大部分地区一年中最寒冷的时期，风大，低温，地面积雪不化，呈现出冰天雪地、天寒地冻的严寒景象。

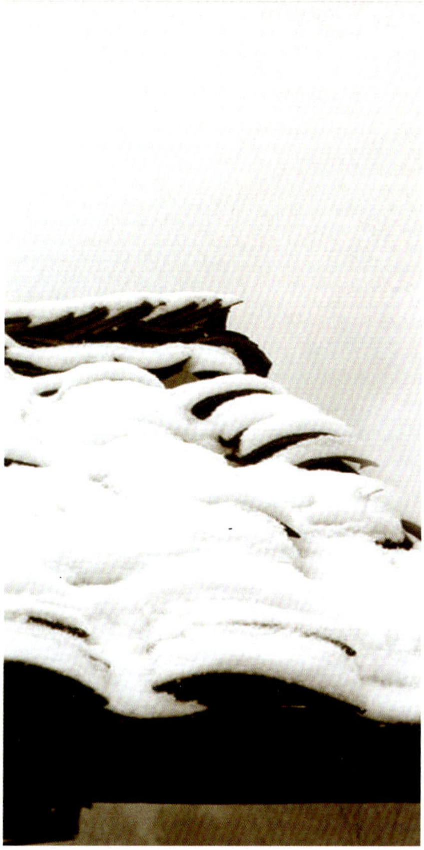

俗话说“大寒大寒，防风御寒”，这个时节应注意保暖，外出时一定加穿外套，戴上口罩、帽子、围巾。最需要预防的是心脑血管病、肺气肿、慢性支气管炎，有心脑血管疾病和呼吸系统疾病的患者，在大寒节气应尽量避免在早晨和傍晚出门，以防昼夜温差较大，引起疾病发作。

在大寒节气里，人很容易感冒。因此，要注意到室外活动不可起得太早，特别是太阳没出来之前的空气质量和室外气温都不适宜运动。此外，冬天的早晨气温过低，也是心脑血管疾病的高发时段。因此，最好等到太阳出来以后再进行户外锻炼。

早晚室内要通风换气。室内取暖时要在地板上泼些水或搭些湿毛巾类以保持室内的湿度。要多喝白开水，补充体内水分。中老年人可坚持脸部、手部、足部的冷水浴，来增加机体的抗寒能力。

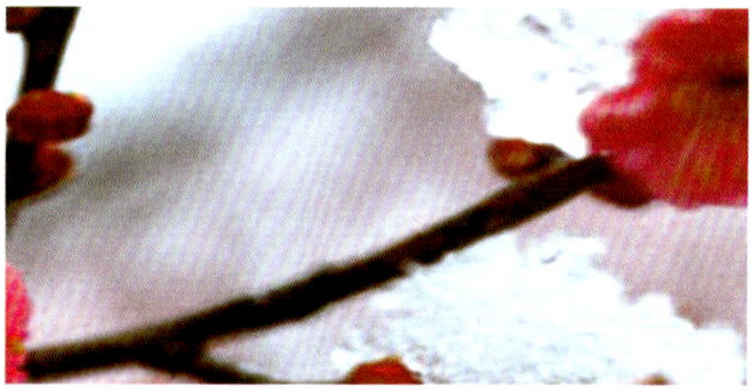

由于大寒与之后的立春相交接，饮食上也可考虑到季节变换，以吃温性和绿色食物为主。大寒节气又是感冒等呼吸道疾病的高发期，适当多吃点温散风寒的食物，可防御风寒的侵扰。

### 大寒物语

同小寒一样，大寒也是表征天气寒冷程度的节气，并且大寒是二十四节气中的最后一个节气。大寒是每年的1月20日至21日，这一天太阳到达黄经300度，正午用圭表测日影，影长为古尺一丈一尺八分，相当于今天的2.74米，与冬至最长时相比已短了许多，说明太阳已明显地向北偏移了。夜晚观测北斗七星的斗柄指向丑的位置，也就是北偏东方向，这时是农历的十二月。

在小寒中我们提到过，低温可能会对农作物的生长造成一定的影响，但是对于某些作物来说，在一定生育期内需要有适当的低温。冬性较强的小麦、油菜就比较适宜较低的温度，否则不能正常生长发育。我国南方大部分地区常年冬暖，油菜和小麦的播种和拔节时间的差异也会对农作物的生长造成一定的影响，所以要因地制宜选择作物品种，适时播栽，并采取有效的促进和控制措施。

“大寒年年有，不在三九在四九”，大寒期间，时常有大雪降落，落地后成为厚厚的积雪，一般此时降落的大雪要等到春节之后春暖时，才会随气温的升高而慢慢融化，这种情况可能会阻碍交通，所以要注意出行安全。这时节的大雪对冬小麦是很有利的，盖在麦苗上的大雪可以保持地温，避免麦苗被严寒冻伤，麦田中的雪待来年融化时还可保证墒情。于是民间就有“腊月大雪半尺厚，麦子还嫌被不够”的说法。

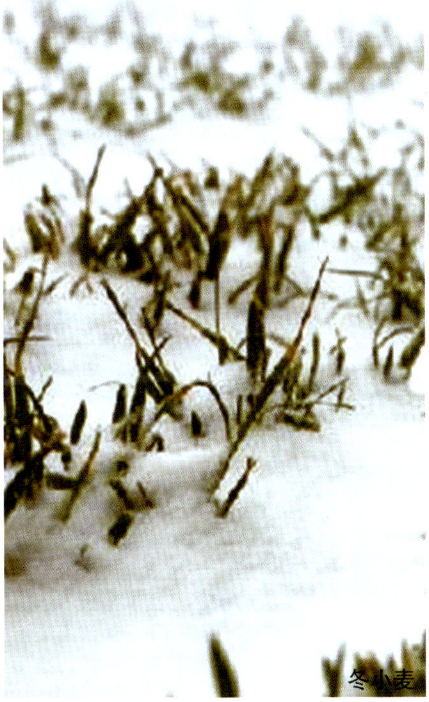
冬小麦

## 大寒季节特征

大寒分三候。“一候鸡始乳，二候征鸟历疾，三候水泽腹坚”，初候指动物的出生，大寒时节，母鸡开始孵化小鸡；二候中的征鸟是指凶猛的飞禽，这时天空中时有振翅高飞的鹰鸟，箭一般从高空扑向地面的猎物；三候是说天气格外寒冷，河湖上的冰冻层已冻到了很深的水的“腹部”。这三候分别从三个不同的角度来说，一候家禽，二候飞鸟，三候河水结冰，指出寒冷的冬天很快就过去，进而迎来的是温暖的春天。

“爆竹声中一岁除”，春节不少年份是在大寒节气内。节日期间，广州花市姹紫嫣红，天府红梅斗寒盛开，哈尔滨冰灯绮丽晶莹。辽阔的祖国大地，气象更新，人们将欢庆一年一度的传统佳节。

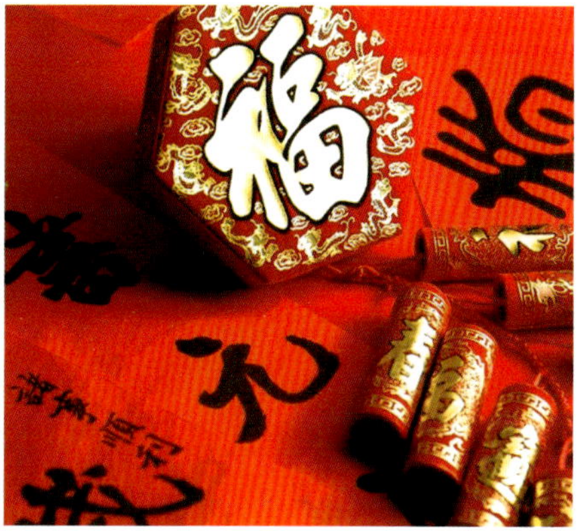

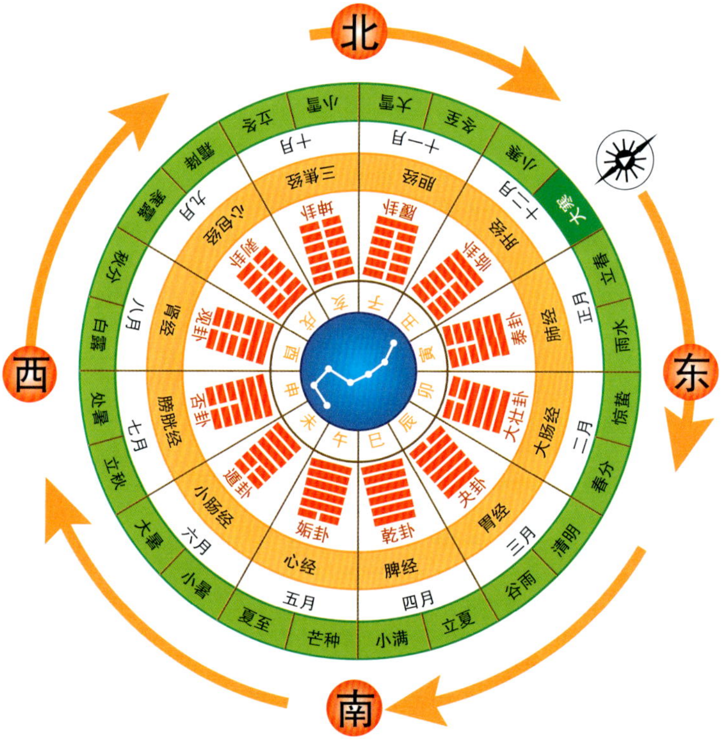


## 大寒时节人体生理反应

▶ **皮脂腺分泌物排出困难**　人体皮脂腺分泌的脂肪熔点为30℃左右，到了严寒季节，皮肤脂肪几乎凝成固体状态，所以排出更加困难，皮肤因此在冬天特别干燥。

▶ **人体抵抗力极低**　脏腑的阴阳气血有所偏衰，寒潮袭来对人体健康危害很大，大风降温天气容易引发感冒、气管炎、冠心病、肺心病、哮喘、心肌梗死、心绞痛、偏头痛等疾病。

## 养生原则

▶ **濡养五脏六腑** 古有“大寒大寒，防风御寒”的说法。大寒时节气温较低，人体的新陈代谢放缓，五脏六腑既需要吸收充足的养分来抵御风寒，又要迎接立春的生发之气。同时，大寒是冬季的最后一个节气，为脾所主。此时养生的关键是补气养血，濡养脏腑，并注意养藏、养阴等。

▶ **蓄养精锐护阳气** 冬季寒气笼罩，此时调神，当以收敛、封藏为主，以保护人体阳气，使其闭藏、内养而不被打扰，神气不外露，以蓄养精锐，来年方能体态安康。要做到早睡晚起，等到日光出现时起床才好。不要让皮肤开泄出汗，汗出过多会耗伤阳气。因此，在一年中最寒冷的季节讲究养生保健是很重要的。

## 大寒食补

### 宜辛温，藏热量

▶ **多食辛温食物** 在这一年间最冷的时节里，人们在加强身体锻炼的同时，饮食方面更要多加注意。应多摄入富含糖类和脂肪的食物，如牛肉、羊肉、鸡肉等。此外，大寒期间是感冒等呼吸道传染性疾病的高发期，寒气容易刺激脆弱的呼吸道，引起呼吸道疾病。此时应适当多吃一些能驱风寒的食物，以防御风邪的侵扰。这个时节以温补为主，不妨多吃红色蔬果及辛温食物，如红辣椒、红枣、胡萝卜、樱桃、红色甜椒、红苹果等红色蔬果，能增加人体的热能，使体温升高，抵抗感冒病毒，加速身体康复。

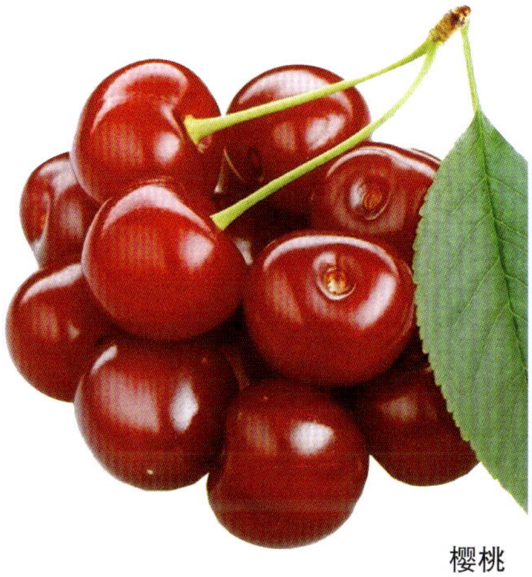

樱桃

▶ **藏热量** 大寒养生的基本原则应以“藏热量”为主，植物的根茎是蕴藏能量的仓库，多吃根茎类的蔬菜，如芋头、红薯、山药、土豆、南瓜等，它们所具有的丰富的淀粉及多种维生素、矿物质，可快速提升人体的抗寒能力。

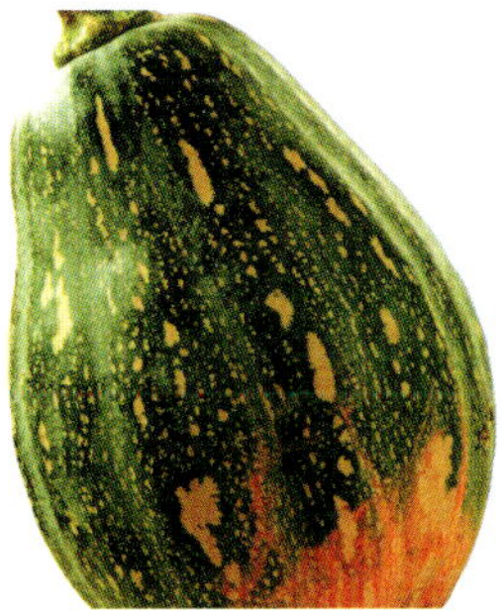

南瓜

## 推荐大寒养生菜谱

### ◎栗子冬菇◎

▶ **原料：**水发冬菇75克，栗子300克，绿叶菜100克，味精2克，植物油40毫升，白糖10克，香油、水淀粉各10毫升，酱油20毫升。

▶ **制作方法：**冬菇去蒂洗净；栗子横割一刀，放入沸水煮至壳裂，用漏勺捞出，剥去外膜。炒锅置大火上烧热，下植物油，倒入栗子、冬菇略煸炒，加酱油、白糖和清水50毫升，烧沸后，放入味精，用水淀粉勾芡，淋上香油，起锅装盘即可。

▶ **功效：**利肝益胃。

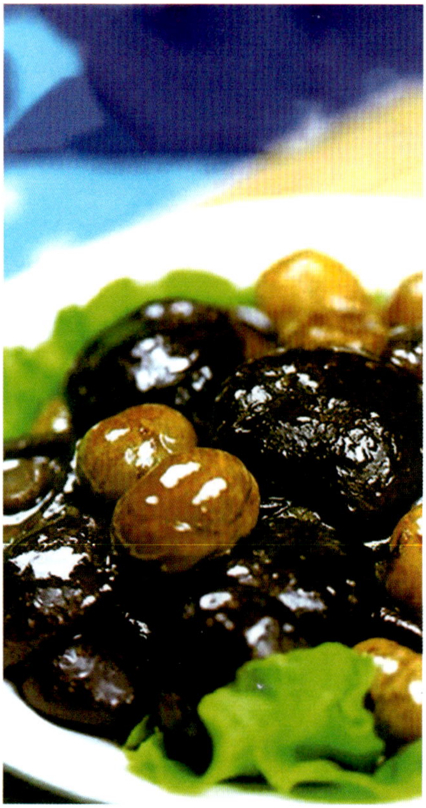

## 起居养生指南

### 多晒太阳，保湿不能少

▶ **每天坚持晒太阳** 冬季晒太阳对人好处多多。首先，冬季人的体温较低，晒太阳能让人感觉温暖，促进血液循环和新陈代谢，使人心情愉快；其次，晒太阳能增强人体对钙和磷的吸收，能有效预防骨质疏松症；再次，晒太阳对类风湿性关节炎、贫血患者恢复健康有一定的益处。应选择10:00前或15:00后的黄金时段，每天坚持晒30 ~ 60分钟为宜。

▶ **做好保湿措施** 室内取暖时要在地板上泼些水或晾一些湿毛巾之类以保室内湿度。要多喝白开水，补充体内水分。

## 经络调养

### 按摩血海穴、三阴交穴

大寒时节，可通过经络养生来保持肾、脾、肺三经脏腑的经络气血顺畅运行。具体做法如下：在大寒的前中后三天。最佳时间为酉时（17:00 ~ 19:00时），用温热的水浴足温经6 ~ 12分钟，然后用拇指或食指点按涌泉穴（肾经的原穴）、太白穴（脾经的原穴）、太渊穴（肺经的原穴）各36次，调补肾、脾、肺三经的阴阳气血。

# 第五章 时辰养生

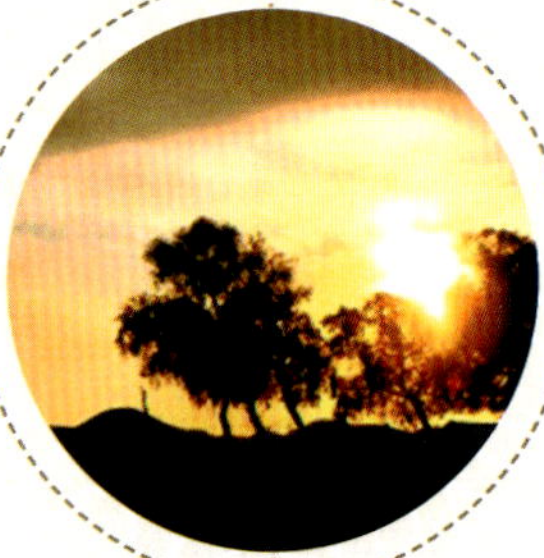

伍

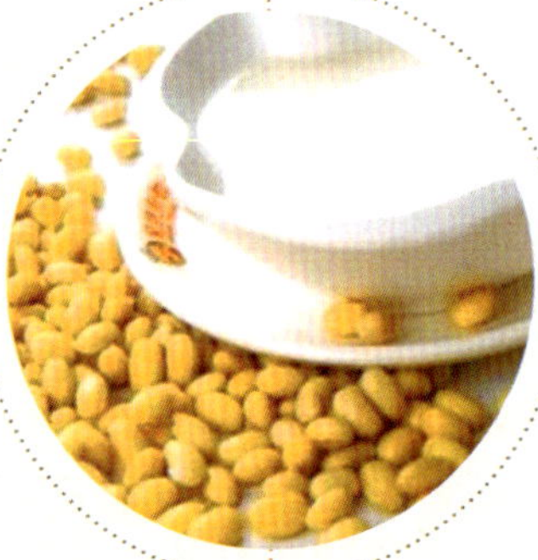

# 第一节 卯时养生(5时～7时)

## 卯时大肠经当令

卯时（5时～7时），一般是指太阳由东方的地平线徐徐升起的时间，此时，旭日东升，给人以生机盎然之感。此时手阳明大肠经当令，是大肠的排毒时间，此时最重要的便是“开天门，开地户”。

五点多钟天亮了，提示我们要开天门，就是睁眼睛，天门一开地户也要开，开肛门排便。所以早上7点前尽量起床，起床后喝一杯常温的水，然后轻揉腹部，脑海里想一想排便时的酣畅淋漓，很快你便会有排便的感觉。再不成，教你一个小动作：挺胸抬头，站成一个“大”字，双臂自然打开，手腕由里向外作360°的旋转，反复慢做几次，促进肠道蠕动，便会有排便的感觉。排便对于整个人体的排毒至关重要。肺与大肠互为表里，肺气足自然会有便意，会促进大肠的蠕动，让大肠进入兴奋状态，通过排便把积存在体内一天的代谢废物排出体外。

### 大肠是传导糟粕的通道

《素问·灵兰秘典》说：“大肠者，传导之官，变化出焉。”中医给大肠起了个名字叫传导之官，因为大肠有主津和传化的功能。

大肠主津，意指大肠吸收水分，参与调节体内水液代谢的功能。大肠相当于传输通道，主管变化水谷，传导糟粕。同时，大肠的传导功能与胃的降浊功能和肺的肃降功能关系密切，只有肺气充沛才可推动糟粕下行，所以《医经精义脏腑之官》有言：“大肠之所以能传导者，以其为肺之腑。肺气下达，故能传导。”大肠连通小肠，接收小肠的食物残渣，吸收其中多余的水液，形成粪便。在肺气的运动之下，将粪便传送至大肠末端，并经肛门有节制地排出体外。

大肠主传化糟粕和主津的功能，卯时是发挥得最好的时候，此时是这位传导之官在值班。它值班时我们最应该做的就是排便。排便是大肠功能最直接的表现。由于大肠是身体的末端，承载的又是消化后的食物残余，通常气味不佳，因此经常被人们忽略其对健康的重要性。也就说，我们往往只顾享受口腹之欲，却让大肠承担痛苦。有的人嗜食辛辣食物，排便时却如钻心般痛苦；有的人嗜食肥软精细、膏粱厚味之物，却因缺乏纤维质，致使残渣不易排出，积留在大肠中，成为致病因子。

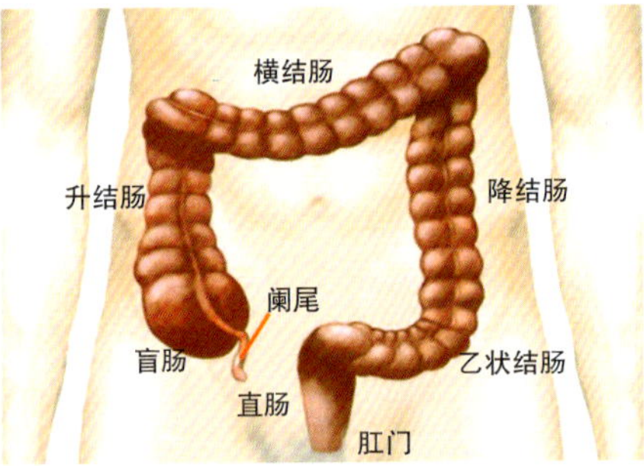


## 带你走近手阳明大肠经

《黄帝内经》上说：“阳明经多气多血”，疏通此经气血，可以预防和治疗呼吸系统和消化系统的疾病。通畅大肠经就是通畅全身。手阳明大肠经主要治疗头面五官疾患、热病、皮肤病、肠胃病及经脉循行部位的其他病症。《灵枢·经脉》中记载：“大肠手阳明之脉是主津，所生病：目黄，口干，鼽衄，喉痹，肩前臑痛，大指次指痛不用。”

据《针灸甲乙经》及《医宗金鉴》等书记述，手阳明大肠经所属穴共二十穴：商阳、二间、三间、合谷、阳溪、偏历、温溜、下廉、上廉、手三里、曲池、肘髎、手五里、臂臑、肩髃、巨骨、天鼎、扶突、禾髎、迎香。手阳明大肠经起始于食指的指端，沿食指的上缘，通过拇指、食指掌骨间的合谷穴，上入腕上两筋凹陷处，沿前臂上方至肘外侧，再沿上臂外侧前缘，上肩，出肩峰前缘，上出于背，与诸阳经会合于大椎穴上，再向前入缺盆联络肺，下膈又联属大肠。另有一条支脉，从缺盆处向上走至颈部，并贯通颊部，而进入下齿龈中，其后再从口内返出而绕行至口唇旁，左右两脉在人中穴处相交会，相交之后，左脉走到右边，右脉走到左边，再上行挟于鼻孔两侧，而在鼻翼旁的迎香穴处与足阳明胃经相接。

《灵枢·经脉》：“大肠手阳明之脉，是动则病齿痛，颈肿，是主津液所生病者，目黄，口干，鼽衄，喉痹，肩前臑痛，大指次指痛不用，气有余则当脉所过者热肿，虚则寒栗不复。为此诸病，盛则泻之，虚则补之，热则疾之，寒则留之，陷下则灸之，不盛不虚，以经取之。”由于外邪侵犯本经而发生的病变，为牙齿疼痛，颈部肿大。手阳明大肠经上的腧穴主治津液不足的疾病，其症状是眼睛发黄，口中干燥，鼻塞或流鼻血，喉头肿痛以致气闭，肩前与上臂疼痛，食指疼痛而不能活动。气有余的实证，为在本经脉循行所过的部位上发热而肿；本经经气不足时，就会出现发冷颤抖，不易恢复温暖等病象。这些病证，属实的就用泻法，属虚的就用补法；属热的就用速刺法，属寒的就用留针法；脉虚陷的就用灸法，不实不虚的从本经取治。

## 大肠经上最火的明星——合谷穴

手阳明大肠经在十二经脉中有生

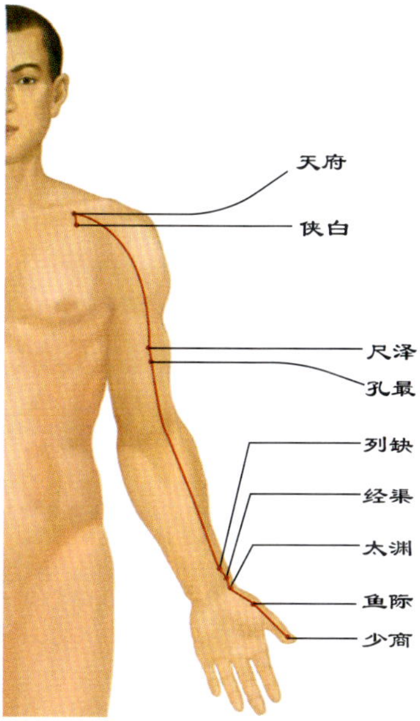


津、养阳的作用。如果要说手阳明大肠经上最火的明星，那肯定是非合谷穴莫属了。

合谷穴是大肠经的原穴，这个穴位名出自《灵枢·本输》，也称虎口，虎口是指手张开之后它的形状就像大大的虎口一样。合，汇也，聚也；谷，两山之间的空隙也。它是古代全身遍诊法三部九候部位之一，即中地部，以候胸中之气。因为它位于大拇指与食指之间的陷凹处，犹如两山之间的低下部分。拇指与食指的指尖相合时，在两指骨间有一处低陷如山谷的部位，所以称“合谷”。

合谷穴位于手背上第一、第二掌骨间，第二掌骨桡侧中点处。下面介绍一个简单的取穴方法：一只手轻握空拳，拇指和食指弯曲，两指的指尖轻触、立拳；另一只手掌轻轻握在拳头外，用

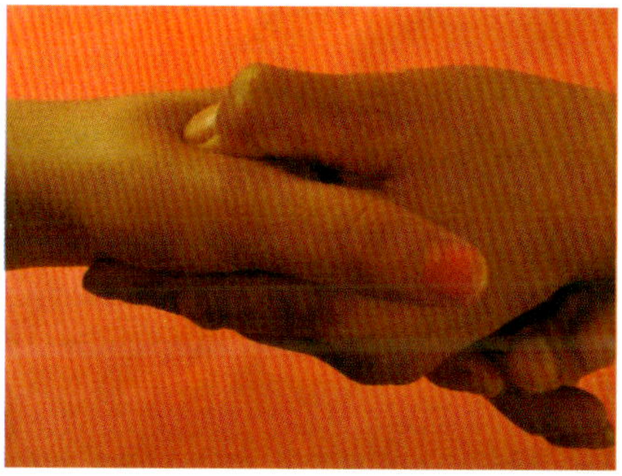

大拇指的指腹垂直按压穴位，有酸痛胀感。掌握了按摩合谷穴的技巧和方法，就可以使合谷穴所属的大肠经经脉循行之处的组织和器官疾病减轻或消除。比如牙疼和失眠：

### 牙疼

以牙齿及牙龈红肿疼痛为主要表现的病证。多因平素口腔不洁或过食厚味，胃腑积热，胃火上冲；或风火邪毒侵犯，伤及牙齿；或肾阴亏损，虚火上炎，灼烁牙龈等引起。以合谷穴为主穴，伍配三间穴和商阳穴，按照以下按摩顺序和技法便可缓解牙疼：用一只手

的大拇指的外侧缘来回刮另一手的食指的外侧边，然后依次揉按三间穴、合谷穴和商阳穴各3分钟。

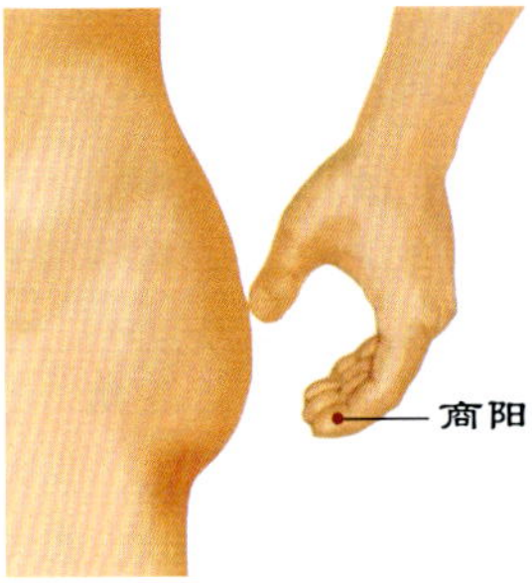


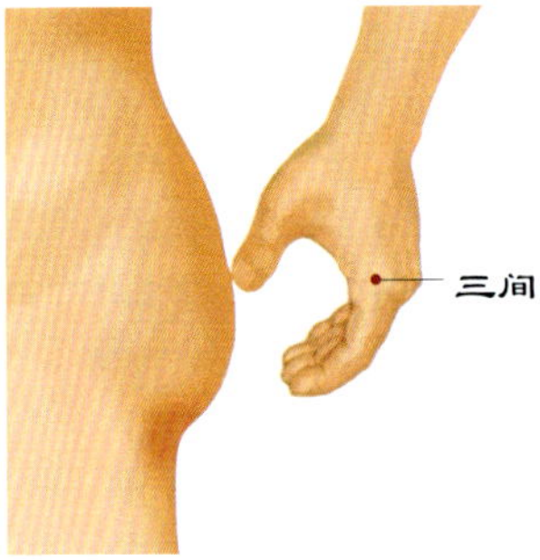


### 失眠

失眠又称入睡和维持睡眠障碍，祖国医学又称其为“不寐”、“不得眠”、“不得卧”、“目不瞑”，是以经常不能获得正常睡眠为特征的一种病证，为各种原因引起入睡困难、睡眠深度或频度过短、早醒及睡眠时间不足或质量差等。

首先用大拇指指腹按压位于腕横纹尺侧端，尺侧腕屈肌腱的桡侧凹陷处的神门穴1分钟；然后按压上脘穴3分钟，最后按摩合谷穴3分钟。

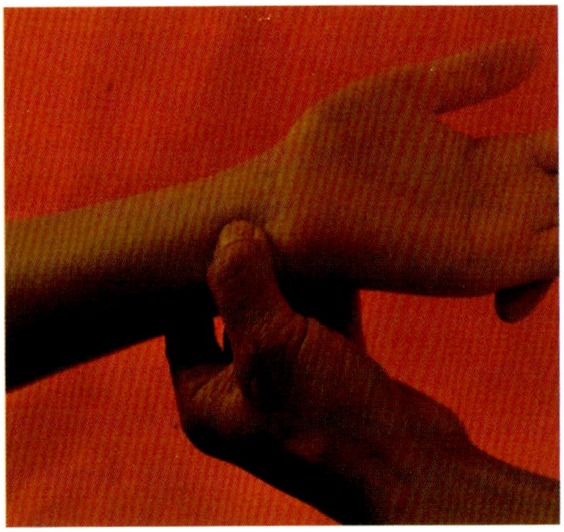

**注意事项**

虽然按压合谷穴有很多好处，但是也不是所有人都适合按压合谷穴的，孕妇就不要按压该穴，更不能针灸、拔罐、针刺，《铜人》云：“妇人妊娠不可刺之，损胎气。”

# 第二节 辰时养生(7时～9时)

## 辰时胃经当令

辰时（7时～9时），古人称之为“食时”，也叫作“朝时”，也就是吃早饭的时间。此时，胃的阳气达到顶峰，胃的消化吸收功能最旺，相应的足阳明胃经主时当令。黄帝内经《素问·五脏别论篇》指出：“胃者，水谷之海，六腑之大源也。”说的是，胃是存放食物的器官，有“水谷之海”之称，是生成营养物质供给五脏六腑活动力量的源泉。

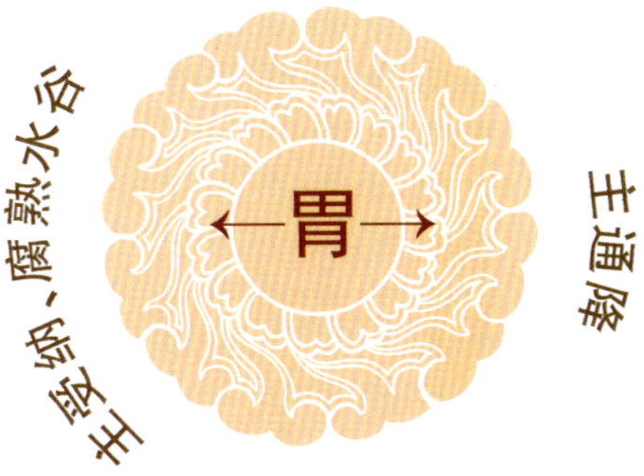


辰时胃经当令，是胃经的排毒时间，最重要的便是适量吸收水谷精微等营养物质。建议大家7点半之前最好吃早餐，早餐不在于多，而在于营养均衡。吃得太多，反而会由于上午工作忙（无论是脑力劳动还是体力劳动），不易充分消化与吸收。胃经要是被毒素堵塞了通路，不仅会导致胃疼，还会引起膝盖疼、脚面疼，因为胃经是人体正面很长的一条经脉，胃、膝盖、脚面等正面部位都是胃经循行路线。

### 胃是人体的“仓廪之官”

《类经·脏象类》：“胃司受纳，故为五谷之府。”说的是，胃主受纳，腐熟水谷。

受纳，接受和容纳。受纳于胃的水谷，在胃中阳气的蒸化下及胃的不断蠕动中，慢慢变成食糜，中医称这个过程为腐熟，接着胃还要将经过加工的食物传递给小肠，这样小肠就可以进一步消化吸收食糜的精华物质，食糜的精华物质被吸收后，形成的大便传递到大肠，通过大肠运动排出体外。因此，胃还必须具备主通降的功能，即向下传递食物。胃的通降功能十分重要，如果胃的通降功能发生紊乱，就会导致饮食滞留在胃中而无法传递到小肠，这样就会出现胃胀、胃痛、食欲不振等症状；如果胃气上逆，则发生恶心、呃逆、嗳气、呕吐等症状。 容纳、消化食物，使之转化为人体可以吸收利用的营养物质是胃在人体中的主要作用。但是，胃的受纳、腐熟食物的功能少不了与脾的运化功能相配合。只有脾胃功能相互配合，才能更好地消化和吸收食物，为人体新陈代谢、生长发育提供必要的物质来源。可见脾胃在人体中的重要性，所以中医称脾胃为“后天之本”。

## 胃的结构和功能

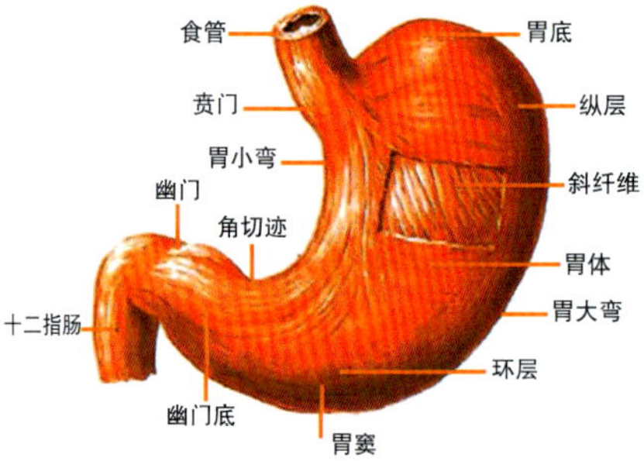


## 胃经的循行与疾病治疗

胃的经脉叫足阳明胃经，起于鼻旁，由此上行，左右相交于鼻梁上端凹陷处，缠束旁侧的足太阳经脉，至目下睛明穴，由此下行，沿鼻外侧，入上齿龈，复出环绕口唇，相交于任脉的承浆穴，再沿腮部后方的下缘，出大迎穴，沿耳下颊车上行至耳前，过足少阳胆经的客主人穴，沿发际至额颅部。

胃经有一条支脉，从大迎穴的前方，向下走，行至颈部的人迎穴处，再沿喉咙进入缺盆，向下贯穿横膈膜而联属于本经所属的脏腑——胃腑，并联络于与本经相表里的脏腑——脾脏；其直行的经脉，从缺盆下走乳内侧，再向下挟脐，入毛际两旁的气冲部。另有一条支脉，起始于胃的下口处（即幽门，大约相当于下脘穴所在的部位），再沿着腹部的内侧下行，到达气街的部位，而与前面所讲的那条直行的经脉相会合，再由此下行，沿着大腿外侧的前缘到达髀关穴处，而后直达伏兔穴，再下行至膝盖，并沿小腿胫部外侧的前缘，经足三里穴下行至足背部，最后进入足次趾的外侧间（即足中趾的内侧部）。再有一条支脉，自膝下三寸处别出，向下行入足中趾外侧。又有一条支脉，从足背面（冲阳穴）别行而出，向外斜走至足

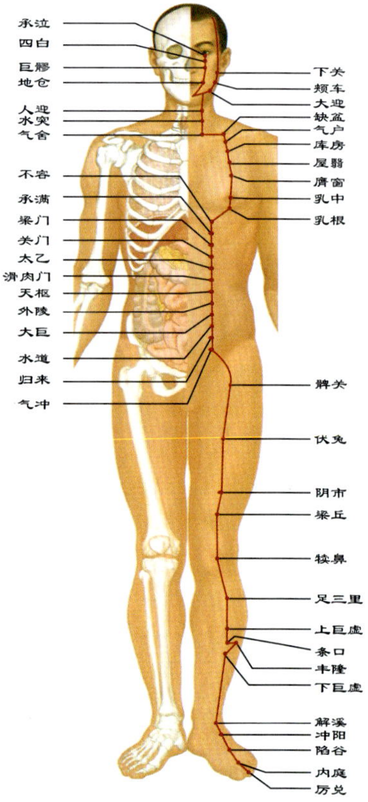

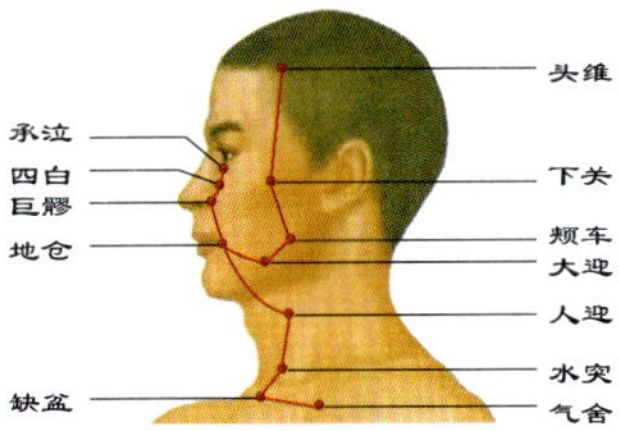


厥阴肝经的外侧，进入足大趾，并直行到大趾的末端，而与足太阴脾经相接。

由于外邪侵犯本经而发生的病变，为发寒战抖，好呻吟，频频打哈欠，额部暗黑。病发时会有厌恶见人和火光，听到击木的声音就会惊怕，心跳不安，喜欢关闭门窗独居室内等症状，甚至会登高唱歌，脱掉衣服乱跑，且有肠鸣腹胀，这叫“骨干厥”。

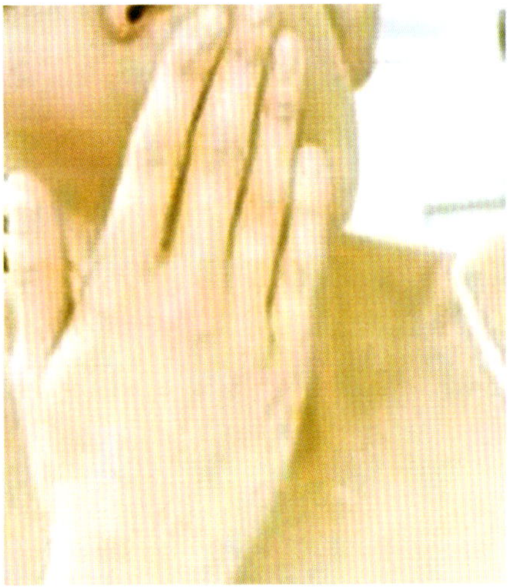

足阳明胃经上的腧穴主治血所发生的疾病，如高热神昏的疟疾，温热之邪淫胜所致的出大汗，鼻塞或鼻出血，口角㖞斜，口唇生疮，颈部肿大，喉部闭塞，腹部因水停而肿胀，膝部肿痛，足阳明胃经沿着胸膺、乳部、气街、大腿前缘、伏兔、胫部外缘、足背等处循行的部位都发生疼痛，足中趾不能屈伸等。本经气盛，胸腹部发热，胃热盛则消谷而容易饥饿。本经经气不足时，就会出现胸腹部发冷而战栗；若胃中阳虚有寒，以致运化无力，水谷停滞中焦，就会出现胀满的病象。这些病证，属实的就用泻法，属虚的就用补法；属热的就用速刺法，属寒的就用留针法；脉虚陷的就用灸法，不实不虚的从本经取治。

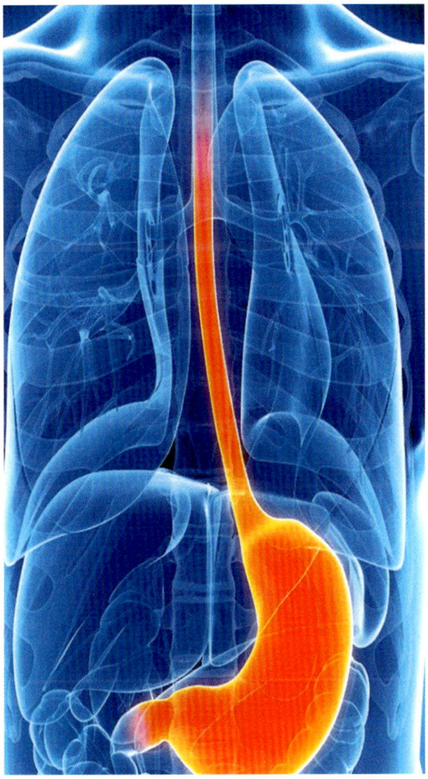

## 巳时脾经当令

巳时，也叫“隅中”，即9时～11时这个时间段，隅，斜角，中，接近中午，说明此时已经快到中午了。胃里的早餐食物已经被研磨成食糜，下面就要轮到脾来履行它的职责了，中医认为，脾主吸收五谷的精华。

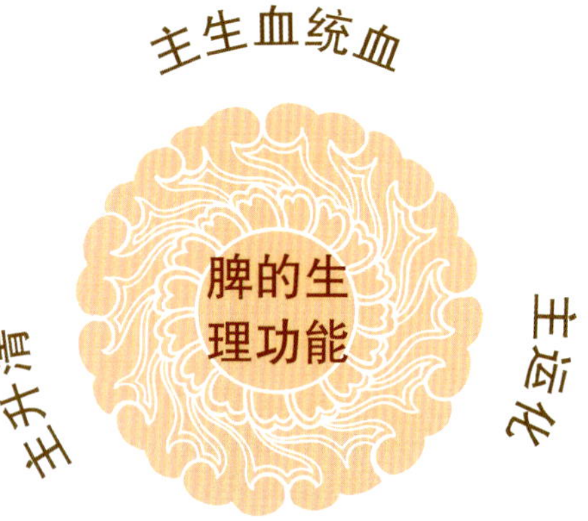


巳时是足太阴脾经当令，脾开始运化，是脾脏的排毒时间，最重要的便是不要影响脾的运化功能，如果此时做剧烈运动，情绪过于激动，过于忧伤，劳累过度，吃过于冰冷的食物等，这些都会成为脾正常运化的阻碍。此时，应该保持愉悦的心情，静思养脾，以保证脾胃功能的正常发挥。

脾系统负责将进入人体的食物，运化为人体可以吸收的水谷精微物质。“脾”左半部分的“月”代表脾主肌肉；右半部分的“卑”表示脾如同其他脏腑的卑女、丫环，不断地做好了饭菜送给它们。尤其是对胃，胃如同一口大锅，吃的食物都在这口锅里，此时脾变成了烧火的丫环，要做熟这一整锅的美食。

### 脾统血，主运化

中医认为，脾统血，主运化，脾胃为“后天之本”、“脏腑之本”，脾胃功能的正常与否关系到其他脏腑的功能，五脏六腑的能量来源完全依靠脾胃运化。下面一起来了解一下脾与其他五脏六腑的密切关系。

▶ **脾与胃：**脾喜燥恶湿，胃喜润恶燥；脾主升，胃主降。胃为水谷之海，主消化；脾为胃行其津液，主运化。二者燥湿相济，升降协调，胃纳脾化，互相为用，共同完成水谷的消化、吸收和传输的任务。

▶ **脾与心：**心血必须依赖脾所吸收和传输的水谷精微所生成，而脾所运化的精微，需要借助血液的运行，才能传输到全身。脾统血，心主血，脾的功能正常，才能统摄血液。若脾气虚弱，可导致血液循环不畅。

▶ **脾与肺：** 脾将水谷的精气上输于肺，与肺吸入的精气相结合，形成肺气。肺气的强弱与脾的运化精微有关，故脾气旺则肺气足。所谓“脾为生痰之源，肺为贮痰之器”，是脾与肺关系的体现。

▶ **脾与肾：** 脾阳依赖肾阳的温养，才可发挥运化作用。若脾阳虚衰，可导致肾阳不足，出现腰膝冰凉、水肿等症状；若肾阳不足则脾阳虚弱，运化失常，容易出现泄泻、不消化等症状。

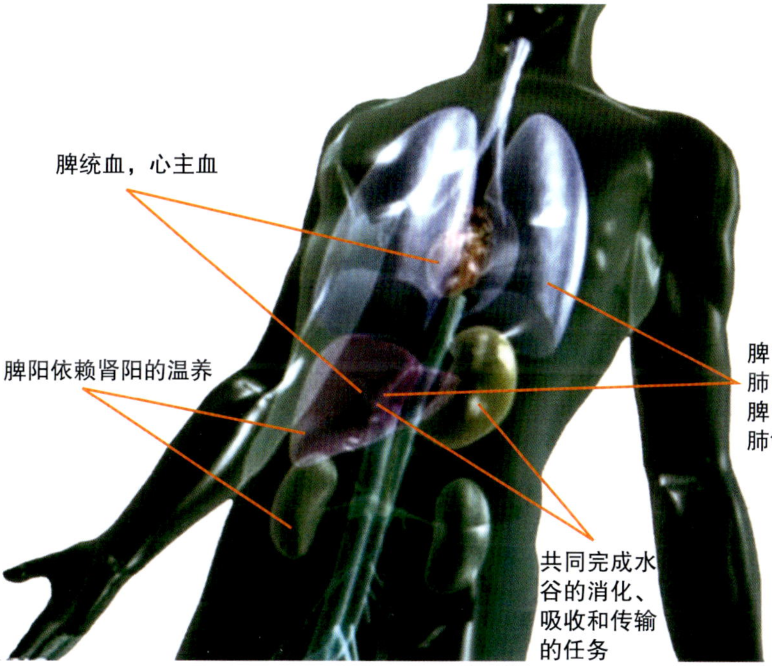


## 脾经的循行与疾病治疗

脾的经脉叫足太阴脾经，起始于足大趾的末端，沿大趾内侧赤白肉分界处，通过足大趾本节后方的核骨，上行至足内踝的前面，再上行入小腿肚内侧，沿胫骨后方，穿过足厥阴经，复出足厥阴之前，此后再上行经过膝部、大腿内侧的前缘，进入腹内，属脾络胃，再上穿过横膈膜，挟行咽喉，连舌根，散于舌下。它的支脉，在胃腑处分出，上行穿过膈膜，注入心中，而与手少阴心经相接。它与心、肺等脏腑都有直接联系。

### 脾经上的穴位

足太阴脾经一共有二十一个穴位，分别是：隐白穴、大都穴、太白穴、公孙穴、商丘穴、三阴交穴、漏谷穴、地机穴、阴陵泉穴、血海穴、箕门穴、冲门穴、府舍穴、腹结穴、大横穴、腹哀穴、食窦穴、天溪穴、胸乡穴、周荣穴和大包穴。

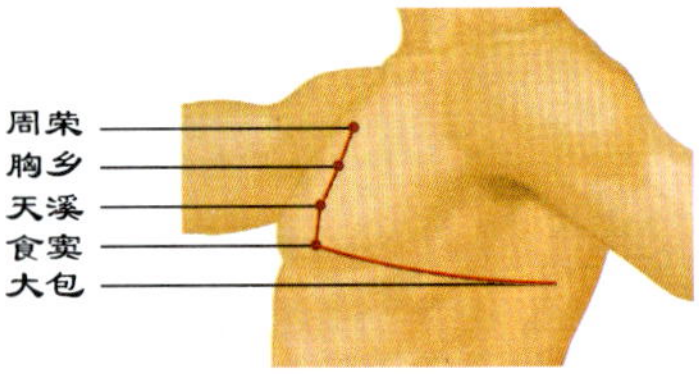


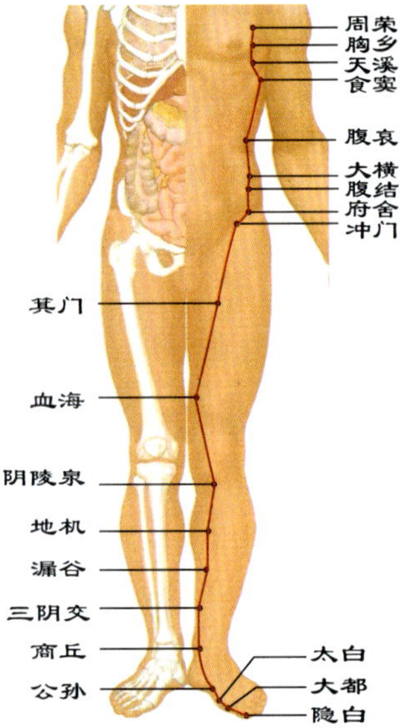


## 外邪侵犯脾经而发生的病变

由于外邪侵犯脾经而发生的病变表现为：舌本强痛，食则呕，胃脘痛，腹胀善噫，身重乏力，活动不利，股膝内肿胀厥冷，足大趾麻木，活动欠佳，食不下，烦心，水肿，黄疸，大便溏薄，或泄泻，一旦排出大便或矢气后，就觉得轻松如病减轻一样，但全身仍感觉沉重。

## 脾经上穴位可主治的疾病

足太阴脾经上的腧穴主治脾脏所发生的疾病，这些疾病会出现胃脘痛，腹胀，呕吐嗳气，便溏，黄疸，身体沉重无力，膝股部内侧肿胀，厥冷，舌根疼痛，身体不能动摇，饮食不下，心烦，心下掣引作痛，大便稀薄或下痢，或小便不通，不能安卧，勉强站立时，就会出现股膝内侧经脉所过之处肿胀而厥冷的病象。此外，还有足大趾不能活动等症状。这些病证，属实的就用泻法，属虚的就用补法；属热的就用速刺法，属寒的就用留针法；脉虚陷的就用灸法，既不属于经气亢盛也不属于经气虚弱，而仅仅只是经气运行失调的，就要用本经所属的腧穴来调治。本经气盛，寸口脉比人迎脉大三倍；而属于本经经气虚弱的，其寸口脉的脉象反而会比人迎脉的脉象小。

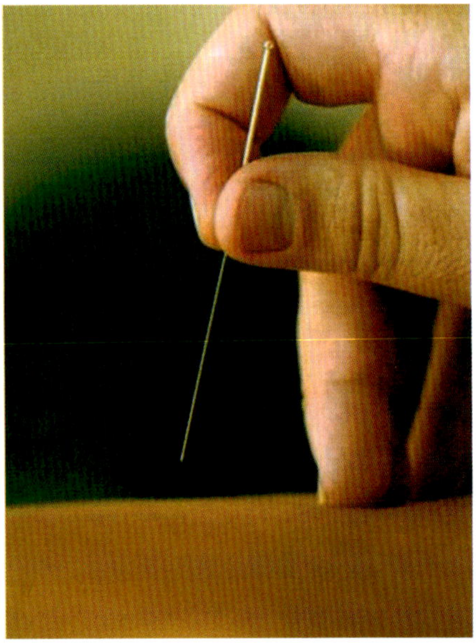

## 第四节 午时养生(11时～13时)

### 午时心经当令

午时（11时～13时），又叫日中、日正、中午。这时候太阳最猛烈。阳气达到极限，阴气将会产生。古人则选择在这个时辰到集市去交易，《易·系辞下》中记载："日中为市，致天下之民，聚天下之货，交易而退，各得其所。"这是根据古代人的社会制度和生活活动规律而定的，而现代人的作息方式已经发生了很大的变化，所以，我们应该与时俱进地选择更加适合现代人养生的方式和方法，那么，在午时我们应该如何养生呢?

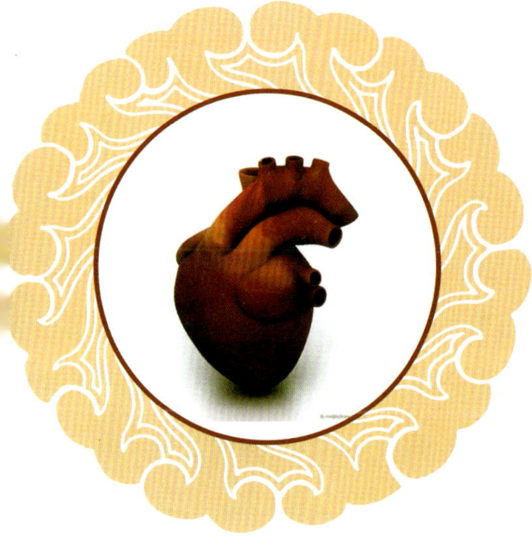

午时是手少阴心经当令，阴气开始生起，与子时刚好相对应，是心经的排毒时间，此时不要做剧烈的运动，最好是静卧，闭目养神或睡子午觉，这是因为子时与午时是天地气机的转换点，要想顺天应地，天人合一，我们唯一要做的便是午睡休息。

### 心是气血运行的发动机

心主血脉，心主神志，这是心的主要生理功能，心开窍于舌。

▶ **心主血脉。**《黄帝内经》中说："心主血脉，脉者，血之府也，诸血者皆属于心。"心主血，血行于脉中，脉是血液运行的通道，心可推动血液在脉管中运行，心与脉关系密切。这种功能是由心气的作用来实现的。心气的盛衰，可以通过血脉的盈虚表现出来，《黄帝内经》中说："心之合脉也，其荣色也。"如果心气不足，则血脉节律不整或细弱。如果心气旺盛，则血脉节律整齐而有力。

▶ **心主神志。**神志，是指人的思维活动和精神意识。《灵枢·本神篇》说："所以任物者谓之心。"任，就是接受，担任的意思，说明接受外来事物而产生思维活动的过程是由心来完成的。中医学认为人的思维活动与脏腑关系密切，联系最密切的要数“心”，心可藏神，心主神明。

如果心的功能正常，则人的思考敏捷，神志清晰，精力充沛。如果心的功能不能很好地发挥，就可能出现心神方面的疾病，如失眠多梦，心悸不安，躁动狂妄和痴呆健忘，哭笑无常，甚至昏迷不省人事等症状。

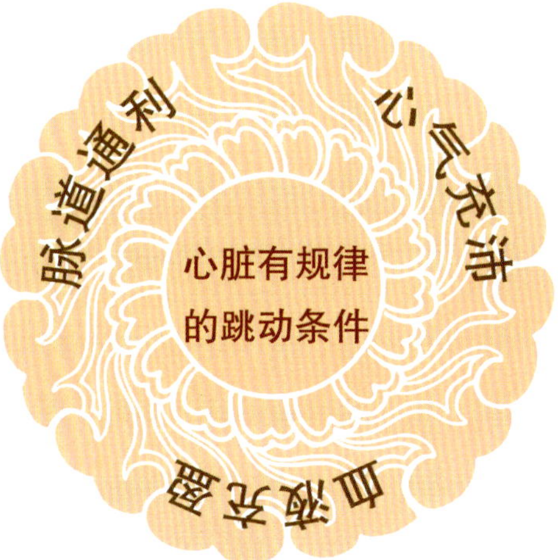
脉道通利
心气充沛
血液充盈
心脏有规律的跳动条件

## 心的生理功能

**心主血脉**。指的是心气推动血液在脉中运行。这样五脏六腑、形体官窍才能得到血液的濡养，以维持生命活动。

▶ **心主神志**。指的是心主宰脏腑形体官窍的生理活动和人体的心理活动。无论生理活动还是心理活动，都是由五脏六腑尤其是五脏共同完成的。都是人体的生命活动，在这些生命活动中，心起着主宰作用。心的这种主宰作用皆心神之所为。

## 舌为心之窍

中医认为，舌为心之窍，脾胃之外候。人体的五脏六腑通过经络和经筋的循行，直接或间接地与舌有联系。如《灵枢·经脉》中说：“手少阴之别……循经入于心中，系舌本。…“厥阴者，肝脉也……而脉络于舌本也。”“脾足太阴之脉，上膈挟咽，连舌本，散舌下。”“肾足少阴之脉……循喉咙，挟舌本。”

《灵枢·营卫生会》中说：“上焦出于胃上口……上至舌，下足阳明。”《灵枢·经筋》中指出：“足太阳之筋，其支者，别入结于舌本。”说明舌通过经脉、经别或经筋，与心、肝、脾、肾、胃、膀胱、三焦诸脏腑有着直接的联系，因为心主舌，心气通于舌，所以心与舌的联系最为密切。至于肺、胆、小肠、大肠等，与舌虽无直接联系，但手太阴肺经起于中焦，络于脾胃；足少阳胆经络于肝；手太阳小肠经与心互为表里；手阳明大肠经又联络于肺，故肺、胆、小肠、大肠等脏腑之经气，亦可间接联系于舌。由于舌与脏腑的这种千丝万缕的联系，才使舌能客观地反映出体内各种生理、病理变化，显示机体的外在表现和功能状态。可以说，舌蕴涵了生命活动的内在信息，是反映机体信息的一个窗口，所以舌被认为是机体系统中包含它在内的整个信息贮存库的一个全息元。舌分为舌尖、舌中、舌根、舌边四部分，中医舌诊中又把舌体划分为上、中、下三焦，其尖部为上焦，中部为中焦，根部为下焦。其脏腑分属，因心肺居上，故舌尖候心和肺；脾胃居中，舌中则候脾胃；肝胆之脉布胁肋，故舌之两边候肝胆；肾居下焦，则舌根候肾。

国外有学者通过针刺测量仪测量得出：躯体在舌的投影中，其上部相当于舌体前部，其下部相当于舌体的后部。这与中医将舌体的前、中、后部分别对应上、中、下三焦的理论是基本一致的，舌尖主心肺，舌中主脾胃，舌边主肝胆，舌根主肾。通过以舌的部位候脏腑的理论，以观察其部位的变化情况，测得五脏六腑、四肢九窍的病理变化，反映气血、津液的输布状况，观测疾病的性质及病位所在，对临床具有重要的指导意义。

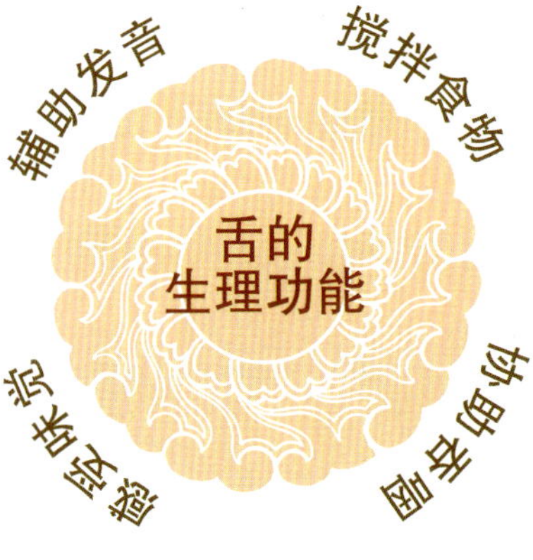
舌的生理功能
辅助发音
搅拌食物
协助吞咽
感受味觉

## 心经的循行与疾病治疗

心的经脉叫手少阴心经，手少阴心经属于心，因此和心脏有密切的关系，它是主宰人体的重要经脉。此经脉从心中开始，出于小指末端，接手太阳小肠经。主要循行在上肢内侧后缘。

本经腧穴主治心、胸、神志及经脉循行部位的其他病症，如眼睛昏黄、胸胁疼痛、上臂内侧后边痛或厥冷、手掌心热等症。《灵枢·经脉》中记载：心手少阴之脉是主心所生病者：目黄、胁痛，臑臂内后廉痛、厥，掌中热、痛。手少阴心经一共有九个穴位联通心经，它们分别是：极泉穴、青灵穴、少海穴、灵道穴、通里穴、阴郄穴、神门穴、少府穴和少冲穴。

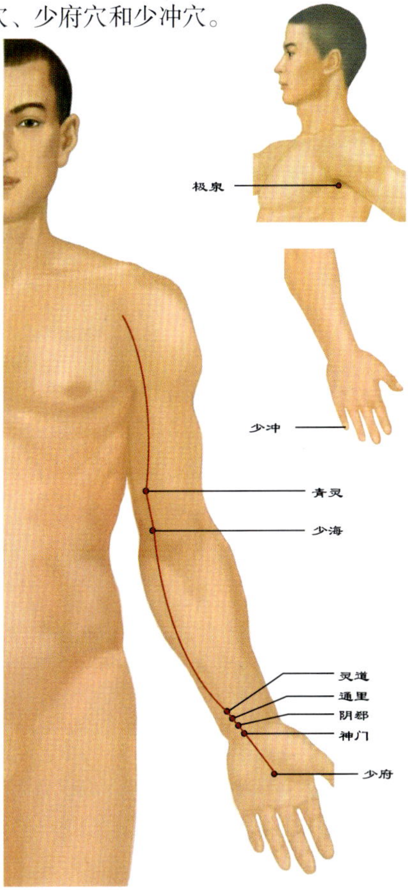

# 第五节 未时养生(13时～15时)

## 未时小肠经当令

未时（13时～15时），也叫作日昳，日昳最早见于《史记·天官书》："且至食，为麦；食至日昳，为稷。"这时太阳开始偏西了，古人会在这个时间从事农业劳动和商业贸易活动，而对于现代人来说，此时要开始紧张的下午工作了。

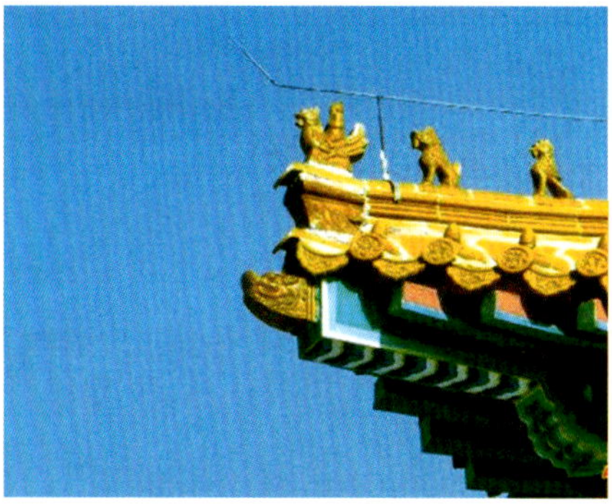

从养生意义上来说，未时是手太阳小肠经当令，是小肠经的排毒时间，小肠开始吸收养分，这时也是保养小肠的最佳时段。《素问·灵兰秘典论》中说："小肠居胃之下，胃之运化者，赖以受盛，而凡物之所化者，从是出焉。"说明胃初步消化的食物要让小肠来进行进一步的消化，然后将这些营养物质分配给各个脏器。所以，午餐最好要在午时吃完，这样才能在小肠精力最旺盛的未时把营养物质都吸收进人体。中医认为"过午不食"，这段时间尽量避免再进食，让小肠充分吸收午饭的营养。

## 小肠是人体的"受盛之官"

小肠位于腹中，上端接幽门与胃相通，下端通过阑门与大肠相连。小肠与心互为表里，是食物消化吸收的主要场所，盘曲于腹腔内，上连胃幽门，下接盲肠，全长约3～5米，张开有半个篮球大，分为十二指肠、空肠和回肠三部分。

小肠为人体的六腑之一，它的主要生理功能是：受盛化物和泌别清浊。《素问·灵兰秘典论》中说："小肠居胃之下，胃之运化者，赖以受盛，而凡物之所化者，从是出焉。"受，接受，就是说小肠是接受经过胃加工消化过的食物，然后进一步将食物精微细化转化为人体各脏器所需要的营养物质，所以，小肠有"受盛之官"的美名。另外，小肠还具有泌别清浊的作用，指的是小肠把食物中的精华吸收通过脾的运化滋养脏腑，其中的水液则通过其他脏腑的作用而渗入膀胱，最后将消化后的垃圾传送到大肠，可见小肠有分清精华和糟粕的泌别清浊的作用。

## 小肠的结构和功能

小肠为人体的六腑之一，它的主要生理功能是：受盛化物和泌别清浊。

## 小肠经的循行、病变与治疗

手太阳小肠经是具有宁心安神、舒筋活络功效的经脉，按摩小肠经上的穴位可以疏通经气，缓解疲劳。小肠经起于手小指尺侧端，最后经由其支脉到达颧部，与足太阳膀胱经相接，主要循行于上肢、肩膀及头部部分地方。手太阳小肠经一共有19个穴位，它们分别是：少泽穴、前谷穴、后溪穴、腕骨穴、阳

谷穴、养老穴、支正穴、小海穴、肩贞穴、臑俞穴、天宗穴、秉风穴、曲垣穴、肩外俞穴、肩中俞穴、天窗穴、天容穴、颧髎穴和听宫穴。

本经所属腧穴主治耳聋、眼睛昏黄，面颊肿、颈部、颌下、肩胛、上臂、前臂的外侧后边痛等病症。《灵枢·经脉》中记载：“小肠手太阳之脉是主“液”所生病者：耳聋，目黄，颊肿，颈、颔、肩、肘臂外后廉痛。”

下联属于本腑小肠。它的支脉，从缺盆沿颈上颊，至眼外角，转入耳内。它的另一条支脉，从颊部别行而出，走入眼眶下方，并从眼眶下方到达鼻部，然后再至内眼角，最后再从内眼角向外斜行并络于颧骨，而与足太阳膀胱经相接。

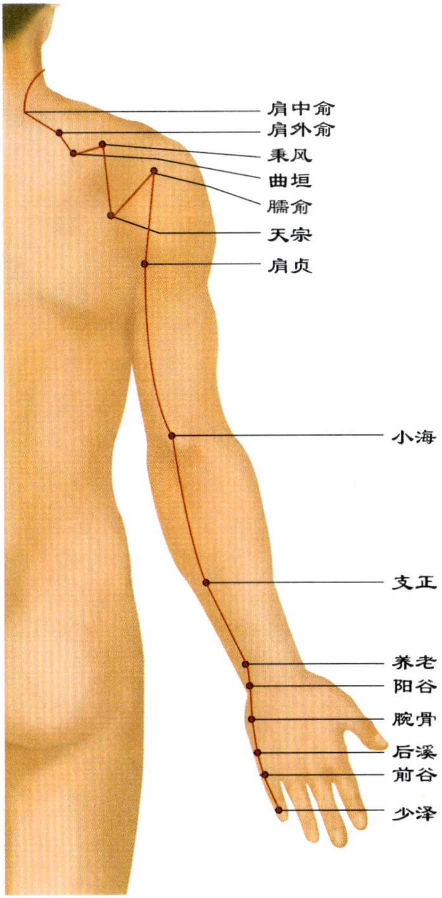

# 第六节 申时养生(15时～17时)

## 申时膀胱经当令

申时（15时～17时），也叫作日晡，古代，“晡”就是吃饭的意思，《说文段注》中说：“晡，申时食也。”意思是古人在申时要吃第二顿饭了，对于古人来说，两餐相隔6、7个小时，是合理的，但是对于现代人的生活规律来说，一日三餐才是更符合我们人类消化道的消化吸收规律的。所以，我们要遵循人体经络在申时的走向规律来安排养生的方法，此时是足太阳膀胱经当令，要从养护膀胱经开始我们的养生之旅。

申时是足太阳膀胱经当令，是膀胱的排毒时间。膀胱经运行之时，有助于利尿排毒，所以人体最佳的喝水时间段有两个：一个是起床后空腹饮水，另一个便是下午三点到五点。同时，膀胱经当令时也是抓紧学习的好时候，因为膀胱经是人体背部一条大经脉，从脚后跟沿着后小腿、后脊柱两旁，一直到后脑部，所以说小腿疼、后背疼、后脑疼、记忆力下降都有可能是膀胱经的问题。

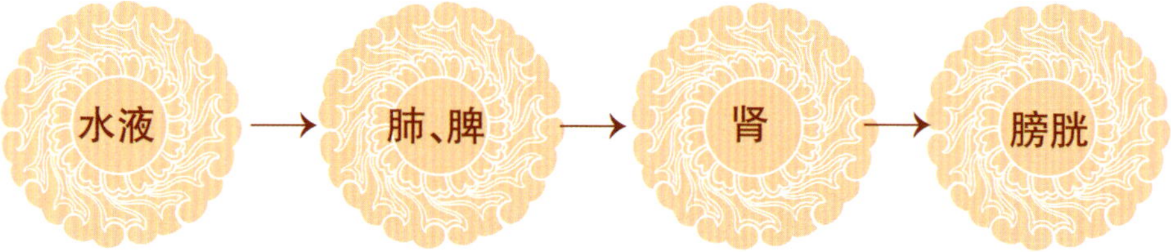


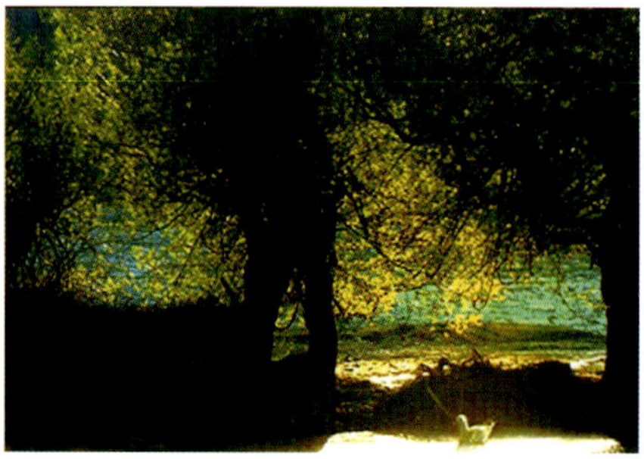

## 膀胱是人体的“津液之府”

### 膀胱属六腑病候之一

中医称膀胱为净府。《素问·汤液醪醴论》：“开鬼门，洁净府。”张志聪注：“洁净府，泻膀胱也。”《灵枢·本输》中说：“肾合膀胱，膀胱者，津液之府也。”说明膀胱是水液汇聚之所和排泄尿液的脏器，所以膀胱有“津液之府，州都之官”的称号。在西医上，膀胱就像个罐子，一般储存300～600毫升的尿液，在膀胱外侧有一条括约肌，括约肌一松弛，储存的尿液就会自动地排出体外。如果膀胱的功能受到破坏，就会出现尿急、尿频、尿失禁、遗尿等症状。据《诸病源候论·膀胱病候》记载：“其气盛为有余，则病热，胞涩、小便不通，小腹偏肿痛，是为膀胱之气实也，则宜泻之；膀胱气不足，则寒气客之，胞滑、小便数而多也，面色黑，是膀胱之虚也，则宜补之。”

## 膀胱的结构和功能

膀胱为锥体形囊状肌性器官，位于小骨盆腔的前部。膀胱底的内面有三角形区，称为膀胱三角，位于两输尿管口和尿道内口三者连线之间。膀胱的下部，有尿道内口，膀胱三角的两后上角是输尿管开口的地方。

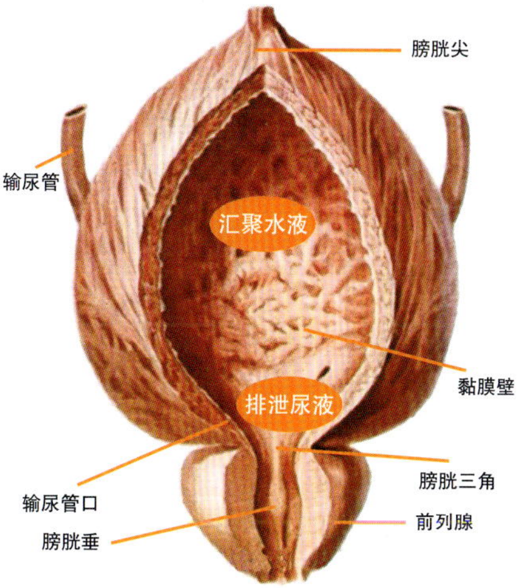


## 膀胱经的循行、病变与治疗

足太阳膀胱经是十四经络中最长的一条经脉，几乎贯穿整个身体。它运行人体中宝贵的体液，因此关系到全身的健康。此经脉起于内眼角睛明穴，止于足小趾端至阴穴，循行经过头、颈、背部、腿足部。《灵枢·寒热病》提到：“足太阳有通项入于脑者，正属目本，名曰眼系，……在项中两筋间，入脑乃别阴跻、阳跻，阴阳相交，阳入阴，阴入阳，交于目锐。”

膀胱的经脉叫足太阳膀胱经，起于眼内角的睛明穴，上行额部，交会于头顶。它的一条支脉，从头顶下行至耳的上角。它直行的经脉，从头顶向内深入而联络于脑髓，然后返还出来，再下行到达颈项的后部，此后就沿着肩胛的内侧，挟行于脊柱的两旁，抵达腰部，再沿着脊柱旁的肌肉深入腹内，而联络于与本经相表里的脏腑——肾脏，并联属于本经所属的脏腑——膀胱腑。又一支脉，从腰部下行挟脊通过臀部，直入腘窝中。还有一条支脉，从左右的肩胛骨处分出，向下贯穿肩胛骨，再挟着脊柱的两侧，在体内下行，通过髀枢，然后再沿着大腿外侧的后缘下行，而与先前进入腘窝的那条支脉在腘窝中相会合，由此再向下行，通过小腿肚的内部，出于外踝骨的后方，再沿着足小趾本节后的圆骨，到达足小趾外侧的末端，而与足少阴肾经相接。

# 第七节 酉时养生(17时～19时)

## 酉时肾经当令

酉时（17时～19时），又叫作日入，古人将它定为足少阴肾经运行的时间，这个定时是十分关键的。日入，即夕阳西下，太阳落山的时候，此时因为没有了太阳光的照射，所以温度开始下降，天地生成阴凉之气，如果此时肾不封藏阳气，很容易就会被阴气侵袭，而导致肾气阴阳失调，引发各种各样的肾脏疾病。所以，酉时我们要爱护我们的肾脏，养肾着眼于“藏”。

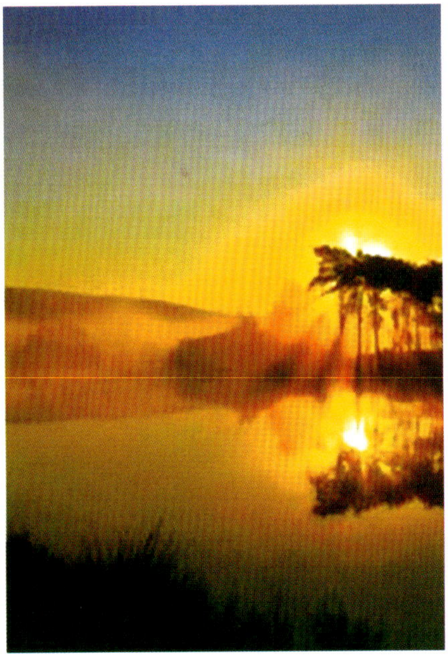

酉时是足少阴肾经当令，是肾经的排毒时间。肾经是人体协调阴能量的经脉，也是维持体内水液代谢平衡的主要经络，由于酉时是工作结束的时间，所以不宜过劳。肾是人体的小金库，里面既存着先天的元气，又存着后天五脏六腑的精气，还存着人体生殖的精气，所以，养护好肾至关重要。

### 肾是藏经、主水和纳气的宝库

肾脏是泌尿系统中最主要的器官，也是人体的重要脏器，位于腹后壁脊柱的两旁，左右各一个，外形像蚕豆。每个肾的大小为长10～12厘米，宽5～6厘米，厚3～4厘米，重量约为150克，每个肾单位由肾小球和肾小管两部分组成。肾脏是人体的重要器官，它的基本功能是生成尿液，借以清除体内代谢产物及某些废物，同时通过吸收功能保留水分及其他有用物质，如葡萄糖、蛋白质、氨基酸、钠离子等，以调节水、电解质平衡及维护酸碱平衡。肾脏同时还有内分泌功能，生成肾素、促红细胞生成素、前列腺素等。肾脏的这些功能，保证了机体内环境的稳定，使新陈代谢得以正常进行。

## 肾脏的结构和功能

肾脏有三大基本功能：（1）生成尿液、排泄代谢产物。机体在新陈代谢过程中产生多种废物，绝大部分废物通过肾小球过滤过、肾小管的分泌，随尿液排出体外。（2）维持体液平衡及体内酸碱平衡。肾脏通过肾小球的滤过。肾小管的吸收及分泌功能，排出体内多余的水分，调节酸碱平衡，维持内环境的稳定。（3）内分泌功能。肾脏分泌肾素、前列腺素能调节血管的收缩或舒张状态及血容量的多少，从而调节血压；肾脏还会制造红细胞生成素，以刺激骨髓中红细胞的生长，维持正常的红细胞形成，防止贫血。可见，肾脏在维持机体内环境稳定方面发挥着重要的功能。

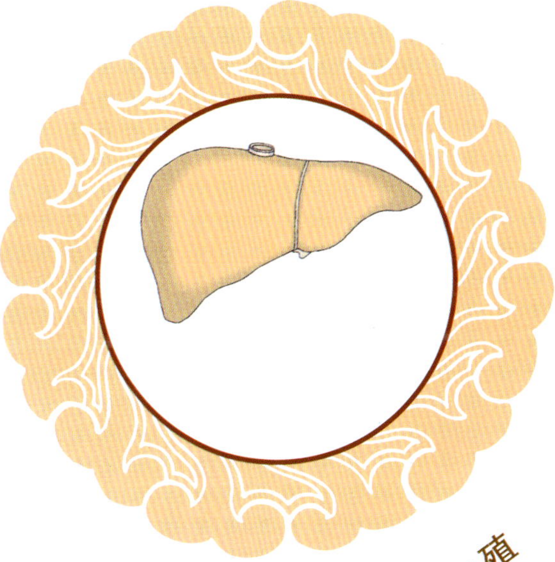

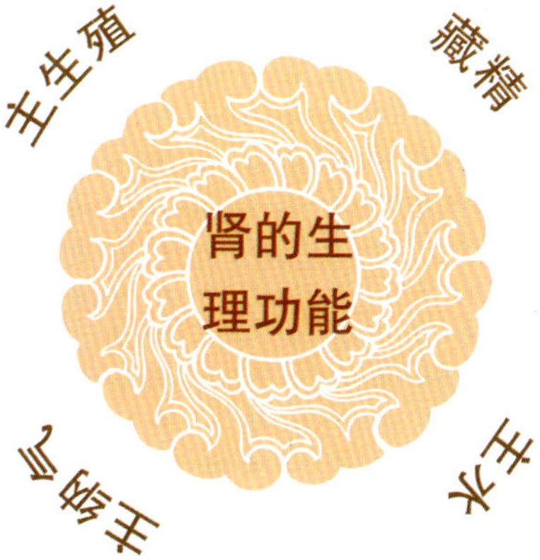

## 足少阴肾经的循行、病变与治疗

足少阴肾经是人体的先天之本，是与人体脏腑器官有最多联系的一条经脉，它起于足底涌泉穴，止于胸前的俞府穴，主要循行于下肢的内侧和躯干的前面，沿前正中线的两侧。在《灵枢·经脉》有关此经的病候记载：“咳唾则有血，面喘，坐而欲起目。”本经主要治疗妇科、前阴、肾、肺、咽喉病证。如月经不调、阴挺、遗精、小便不利、水肿、便秘、泄泻，以及经脉循行部位的病变。

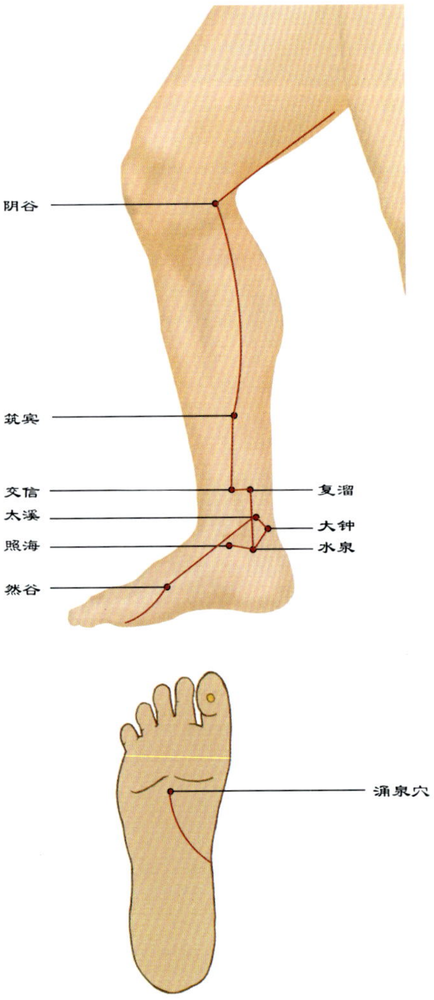


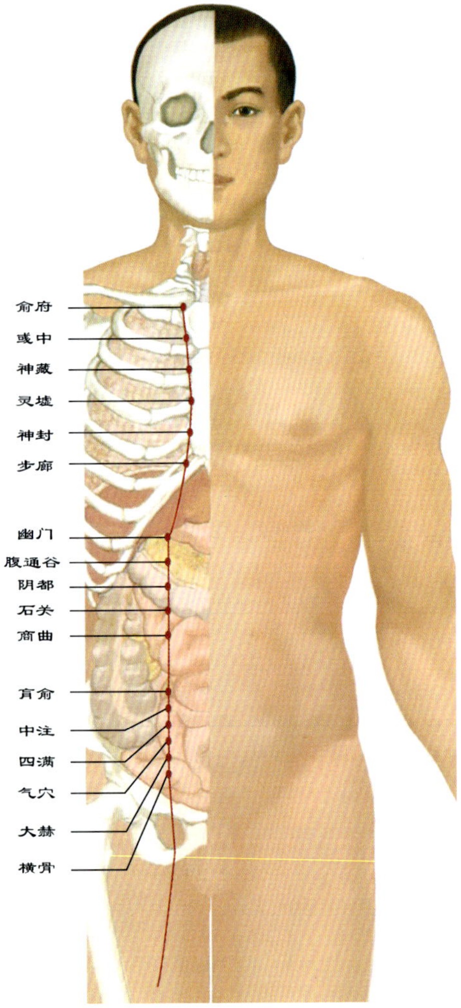

# 第八节 戌时养生(19时～21时)

## 戌时心包经当令

戌时（19时～21时），又叫作黄昏，《说文解字》中说："黄，地之色也；昏，日冥也。"此时，太阳已经下山，天色昏暗将要进入黑夜，万物朦朦胧胧，天地昏黄。"黄昏"一词形象地反映出了这一时段的自然特点。

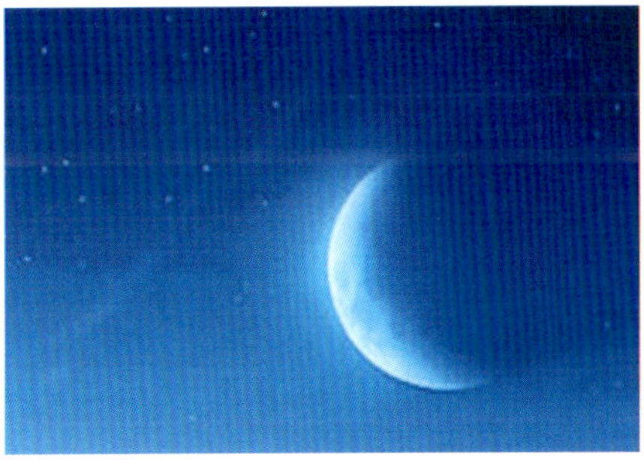

戌时是手厥阴心包经当令，是心包经的排毒时间。心包是心脏的外膜组织，如同是保护君主的内臣，保护心肌正常工作。此时人体的血液循环十分旺盛，心跳加速，血压升高，不要做剧烈的运动。只要有外邪侵犯，心包如同内臣护卫一样，替心脏来受邪，所以说劳苦功高。如果你感觉心跳得厉害，或是中指指尖发麻，说明心包经太累了，这个时候要让忙了一天的心包经好好修养一下，看看电视，听听音乐，因为心包经也是一条让人快乐的经脉，养好心包经可以让你烦恼尽散，快乐无忧。

### 保护心脏的心包

《素问·灵兰秘典论》中说："膻中者，臣使之官，喜乐出焉。""膻中"指的就是心包，心包包裹并保护着心脏，就好像君主的贴身侍卫，能够传达君主的旨意。所以说，心包能代心行事，又称为"心主"，心脏产生的喜乐情绪便是从这里发出来的。

心包是包在心脏外面的一层薄膜，心包和心脏壁的中间有浆液，能润滑心肌，使心脏活动时不跟胸腔摩擦而受伤。心包分为浆膜心包和纤维心包。

浆膜心包可分为脏层和壁层。脏层覆于心肌的外面，又称为心外膜；壁层在脏层的外围。脏层与壁层在出入心的大血管根部相移行，两层之间的腔隙称为心包腔，内含有少量浆液，起润滑作用，可减少心在搏动时的摩擦。

纤维心包又称心包纤维层，是一纤维结缔组织囊，贴于浆膜心包壁层的外面，向上与出入心的大血管外膜相移行，向下与膈的中心腱紧密相连。纤维心包伸缩性小，较坚韧。

## 心包经的循环、病变和治疗

### 心包经的循行

心主的经脉叫手厥阴心包经，起于胸中，出属心包络，下膈膜，依次联络上、中、下三焦。手厥阴心包经的经筋，起始于手中指端，沿指上行，通过掌后与手太阴经筋相并行，积聚于肘的内侧，上行臂的内侧而结于腋下，从腋下前后布散挟于胁肋；其支筋，入于腋下，散布胸中，结于贲门。它的一条支脉，从胸中横出至胁部，再走行到腋下三寸处，此后再向上循行，抵达腋窝部，然后再沿着上臂的内侧，在手太阴肺经与手少阴心经这两条经脉的中间向下循行，进入肘中，再沿着前臂内侧两筋的中间下行，入于掌中，再沿着中指直达其末端。又一支脉，从掌内沿环指直达指尖，与手少阳经相接。

### 心包经的病变

手厥阴心包经的经筋发病，可见本经筋所循行和积聚的部位掣引、转筋以及胸痛，成息贲病，出现呼吸急促、上逆喘息的病状。治疗本病应采用火针疾刺疾出，针刺的次数以病愈为度，以病部的痛点为腧穴。这种病叫孟冬痹。

手厥阴心包络经的经气发生异常的变动，就会出现掌心发热，臂肘关节拘挛，腋下肿胀等症状，甚至胸胁胀满，心悸不宁，面赤，眼黄，嬉笑不止。手厥阴心包络经上的腧穴主治脉所发生的疾病，其症状是心中烦躁，心痛，掌心发热。这些病证，属实的就用泻法，属虚的就用补法；属热的就用速刺法，属寒的就用留针法；脉虚陷的就用灸法，不实不虚的从本经取治。属于本经经气亢盛的，其寸口脉的脉象要比人迎脉的脉象大一倍；而属于本经经气虚弱的，其寸口脉的脉象反而会比人迎脉的脉象小。

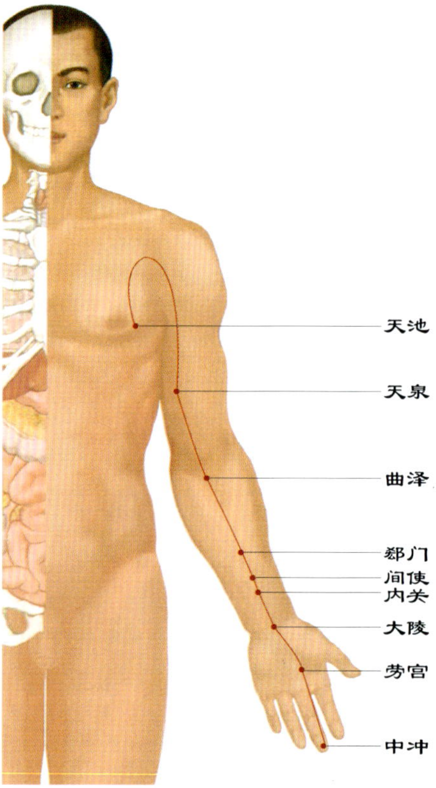

# 第九节 亥时养生(21时～23时)

## 亥时三焦经当令

亥时（21时～23时），又叫作人定，这是十二时辰中的最后一个时辰，此时，夜已深，人们经过一天的辛勤劳作，应该停止一切的活动，适度地行房事，然后进入梦乡，开始养护此时当令的三焦经。

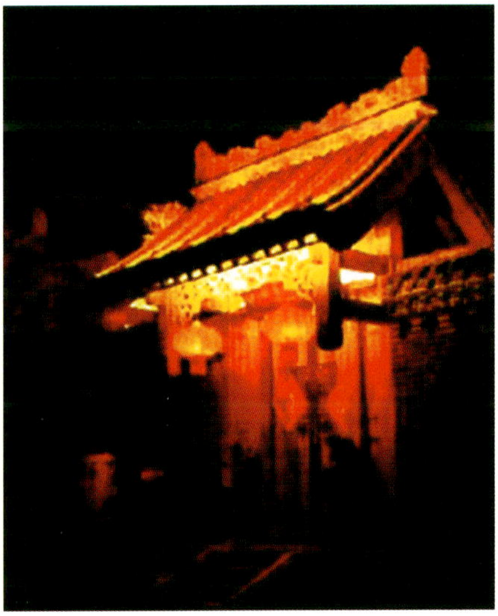

亥时手少阳三焦经当令，是三焦的排毒时间。三焦是六腑之一，三焦的藏相一直有所争议，一般认为是连接五脏六腑的网膜区域。上焦是指横膈以上，包括心和肺；中焦位于横膈下到脐，包括脾和胃；下焦位于脐下到二阴，包括肝、肾、大肠、小肠、膀胱和女子胞。三焦是五脏六腑的整体，不通则痛，三焦不通则生病。

这段时间最重要的便是让自己的情绪平复下来，准备上床就寝。根据个人的放松习惯而定，你可以看看书，听听曲，洗洗澡，总之，哪种方式能让你放松，你就选择哪种方式，亥时对应的属相是猪，猪都睡了，我们更要休息了。

### 三焦经的循行、病变和治疗

手少阳三焦经共有23个穴位，其中有13个穴位分布在上肢背面，10个穴位分布在颈部，耳翼后缘，眉毛外端，它们分别是关冲穴、液门穴、中渚穴、阳池穴、外关穴、支沟穴、会宗穴、三阳络穴、四渎穴、天井穴、清冷渊穴、消泺穴、臑会穴、肩髎穴、天髎穴、翳风穴、瘈脉穴、颅息穴、角孙穴、耳门穴、耳和髎穴和丝竹空穴。

手少阳三焦经又可称为“耳脉”，是耳朵的忠实守护者，它分布于人体体侧，就像一扇门的门轴，起始于无名指末端的关冲穴，上行小指与无名指之间，沿手背出于前臂伸侧两骨之间，向上通过肘尖，沿上臂外侧，向上通过肩部，进入缺盆穴，分布于膻中。本经穴主治“气”方面所发生病症：自汗出，眼睛外眦痛，面颊肿，耳后，肩部、上臂、肘弯、前臂外侧均可发生病痛，无名指不好使用。

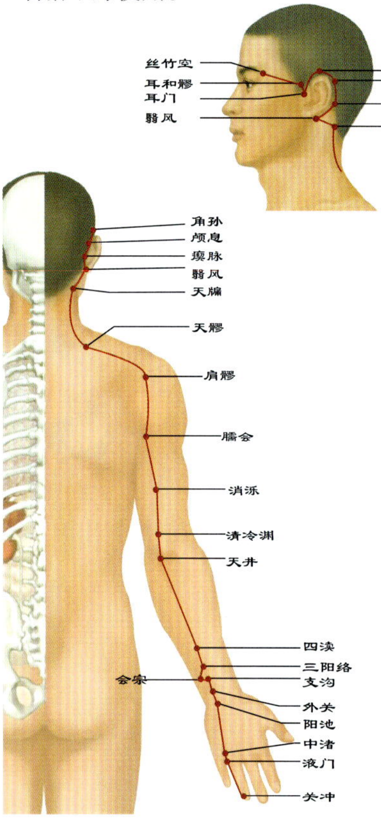


## 三焦经的循行

三焦的经脉叫手少阳经，起于无名指尖端，上行小指与无名指中间，沿手背上行腕部，出前臂外侧两骨中间，穿过肘，沿上臂外侧上肩，交出足少阳经的后面，入缺盆，行于两乳之间的膻中，与心包联络，下膈膜，依次联属于上、中、下三焦。它的一条支脉，从胸部的膻中处上行，出于缺盆，并向上走行到颈项，挟耳后，再直上而出于耳上角，并由此环曲下行，绕颊部，而到达眼眶的下方。又一支脉，从耳后进入耳中，复出耳前，过足少阳经客主人穴的前方，与前一条支脉交会于颊部，由此再上行至外眼角，而与足少阳胆经相接。

## 三焦经的病变

由于外邪侵犯本经所发生的病变，为耳聋，喉咙肿，喉痹。手少阳三焦经上的腧穴主治气所发生的疾病，其症状是自汗出，外眼角疼痛，面颊疼痛，耳后、肩部、上臂、肘部、前臂等部位的外缘处都发生疼痛，无名指不能活动。这些病证，属实的就用泻法，属虚的就用补法；属热的就用速刺法，属寒的就用留针法；脉虚陷的就用灸法，不实不虚的从本经取治。属于本经经气亢盛的，其人迎脉的脉象要比寸口脉的脉象大一倍；而属于本经经气虚弱的，其人迎脉的脉象反而会比寸口脉的脉象小。

# 睡前“足浴”睡眠好

在我国古代医学中就有“足心道、观趾法”的记载，在《黄帝内经》中，也介绍了许多脚上的穴位，如太冲穴、太白穴、涌泉穴、昆仑穴、窍阴穴、内庭穴等，这些穴位能分别通达肝经、脾经、胃经、膀胱经、胆经、肾经等人体各脏腑的经络。这说明我们祖先已认识到脚部的许多敏感反应点（古时称为“腧穴”）与人体内脏器官的关系。

# 第十节 子时养生(23时～1时)

## 子时胆经当令

子时（23时～1时），是十二时辰的第一个时辰，又叫作夜半，是指天黑到天亮这一自然现象变化的中间时段，而这一中间时段，恰好是一天中最黑暗的时候，但同时也是一天阳气开始生发的时候。此时，身体也在经历着同样的过程，就是身体阳气开始生发，为了保持身体的阴阳平衡，我们此时要做的就是养好阳气，又因为子时是足少阳胆经当令，是胆经的排毒时间，所以我们应该从养胆经来达到养阳气的目的。

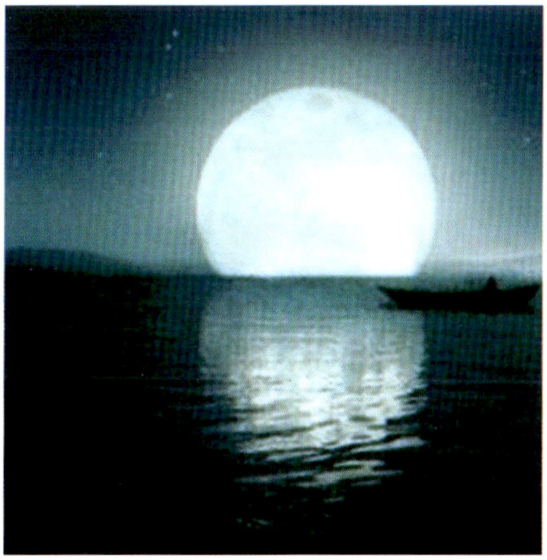

如何养胆经呢?最重要的有两点：忌夜宵，你要想一夜不舒服，就在这个时候吃夜宵；忌熬夜，晚23：00前务必入睡，养生讲求睡子午觉，此时便是“子觉”。如果这段时间不能入睡，那么第二天胆汁分泌就少，消化代谢容易出问题，就算难以保证23：00前睡觉，至少一周有三天能够做到早睡。这段时间不睡觉，皮肤就会暗沉粗糙，缺少光泽，头发沉，没有精神。时间一长，身体是肯定要出毛病的。

### 胆是六腑之首

胆位于六腑之首，又属奇恒之腑。胆与肝相连，又有经脉相互络属，互为表里。胆，原作瞻，《说文·肉部》说：“瞻，连肝之腑，从肉詹声。”胆在右胁之内，附于肝之短叶间，其形若悬瓠，呈囊状，现代称之为“胆囊”。胆内贮藏胆汁，是一种味苦而呈黄绿色的“精汁”，亦称“清汁”。

胆的生理功能是贮藏并排泄胆汁和主决断。胆贮藏、排泄胆汁，其与小肠的消化吸收功能有关，参与六腑的“传化物”，故胆为六腑之一。但胆不容纳水谷、传化浊物，与其他腑又不同；胆贮藏胆汁为精汁，故胆又属奇恒之腑。《灵枢·本输》说：“胆者，中精之府。”《难经·四十二难》说：胆内“盛精汁三合。”是言胆有贮存胆汁的功能；胆主决断，《素问·灵兰秘典论》说：“胆者，中正之官，决断出焉。”所谓中正，即处事不偏不倚，刚正果断之意。胆主决断，是指胆有判断事物、做出决定措施的功能。

## 胆的构造和功能

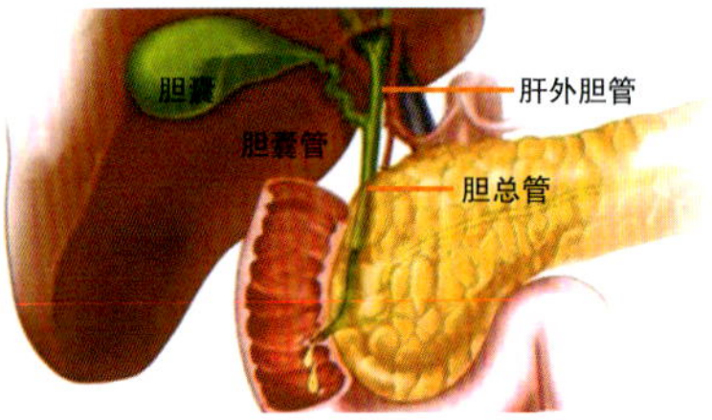


### 睡眠质量取决于营卫气血的循行

中医养生名著之一《养生三要》里说：“安寝乃人生最乐。”古人有言：“不觅仙方觅睡方……睡足而起，神清气爽，真不啻无际真人”。可见，睡眠对于人来说是多么的重要。

子时阳气开始生发，这种初生的阳气是维持整个人体生命活动不断进行并欣欣向荣不可缺少的力量，此时胆经当令，入睡是对胆经最好的照顾。子时是一天最黑暗的时候。《灵枢·营卫生会》中说：“人体的精气是由水谷产生的，水谷进入胃中，经过脾的消化吸收，化生为水谷精气并向上传至肺，再借肺气的输布功能传送到全身百脉，从而五脏六腑都可接受水谷精气。其水谷精气中，轻清而富于营养作用的是营气，重浊而剽悍的是卫气。

营气在经脉之中循行，卫气则在经脉之外运行，营卫二气没有休止地在全身循行运转，一昼夜在人体内各运行五十周次，然后汇合一次。由此，阴经阳经互相贯通，交替循环运转，没有终止。

卫气在夜间循行于内脏二十五周次，在白天循行于阳经也是二十五周次，以此划分出昼夜。因而气循行到阳经时，人便醒来开始活动；夜间气循行于内脏时，人体就进入睡眠状态。所以，白天的时候，卫气都从内脏运转到了阳经；到了中午，阳经的卫气最盛，称为“重阳”；夜晚时，卫气都从阳经转运到了内脏；夜半时内脏的卫气最盛，而称为“重阴”。

营气周流十二经，昼夜各二十五周次，卫气在白天循行于阳经，在夜间循行于阴经，也是各二十五周次，营卫二气各循行五十周次，划分昼夜各为一半。夜半阴气最盛为“阴陇”，夜半过后则阴气渐渐衰退，等到黎明的时候阴气已衰尽，而阳气渐盛。中午阳气最盛为“阳陇”，夕阳西下之时则阳气渐渐衰退，到黄昏的时候阳气已衰尽，而阴气渐盛。半夜的时候，营气和卫气都在阴分运行，是二者相互汇合的时候，这时人们都已经入睡了，营卫二气在汇夜会合。就是这样循环不息，如同天地日月运转一样有规律。因此，子时睡眠效果最好，可以起到事半功倍的作用。

# 第十一节 丑时养生(1时～3时)

## 丑时肝经当令

丑时(1时～3时)，又叫作鸡鸣，是十二时辰的第二个时辰，以地支来命名为丑时，与四更、四鼓和丁夜相对应。丑时是足厥阴肝经当令，阳气已经生发起来，是足厥阴肝经的排毒时间，此时最重要的便是“熟睡”。肝具有排毒功能，如何给肝的排毒创造一个良好的工作环境呢?我们需要做的只有一点，那就是在丑时一定要熟睡。只要熟睡即可，不需要花费一分钱，就可以养肝护胆，健康排毒。

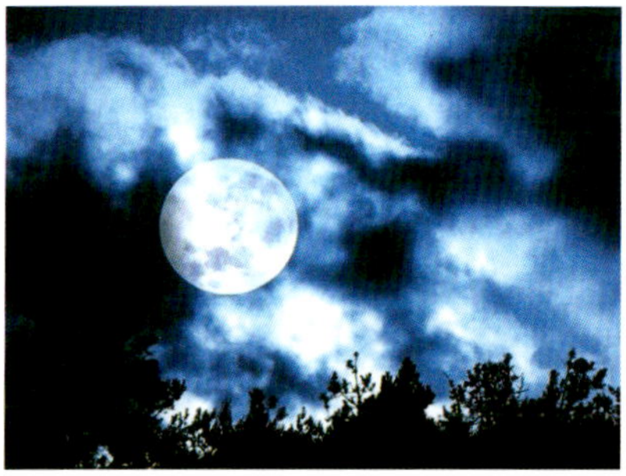

中医认为“人卧则血归于肝”，所以，在睡眠状态下，最利于肝进行排毒和新陈代谢的工作，而很多人属于“夜猫子”，午夜一过就开始兴奋，这种人一般免疫力差，情绪容易激动，性情抑郁沉闷，而且失眠多梦，面色青灰，脾气急躁，脸色晦暗长斑，甚至胸胁隐痛。丑时睡不好觉，错过了脊椎造血的最佳时段，容易造成贫血。

## 肝是调节和贮藏血液的仓库

肝位于上腹部，横膈之下。肝脏是人体内最大的腺体，有很多重要的功能。肝与胆本身直接相连，又互为表里。

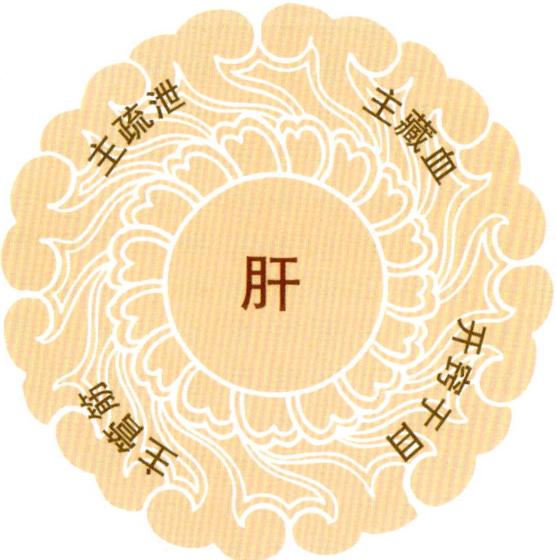


### 肝主藏血

肝有贮藏血液和调节血的功能。当人体在休息或情绪稳定时，机体的需血量减少，大量血液贮藏于肝；当劳动或情绪激动时，机体的需血量增加，肝就排出其所储藏的血液，以供应机体活动的需要。如肝藏血的功能异常，则会引起血虚的病变；若肝血不足，不能濡养于目，则两目干涩昏花，或为夜盲。

### 肝主疏泄

肝主疏泄，指肝气具有升发、疏通、畅泄的功能。古人在五行中将其归属于木，故《素问·灵兰秘典论》说：“肝者，将军之官，谋虑出焉”；《素问·六节脏象论》说：“肝者，罢极之本，魂之居也”。气是血液运行的动力，气行则血行，气滞则血瘀。若肝

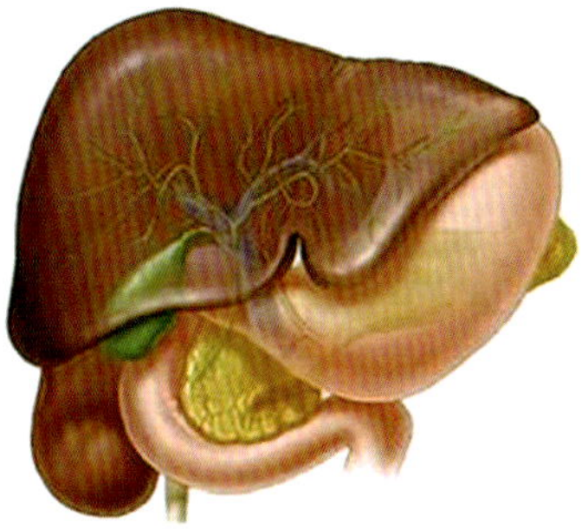

失疏泄，气滞血瘀，则可见胸胁刺痛，甚至症积、肿块，女子还可出现经行不畅、痛经等。肝的疏泄功能直接影响着气机的畅通。如肝失疏泄，气机阻滞，可出现胸胁和少腹胀痛。

### 肝的构造和功能

肝脏是人体中最大的腺体。也是最大的实质性脏器，其左右径约25.8cm，前后径约15.2cm，上下径约5.8cm。肝脏的主要功能是贮藏血液和疏泄气机。

## 目为肝之窍

《灵枢·大惑论》曰：“五脏六腑之精气，皆上注于目而为之精。”可以说目为肝之官，心之使，阴阳之所会，宗脉之所聚，营卫魂魄之所常营，神气之所生，气之清明者也。总之，目与五脏六腑、经络筋骨、精神气血，都有着密切的联系，不但在望神方面具有重要的诊断价值，而且可以察五脏六腑的变化，对某些病症的诊断，具有“见微知著”的意义。

### 眼为筋骨血气肌肉之部

《灵枢·大惑论》认为，精之窠为眼，骨之精为瞳子，筋之精为黑眼，血之精为络，窠气之精为白眼，肌肉之精为眼睑，裹撷筋骨血气之精而与脉并为系，此系上属于脑，后属于项中。筋骨肌肉气血，又分属于五脏，后世医家据此发展为五轮学说，《秘传眼科龙木论》分为肉轮、血轮、气轮、风轮、水轮，并以此测相应脏腑的病变。

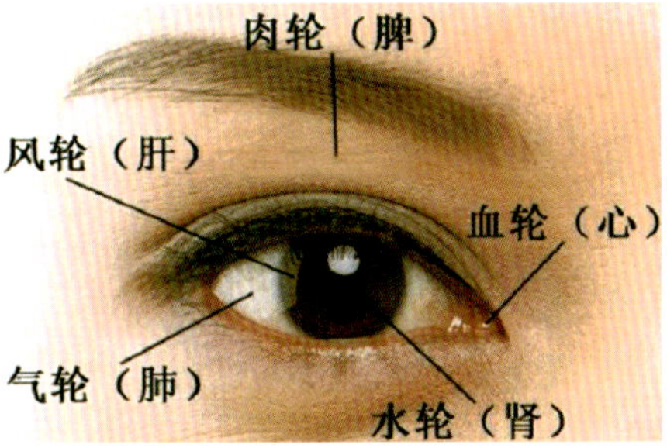


### 眼为五脏六腑之部

据《黄帝内经》所述，因为肝属风主筋，所以黑睛称为“风轮”，属肝与胆。因为心主血脉，所以内外眦的血络称为“血轮”，属心与小肠。因为脾主

肌肉，所以眼睑称为“肉轮”，属脾与胃。因为肺主气其色白，所以白睛称为“气轮”，属肺与大肠。因为肾属水，主骨生髓，所以瞳子称为“水轮”，属肾与膀胱。另有八廓之说，以八卦方位分应脏腑。

### 眼为经络阴阳之部

据《内经》记载，直接与眼目有联系的经脉有：足太阳、阳明、少阳，手太阳、少阳，手少阴，足厥阴，任脉、督脉、阴阳脉。经筋则有：足太阳、阳明、少阳，手太阳、少阳，且太阳为上睑，阳明为下睑，少阳结于目眦为外维。据《灵枢·论疾诊尺》篇载，赤脉从上向下者，属太阳病；从下走向上

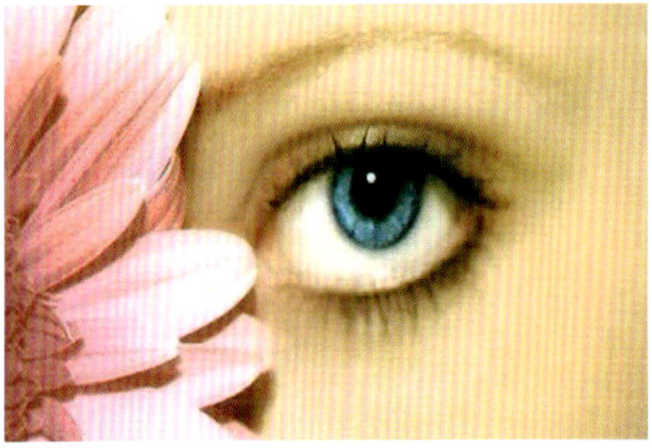

者，属阳明病，从外走向内者，属少阳病。又据《灵枢·热病》篇载，目赤从内眦始者，属阴病。《灵枢·大惑论》认为，瞳子黑脉法于阴，白眼赤脉法于阳。眼睑上为阳，下为阴；左为阳，右为阴；外眦为阳，内眦为阴。

## 足厥阴肝经的循行、病变和治疗

足厥阴肝经循行路线不长，穴位不多，总共有14个穴位：大敦穴、行间穴、太冲穴、中封穴、蠡沟穴、中都穴、膝阳关穴、曲泉穴、阴包穴、足五里穴、阴廉穴、急脉穴、章门穴和期门穴。但是它作用一点也不小，可以说是护身卫体的大将军，它起于脚大拇指内侧趾甲边缘上，向上到脚踝，然后沿着腿的里面向上走，在肾经和脾经的中间，最后到达肋骨边缘。在《灵枢·经脉》中有关此经的病症记载“腰痛不可以俯仰，丈夫㿗疝，妇人少腹肿，甚则嗌干，面尘脱色。”主治胸胁痛、少腹痛、疝气、遗尿、小便不利、遗精、月经不调、头痛目眩，下肢痹痛等症。

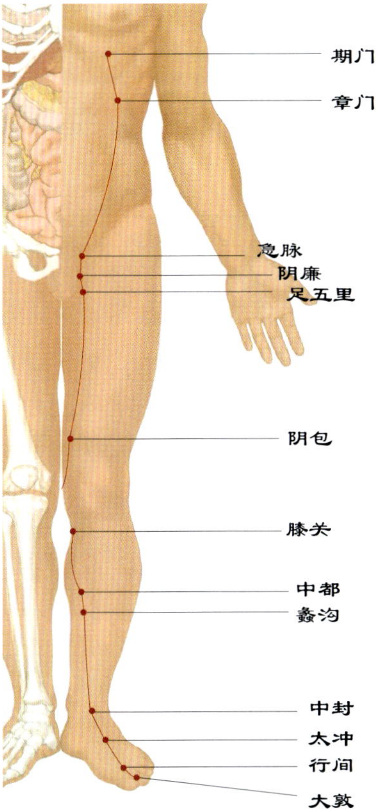

# 第十二节 寅时养生(3时～5时)

## 寅时肺经当令

寅时(3时～5时)，又叫作平旦，即太阳露出地平线之前，天刚蒙蒙亮的这段时间，即我们常说的黎明。

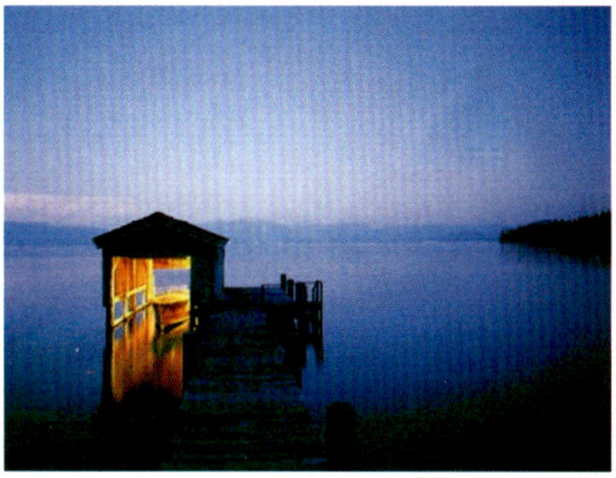

寅时是手太阴肺经当令，气血由静而动开始转化，是肺经的排毒时间，肺经会把经过肝脏新陈代谢后的血液，运送到全身，让人精力充沛，此时最重要的便是“睡死”，不是让你睡死过去，而是深度睡眠。此时肺经运行，所以患有哮喘、气喘等的人，在这段时间咳得最厉害，很难睡好，但这却属于肺系统的正常排毒反映。很多人一到这时咳得厉害，便赶忙服用止咳药，表面上看似乎咳嗽有所缓解，实际上肺系统的垃圾毒素已经被药物所抑制，无法排出，久而久之会导致更严重的病证。

## 肺是体内气血交换的门户

肺位于胸中，上通喉咙，左右各一，在人体脏腑中位置最高，故称肺为五脏之华盖。因肺叶娇嫩，不耐寒热，易被邪侵，故又称“娇脏”。

肺为魄之处，气之主，是人体气体交换的地方，在五行中属金，在五色中为白色。肺开窍于鼻，藏着精神意识中的“魄”，疾病多表现于背部。肺在五味为辛，在五畜为马，在五谷为稻，在四季与秋季相应，在天体中与太白星相应。因肺主皮毛，故病多在皮毛。再有，肺在五音为“商”，在五行生成数为“九”，在五气为“腥”。

手太阴肺经与手阳明大肠经相互络属于肺与大肠，故肺与大肠互为表里。《素问. 五脏生成》：“诸气者，皆属于肺。”说明肺可以辅佐心脏调节气血的运行。《素问. 灵兰秘典论》：“肺者，相搏之官，治节出焉。”肺主宣发肃降，通调水道，外合皮毛。《素问·经脉别论》：“脾气散精，上归于肺，通调水道，下输膀胱。经气归于肺，肺朝百脉，输精于皮毛。”《灵枢·脉度》：“肺气通于鼻，肺和则鼻能知臭香矣。”

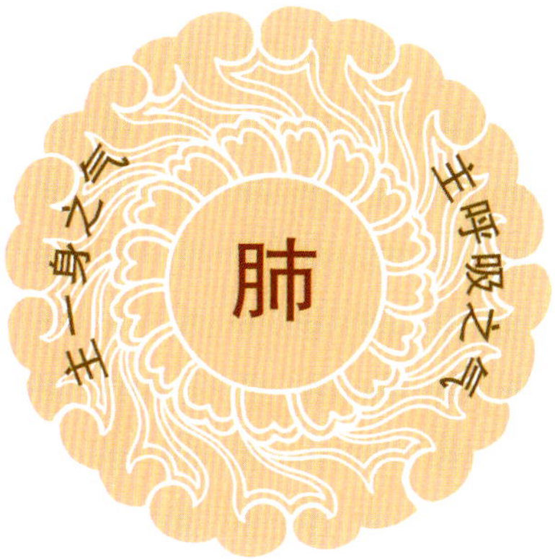


## 鼻为肺之窍

《素问·金匮真言论》中说：“开窍于鼻，藏精于肺。”《灵枢·脉度篇》又指出：“肺气通于鼻，肺和则鼻能知香臭矣。”可见，鼻与脏腑中的肺相对应。但从全息的角度来看，鼻与人体各脏腑器官都有联系。

中医学认为，鼻是体表的一个器官，与人体五脏六腑有着密切的生理和病理关系。主要表现在它与肺、脾、胆、肾、心等脏腑关系特别密切。所以，诊断疾病时，观察鼻部周围颜色的变化是其中重要一环，要想诊断准确，首先必须明确鼻部不同穴位与身体的对应关系。

肺分布于两眉内侧端连线之中点。肺主鼻，鼻为肺之窍，肺之官；肺气上接气道通于鼻，构成肺系，肺气充满则能与鼻共司呼吸，助发音，知香臭；肺系是否有病可以在鼻上反映出来，可以判断肺系是否健康。

脾分布于当鼻准头上缘正中线上，心与外生殖器连线之中点。鼻为血脉聚之处，而脾脏具有统率血、化生血的功能，脾的统血、生血功能可以影响鼻的生理功能，完成需靠脾气升清的功能协助；脾经有病，则头面诸窍，包括鼻在内，“九窍”均失去正常生理功能，脾不健康便九窍不利。

胆分布于内眦之下，肝穴外侧。胆经之气上通于脑，下通于鼻，胆热移脑则可影响鼻，发生鼻渊(鼻窦炎)。

肾分布于脾与外生殖器连线之中点。鼻司呼吸，依靠肾气协助，其中肺主呼出，而肾主纳入，肾不纳气则引发为哮喘；肾气不足或肾阳虚弱，则鼻易为风寒所袭，可表现为多嚏。

心分布于两目内眦连线之中点。鼻主嗅觉，需要心经的功能协助参与，所以也能说心主嗅；心主脉，鼻为血脉聚集之处，心的健康与否可以影响和导致鼻病。

肝分布于鼻梁最高点之下方，两颧连线与鼻正中线交叉点，心穴与脾穴连线之中点。如果肝出现问题，会在这一位置有所反映。

## 手太阴肺经的循行、病变和治疗

手太阴肺经是一条与呼吸系统功能密切相关的经络，而且它还关系到胃和大肠的健康。此经脉始于胃部，循行经大肠、喉部及上肢内侧，止于食指末端，脉气由此与手阳明大肠经相接。

本经所属腧穴主治有关“肺”方面所

发生的病证，如咳、喘、咯血、咽喉痛等肺系疾患，及经脉循行部位的其他病证。

## 肺经的循行

肺的经脉叫作手太阴肺经，起始于中焦胃脘部，向下行，联属于与本经相表里的脏腑——大肠腑，然后自大肠返回，循行环绕胃的上口，向上穿过横膈膜，联属于本经所属的脏腑——肺脏，再从气管横走并由腋窝部出于体表，沿着上臂的内侧，在手少阴心经与手厥阴心包络经的前面下行，至肘部内侧，再沿着前臂的内侧、桡骨的下缘，入寸口动脉处，前行至鱼部，沿手鱼部边缘，出拇指尖端。另有一条支脉，从手腕后方分出，沿着食指桡侧直行至食指的前端，与手阳明大肠经相接。

## 肺经的病变

由于外邪侵犯本经而发生的病变，为肺部气膨胀满，咳嗽气喘，缺盆部疼痛，在咳嗽剧烈的时候，病人常常会交叉双臂按住胸前，并感到眼花目眩、视物不清。这是臂厥病，由肺经之经气逆乱所导致的一种病证。

本经所主的肺脏发生病变，可见咳嗽，呼吸迫促，喘声粗急，心中烦乱，胸部满闷，上臂部内侧前缘疼痛厥冷，或掌心发热。本经经气有余时，就会出现肩背部遇风寒而疼痛，自汗出而易感风邪，以及小便次数增多而尿量减少等症状。本经气虚，可见肩背疼痛，气短，小便颜色不正常等症状。治疗上面这些病证时，属于经气亢盛的就要用泻法，属于经气不足的就要用补法；属于热的就要速针法，属于寒的就要用留针法；属于阳气内衰以致脉道虚陷不起的就要灸法；既不属于经气亢盛也不属于经气虚弱，而仅仅只是经气运行失调的，就要用本经所属的腧穴来调治。本经气盛，寸口脉比人迎脉大三倍；而属于本经经气虚弱的，其寸口脉的脉象反而会比人迎脉的脉象小。

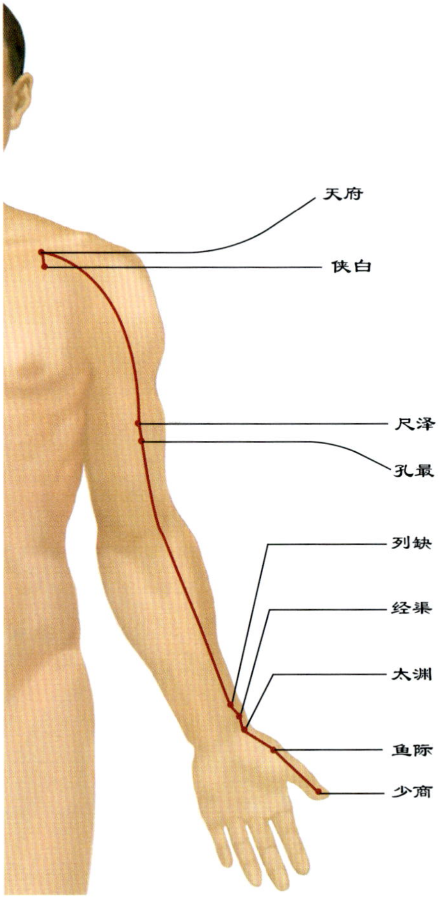